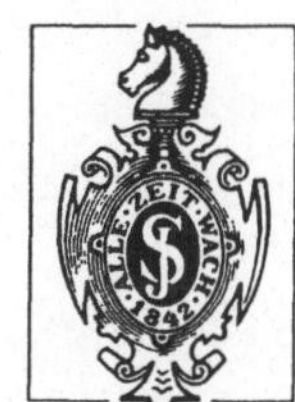

Aktuelle Therapieprinzipien in Kardiologie und Angiologie
Herausgeber: G. Bönner

R. Dietz (Hrsg.)

Herzinsuffizienz

Springer-Verlag

Berlin Heidelberg New York
London Paris Tokyo
Hong Kong Barcelona
Budapest

Reihenherausgeber:
Priv.-Doz. Dr. med. G. Bönner
Klinik II und Poliklinik für
Innere Medizin der Universität Köln
Klinikum Köln-Merheim
Ostmerheimer Straße 200
D-5000 Köln 91

Bandherausgeber:
Prof. Dr. med. Rainer Dietz
Med. Klinik
Abt. Innere Medizin III
Bergheimer Straße 58
D-6900 Heidelberg

ISBN-13:978-3-540-54670-2   e-ISBN-13:978-3-642-77021-0
DOI: 10.1007/978-3-642-77021-0

Die Deutsche Bibliothek – CIP-Einheitsaufnahme

Herzinsuffizienz / R. Dietz (Hrsg.). – Berlin ; Heidelberg ;
New York ; London ; Paris ; Tokyo ; Hong Kong ; Barcelona ;
Budapest : Springer, 1992
  (Aktuelle Therapieprinzipien in Kardiologie und Angiologie)
  ISBN-13:978-3-540-54670-2
NE: Dietz, Rainer [Hrsg.]

Satz: W. Huber, 7140 Ludwigsburg

19/3145/5 4 3 2 1 0 – Gedruckt auf säurefreiem Papier

Vorwort

Patienten mit schwerer Herzinsuffizienz versterben an der Progression der Grunderkrankung oder an malignen Rhythmusstörungen. In der Vergangenheit nahm man häufig Surrogate als Therapieziele bei der Behandlung der Herzinsuffizienz: die Verbesserung der linksventrikulären Pumpfunktion (für die erfolgreiche Behandlung der Grunderkrankung) und die Verminderung ventrikulärer Rhythmusstörungen im Langzeit-EKG (für die erfolgreiche Verminderung des Risikos, am plötzlichen Herztod zu sterben). Große Patientenstudien haben aber gezeigt, daß eine erfolgreiche medikamentöse Behandlung der Herzinsuffizienz in bezug auf die Surrogate (Verbesserung der Pumpfunktion durch z. B. Phosphodiesterasehemmstoffe, Reduktion ventrikulärer Arrhythmien durch Klasse-I-Antiarrhythmika) nicht gleichbedeutend ist mit einer Verbesserung von Lebenserwartung und Lebensqualität, sondern häufig sogar mit einer Verschlechterung einhergeht.

Hier ist in den letzten Jahren bei der Behandlung herzinsuffizienter Patienten mit dem Einsatz der ACE-Hemmer ein großer Schritt vorwärts gemacht worden: die Lebensqualität der Patienten wird verbessert und die Lebenserwartung steigt. Da mit diesem Therapieprinzip keines der ursprünglichen Ziele direkt beeinflußt wird (keine substanzeigene Wirkung auf Inotropie oder Entstehung von Rhythmusstörungen), sind Forschungsrichtungen stimuliert worden, in denen die Bedeutung pathophysiologischer Regulationsmechanismen für die Progression der Erkrankung untersucht wurden.

In dem vorliegenden Buch wird ausführlich eingegangen auf den Wandel der Betrachtungsweise der ursprünglich als „Kompensationsmechanismen" angesehenen Regulationsvorgänge bei der Herzinsuffizienz. Aus dem neuen Verständnis dieser gestörten Regulationen entstehen Konzepte, an welcher Stelle und mit welchen Mitteln interveniert werden kann, um das scheinbar gesetzmäßige Voranschreiten der Erkrankung aufzuhalten.

Zu Beginn des Buches werden zunächst wesentlich einfachere Probleme bei Patienten mit Herzinsuffizienz angesprochen: Mit welchen einfachen klinischen Mitteln kommt die Diagnostik aus? Welche Zusatzuntersuchungen werden benötigt? Wie ist der rationale Ablauf von der Diagnose zur Prognose?

Bei den Kapiteln zur Therapie ist von den Autoren bei der Fertigstellung des Buches die jeweils neueste Literatur berücksichtigt worden. Das muß jedoch bei dem schnellen Wandel des medizinischen Wissens in diesem Bereich nicht bedeuten, daß die dort gegebenen Empfehlungen dem tatsächlich aktuellsten Stand entsprechen. Die Beiträge sollten auch zu einem Studium der jeweils aktuellen Literatur anregen; mit dazu beitragen sollen die Literaturhinweise am Ende jedes Kapitels.

Mit dem vorliegenden Band wurde eine Synthese aus Grundlagenwissenschaft, unmittelbarer klinischer Entscheidungshilfe und aktuellen Empfehlungen zur Therapie angestrebt; er wendet sich an kardiologisch interessierte Ärzte, aber auch an Medizinstudenten, denen bisher der diffuse Komplex der „Herzinsuffizienz" nur schwer zugänglich erschien.

Heidelberg, im Februar 1992   R. Dietz

Inhaltsverzeichnis

Autorenverzeichnis

Dietz, R., Prof. Dr. med.
Medizinische Klinik der Universität Heidelberg,
Abt. Innere Medizin III,
Bergheimer Straße 58, 6900 Heidelberg

Gams E., Dr. med.
Chirurgische Klinik
Universität des Saarlandes
Universitätskliniken Homburg
6650 Homburg-Saar

Huuss, M., Dr. med.
Medizinische Klinik der Universität Heidelberg,
Abt. Innere Medizin III,
Bergheimer Straße 58, 6900 Heidelberg

Hagl, S., Prof. Dr. med.
Chirurgische Klinik der Universität Heidelberg,
Abt. Herzchirurgie,
Im Neuenheimer Feld 110, 6900 Heidelberg

Katus H., PD. Dr. med.
Medizinische Klinik der Universität Heidelberg,
Abt. Innere Medizin III,
Bergheimer Straße 58, 6900 Heidelberg

Osterziel, K.J., Dr. med.
Medizinische Klinik der Universität Heidelberg,
Abt. Innere Medizin III,
Bergheimer Straße 58, 6900 Heidelberg

Richardt, G., Dr. med.
Medizinische Klinik der Universität Heidelberg,
Abt. Innere Medizin III,
Bergheimer Str. 58, 6900 Heidelberg

Schmitt, C., Dr. med.
Medizinische Klinik der Universität Heidelberg,
Abt. Innere Medizin III,
Bergheimer Straße 58, 6900 Heidelberg

Schömig, A., Prof. Dr. med.
Medizinische Klinik
Technische Universität München
Ismaninger Straße 22, 8000 München 80

Strasser, R. H., Dr. med.
Medizinische Klinik der Universität Heidelberg,
Abt. Innere Medizin III,
Bergheimer Straße 58, 6900 Heidelberg

1. Epidemiologie

Epidemiologie
Überblick für die Praxis

In den westlichen Industriestaaten stellt die koronare Herzerkrankung (KHK) die häufigste Ursache einer Herzinsuffizienz dar. An zweiter Stelle in der Häufigkeit steht die dilatative Kardiomyopathie. Bei nahezu 50% dieser Patienten lassen sich keine Risikofaktoren feststellen. In jeweils ca. 20% der Fälle von dilatativer Kardiomyopathie liegt entweder exzessiver Alkoholkonsum oder eine vorangehende influenzaähnliche Infektion vor; bei 8% liegt die Ursache in einer rheumatischen Myokarditis. Selten sind die familiäre Form oder die peripartale Kardiomyopathie.

Ursachen der Herzinsuffizienz.

1. KHK,
2. dilatative Kardiomyopathie:
   a) Ätiologie unbekannt,
   b) chronischer Alkoholkonsum (ca. 20%),
   c) nach Virusinfektion (ca. 20%),
   d) rheumatische Myokarditis (ca. 8%).

Die Prognose der Herzinsuffizienz ist ernst: nach 5 Jahren leben nur noch weniger als 50% aller Patienten. KHK-Patienten weisen dabei im Vergleich zu Patienten mit dilatativer Kardiomyopathie eine schlechtere Prognose auf. Die Überlebenszeit hängt von dem Grad der Herzinsuffizienz ab, und viele Parameter der linksventrikulären Fuktion (wie etwa die Ejektionsfraktion) korrelieren mit der Prognose.

Prognostische Faktoren:

- Indices der linksventrikulären Funktion,
- Plasmanoradrenalinspiegel,
- Atriales natriuretisches Peptid,
- Serumnatrium.

Unabhängig davon zeigt die Höhe der Aktivierung vasopressorischer Systeme wie des sympathischen Nervensystems und des Reninsystems eine schlechte Prognose auf. Ein hoher Plasmaspiegel von atrialem natriuretischem Peptid weist ebenfalls auf eine kurze Überlebenszeit hin. Möglicherweise stellt das atriale natriuretische Peptid einen integralen Faktor des Schweregrades der Herzinsuffizienz dar. Etwa 50% aller Patienten mit Herzinsuffizienz versterben an malignen Rhythmusstörungen. Patienten mit nicht anhaltenden ventrikulären Tachykardien sind besonders gefährdet und haben ein etwa 3fach erhöhtes Mortalitätsrisiko.

Epidemiologie

K. J. Osterziel

Hauptsächliche Ursachen

Die meisten Daten zur Epidemiologie der Herzinsuffizienz sind der Framingham-Studie zu verdanken, in der 5192 Männer und Frauen über 16 Jahre (1949–1966) beobachtet wurden [10, 11, 15]. Die Inzidenz der Herzinsuffizienz verdoppelte sich mit jedem Jahrzehnt und betrug im Durchschnitt pro Jahr 3,7/1000 für Männer und 2,5/1000 für Frauen (Tabelle 1; [15]). Wie aus Tabelle 1 zu ersehen ist, ist die Inzidenz für Männer in jeder Altersstufe höher als für Frauen. Dies beruht wahrscheinlich auf der größeren Rate an koronaren Herzerkrankungen bei Männern. Ähnliche Daten zur Inzidenz ergeben sich auch aus Untersuchungen in 2 US Staaten (in Montgomery und Caledonia; [14]). Die Prävalenz der Herzinsuffizienz nimmt parallel zur Inzidenz mit dem Lebensalter zu und beträgt in den USA im Durchschnitt 9–10/1000 [14]. Obwohl die Mortalität durch koronare Herzerkrankung und arterielle Hypertonie abgenommen hat, ist die Sterblichkeit an Herzinsuffizienz in den USA von 1970 bis 1983 mit 8/100000 Männern und 5/100000 Frauen konstant geblieben [6]. Für die Bundesrepublik Deutschland sind ähnliche Daten zur Prävalenz und Mortalität wie in den USA anzunehmen.

Aus klinischer Sicht ist eine Unterteilung der Ursachen der Herzinsuffizienz in zugrunde liegende Ursachen und in die Herzinsuffizienz auslösende Ursachen angebracht [12]. Etwa die Hälfte aller Patienten werden aufgrund der Progression ihrer kardialen Grunderkrankung symptomatisch. Bei nahezu 50% aller Patienten jedoch verschlechtert eine der folgenden Ursachen eine zuvor schon bestehende Herzinsuffizienz, so daß diese klinisch manifest wird:

Tabelle 1. Inzidenz der Herzinsuffizienz in Fällen/1000 Personen pro Jahr nach Daten der Framingham-Studie

Alter Jahre	Männer	Frauen
29–34	0,8	–
35–39	0,6	–
40–44	0,4	0,6
45–49	0,9	0,2
50–54	3,0	1,1
55–59	3,7	1,6
60–64	4,1	4,1
65–69	5,3	4,2
70–74	8,7	3,0

Reduktion der kardialen Therapie oder Therapie mit kardiodepressiven Pharmaka, inadäquat hohe kardiale Belastungen durch körperliche Anstrengung oder durch kompensatorische Zunahme des Herzzeitvolumens in der Schwangerschaft, bei Anämie oder Hyperthyreose, Herzrhythmusstörungen, systemische Infektionen, Myokarditis oder Lungenembolien. Zusätzlich zu einer bestehenden kardialen Erkrankung kann die Entwicklung einer zweiten Form der Herzerkrankung eine Herzinsuffizienz auslösen. Zum Beispiel kann ein Patient mit Mitralinsuffizienz durch einen neu aufgetretenen Myokardinfarkt herzinsuffizient werden. Schließlich kann eine nicht kardiale Zweiterkrankung wie z.B. die Entwicklung einer Niereninsuffizienz eine akute Herzinsuffizienz auslösen.

Die vor Manifestation der Herzinsuffizienz vorliegenden Erkrankungen sind nach Daten der Framingham-Studie in Abb. 1 dargestellt [15]. In 75% aller Fälle geht der Entwicklung der Herzinsuffizienz eine arterielle Hypertonie voraus [15]. An zweiter Stelle in der Häufigkeit liegt die koronare Herzerkrankung mit 29%. Allerdings macht die koronare Herzerkrankung ohne gleichzeitig vorliegende arterielle Hypertonie nur 10% der Fälle von Herzinsuffizienz aus. Danach folgt in der Häufigkeit die rheumatische Herzerkrankung mit und ohne arterielle Hypertonie. Bemerkenswert ist, daß die arterielle Hypertonie unabhängig von anderen Risikofaktoren mit der Herzinsuffizienz assoziiert ist. Einen weiteren Risikofaktor stellt der insulinpflichtige Diabetes mellitus dar, der bei etwa 20% aller Patienten vor Manifestation der Herzinsuffizienz vorhanden ist und der für Männer mit einer Erhöhung des Risikos von 2,4 und für Frauen von 5,1 verbunden ist [11]. Andere Untersuchungen finden einen deutlich niedrigeren Prozentsatz von Patienten mit arterieller Hypertonie von 31%, aber vergleichbarer Häufigkeit von

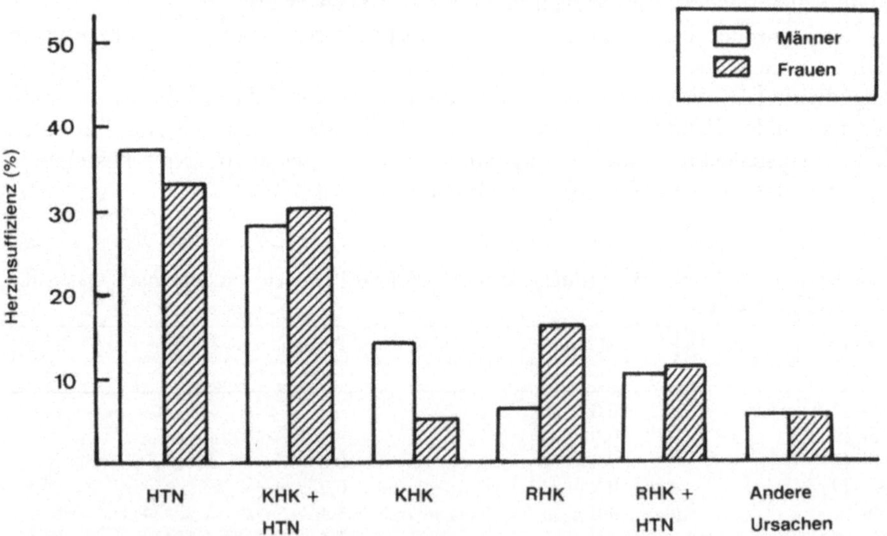

Abb. 1. Ursachen der Herzinsuffizienz von Männern und Frauen zwischen 30 und 62 Jahren, die 16 Jahre prospektiv beobachtet wurden (*HTN* arterielle Hypertonie, *KHK* koronare Herzerkrankung, *RHK* rheumatische Herzerkrankung). (Nach Daten der Framingham-Studie [15]).

koronarer Herzerkrankung, Diabetes mellitus und rheumatischer Herzerkrankung [12]. Diese Daten belegen eine zeitliche Reihenfolge in dem Auftreten anderer Erkrankungen vor Manifestation einer Herzinsuffizienz und zeigen damit für Patienten mit diesen Erkrankungen ein erhöhtes Risiko für das Auftreten einer Herzinsuffizienz auf. Es liegt nahe, die vorangehenden Erkrankungen als kausale Faktoren für die Entstehung einer Herzinsuffizienz anzusehen. Der genaue Mechanismus, über den diese Risikofaktoren, insbesondere die arterielle Hypertonie oder der Diabetes mellitus zu einer Herzinsuffizienz führen könnten, ist allerdings noch nicht geklärt. Von einigen Autoren wird aber auch ein ursächlicher Zusammenhang zwischen arterieller Hypertonie und der Entwicklung einer dilatativen Kardiomyopathie bestritten [8].

Aufgrund einer breiten Aufklärung und einer intensiven Therapie der arteriellen Hypertonie steht heute in Europa und den USA die koronare Herzerkrankung an erster Stelle der Ursachen der Herzinsuffizienz [8]. An zweiter Stelle folgt die dilatative Kardiomyopathie [8]. Bei 49% dieser Patienten sind keine Risikofaktoren zu eruieren [5]. Ein exzessiver Alkoholkonsum ist die Ursache der dilatativen Kardiomyopathie in 21% aller Fälle. Die Prognose dieser Form der Herzinsuffizienz kann durch absolute Alkoholkarenz so verbessert werden, daß 80% aller Patienten mehr als 42 Monate überleben [8]. In 20% geht der Manifestation der Erkrankung eine influenzaähliche Infektion voraus. Bei 8% aller Patienten ist ein vorangegangenes rheumatisches Fieber ohne Beteiligung der Herzklappen wahrscheinlich. Seltene Ursachen sind eine peripartale Kardiomyopathie (3%) und die familiäre Kardiomyopathie (2%; [5, 9, 16]). Die peripartale Kardiomyopathie tritt gewönlich bei älteren Multiparara 1–6 Wochen nach Entbindung auf. In 50% der Fälle liegt eine arterielle Hypertonie vor. Die Herzinsuffizienz ist bei der Hälfte aller Patientinnen nur vorübergehend, tritt bei jeder Schwangerschaft jedoch wieder auf. Bei der anderen Hälfte ist der Verlauf von einer dilatativen Kardiomyopathie nicht zu unterscheiden [8,9].

Prognostische Marker

Die Mortalität an Herzinsuffizienz steigt stetig mit dem Alter an und ist bei über 75jährigen Personen nahezu 200mal höher als in der Altersgruppe zwischen 35 und 44 Jahren [6]. Zwischen 1970 und 1983 war in den USA trotz einer verbesserten Erfassung von Hypertonikern und einer Abnahme der Mortalität an koronarer Herzerkrankung kein Trend zur Abnahme der Mortalität an Herzinsuffizienz zu verzeichnen [6, 18]. Die Ursache dafür ist noch unklar. Nach Stellung der Diagnose „Herzinsuffizienz" beträgt die Fünfjahresüberlebenszeit weniger als 50% [4, 5, 15]. Abhängig von dem individuellen Risiko liegt die Einjahresmortalität zwischen 5% und nahezu 50% [4, 5, 15, 19]. Patienten mit ischämischer Kardiomyopathie, die unter Therapie noch Symptome zeigten, weisen eine Mortalität von 46% und 69% nach 1 bzw. 2 Jahren auf. Die Prognose dieser Patienten ist schlechter als die von Patienten mit vergleichbarem Schweregrad der Herzinsuffizienz auf dem Boden einer dilatativen Kardiomyopathie. Diese Patienten weisen eine Mortalität von 23% und 48% in den gleichen Zeiträumen auf (Abb. 2; [4])

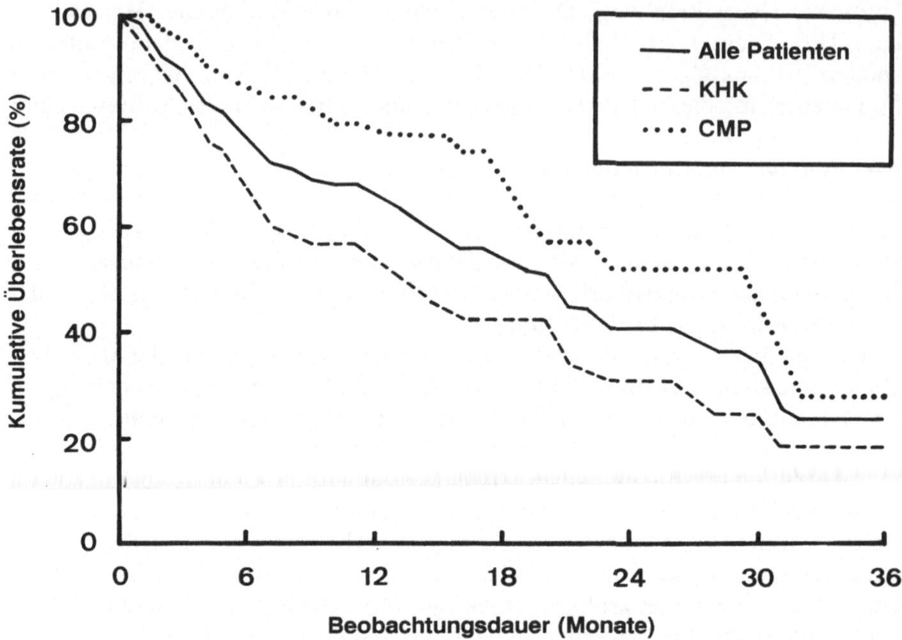

Abb. 2. Überlebenszeit von Patienten mit schwerer Herzinsuffizienz. Patienten mit koronarer Herzerkrankung *(KHK)* weisen eine signifikant (p < 0,01) geringere Überlebenszeit auf als Patienten mit dilatativer Kardiomyopathie *(CMP)*. (Nach [4]

Zahlreiche hämodynamische Parameter korrelieren mit der Überlebenszeit [3, 4, 13, 17, 21]. Allerdings lassen sich viele hämodynamische Größen von Patienten mit kurzer und langer Überlebenszeit nicht klar trennen, so daß der Aussagewert einer einzelnen Größe für die Prognose limitiert ist. In den meisten Untersuchungen konnte eine Korrelation zwischen der linksventrikulären Funktion und der Überlebenszeit gefunden werden (Abb. 3). Likoff et al. [13] analysierten 15 klinische und hämodynamische Variablen und fanden, daß nur die linksventrikuläre Ejektionsfraktion, die maximale O_2-Aufnahme und das Vorliegen einer ischämischen Kardiomyopathie unabhängig voneinander mit der Prognose korrelierten. Die Höhe des Plasmanoradrenalinspiegels ist ein Faktor, der den Grad der Aktivierung des sympathischen Nervensystems anzeigt und der unabhängig von anderen Größen mit der Prognose eng korreliert (Abb. 4; [2]). Lee u. Packer [20] konnten zeigen, daß unter vielen Variablen die Serumnatriumkonzentration der Parameter mit der stärksten Vorhersagekraft für die Prognose war. Hyponatriämische Patienten hatten eine signifikant geringere mediane Überlebenszeit als Patienten mit einem normalen Natriumspiegel (164 vs. 373 Tage; Abb. 5). Die Ursache für die schlechte Prognose hyponatriämischer Patienten scheint in einer Aktivierung des Reninsystems zu liegen. Eine Therapie der hyponatriämischen Patienten mit ACE-Hemmern verbesserte nämlich die Prognose derart, daß sich

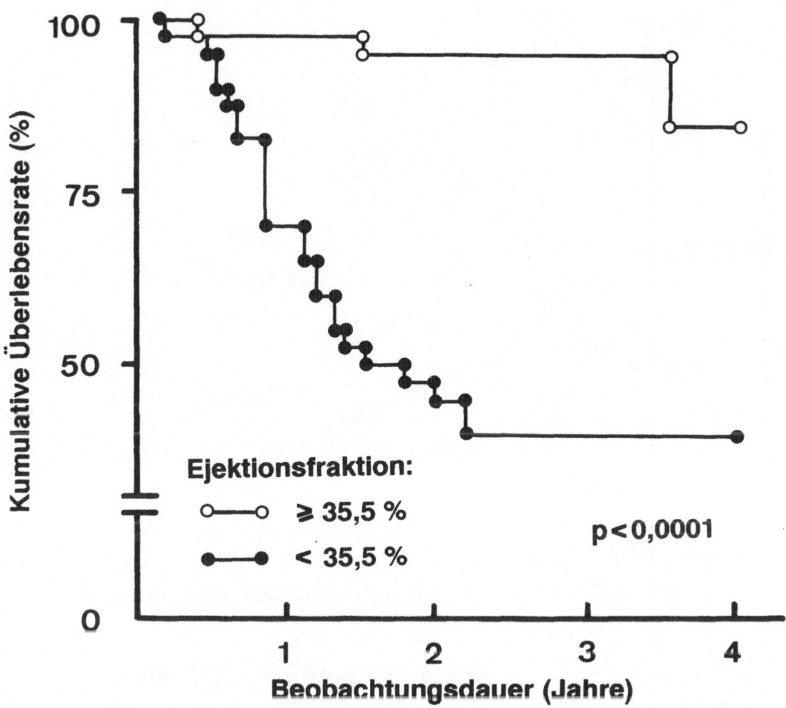

Abb. 3. Einfluß der linksventrikulären Ejektionsfraktion auf die Überlebenszeit von Patienten mit dilatativer Kardiomyopathie. (Nach [17])

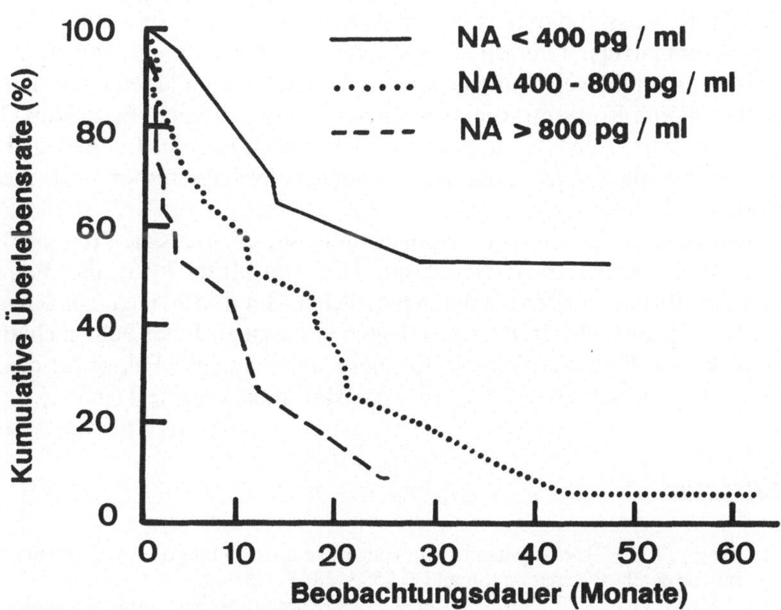

Abb. 4. Einfluß des Plasmanoradrenalinspiegels *(PNA)* auf die Prognose. (Nach [2])

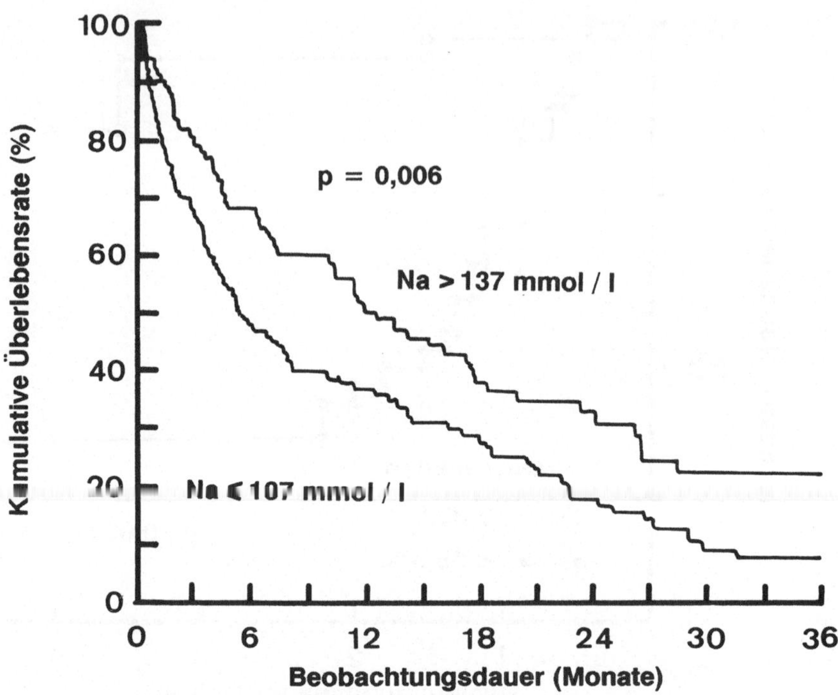

Abb. 5. Einfluß des Serumnatriums auf die Überlebenszeit. (Nach [20])

die Überlebenszeit dieser Patienten nicht mehr von der von Patienten mit normalem Serumnatrium unterschied [20]. Ein hoher Plasmaspiegel von atrialem natriuretischem Peptid weist auf eine kürzere Überlebenszeit als eine normale oder nur leicht erhöhte Konzentration von atrialem natriuretischem Peptid hin [7]. Ob das atriale natriuretische Peptid einen von den oben erwähnten Größen unabhängigen Faktor für die Prognose darstellt, konnte allerdings bisher noch nicht belegt werden.

Ventrikuläre Rhytmusstörungen beeinflussen ebenfalls die Prognose herzinsuffizienter Patienten. Zwischen 35 und 65% (im Mittel 44%) aller Patienten mit Herzinsuffizienz versterben durch plötzlichen Herztod an malignen Rhythmusstörungen [1]. Bei solchen Patienten liegen in bis zu 50% der Fälle nichtanhaltende ventrikuläre Tachykardien vor, die einen unabhängigen Faktor für die Prognose darstellen und mit einer 3fach höheren Mortalität assoziiert sind [1].

Literatur

1. Bigger JT (1987) Why patients with congestive heart failure die: Arrhythmias and sudden cardiac death. Circulation [Suppl IV] 75:IV-28–IV-35
2. Cohn JN, Levine TB, Olivari MT et al. (1984) Plasma norepinephrine as a guide to prognosis in patients with chronic congestive heart failure. N Engl J Med 311:819–823

3. Cohn JN, Rector TS (1988) Prognosis of congestive heart failure and predictors of mortality. Am J Cardiol 62:25 A–30 A
4. Franciosa JA, Wilen M, Ziesche S, Cohn JN (1983) Survival in men with severe chronic left ventricular failure due to either coronary heart disease or idiopathic dilated cardiomyopathy. Am J Cardiol 51:831–836
5. Fuster V, Gersh BJ, Giuliani ER, Tajik AJ, Brandenburg RO, Frye RL (1981) The natural history of idiopathic dilated cardiomyopathy. Am J Cardiol 47:525–531
6. Gillum RF (1987) Heart failure in the United States 1970–1985. Am Heart J 113:1043–1045
7. Gottlieb SS, Kukin ML, Ahern D, Packer M (1989) Prognostic importance of atrial natriuretic peptide in patients with chronic heart failure. J Am Coll Cardiol 13:1534–1539
8. Johnson RA, Palacios I (1982) Dilated cardiomyopathy of the adult. N Engl J Med 307:1051–1058
9. Julian DG, Szekely P (1985) Peripartum cardiomyopathy. Prog Cardiovasc Dis 27:223–240
10. Kannel WB, Castelli WP, McNamara PM, McKee PA, Feinlieb M (1972) Role of blood pressure in the development of congestive heart failure. N Engl J Med 287:781–787
11. Kannel WB, Hjortland M, Castelli WP (1974) Role of diabetes in congestive heart failure: The Framingham study. Am J Cardiol 34:29–34
12. Killip T (1985) Epidemiology of congestive heart failure. Am J Cardiol 56:2 A–6 A
13. Likoff MJ, Chandler SL, Kay HR (1987) Clinical determinants of mortality in chronic congestive heart failure secondary to idiopathic dilated or to ischemic cardiomyopathy. Am J Cardiol 59:634–638
14. McFate Smith W (1985) Epidemiology of congestive heart failure. Am J Cardiol 55:3 A–8 A
15. McKee PA, Castelli WP, McNamara PM, Kannel WB (1971) The natural history of congestive heart failure: The Framingham study. N Engl J Med 285:1441–1446
16. Ross RS, Bulkley BH, Hutchins GM et al. (1978) Idiopathic familial myocardiopathy in three generations: A clinical pathologic study. Am Heart J 96:170–179
17. Schwarz F, Mall G, Zebe H, Schmitzer E, Manthey J, Scheurlen H, Kübler W (1984) Determinants of survival in patients with congestive cardiomyopathy: Quantitative morphologic findings and left ventricular hemodynamics. Circulation 70:923–928
18. Sytkowski PA, Kannel WB, D'Agostino RB (1990) Changes in risk factors and the decline in mortality from cardiovascular disease. N Engl J Med 322:1635–1641
19. Unverferth DV, Magorien RD, Moeschberger ML, Baker PB, Fetters JK, Leier CV (1984) Factors influencing the one-year mortality of dilated cardiomyopathy. Am J Cardiol 54:147–152
20. Wai Hung Lee, Packer M (1986) Prognostic importance of serum sodium concentration and its modification by converting-enzyme inhibition in patients with severe chronic heart failure. Circulation 73:257–267
21. Wilson JR, Schwarz JS, Sutton MSJ, Ferraro N, Horowitz LN, Reichek N, Josephson ME (1983) Prognosis in severe heart failure: Relation to hemodynamic measurements and ventricular ectopic activity. J Am Coll Cardiol 29:403–410

2. Ätiologie und Pathogenese

Ätiologie und Pathogenese
Überblick für die Praxis

Die Herzinsuffizienz ist ein klinisches Bild und keine Diagnose. Um Irrwege in der Therapie zu vermeiden, ist es notwendig eine genaue Diagnose zu stellen.

Zur Diagnosestellung bei Vorliegen einer Herzinsuffizienz gehören:

- Angaben zu der Art der Herzschädigung
  (z.B. kombiniertes Mitralvitium mit überwiegender Stenose);
- Angaben zum Schweregrad der Herzinsuffizienz nach der NYHA-Klassifikation
  (z.B. NYHA III);
- Angaben zur links- bzw. rechtsventrikulären Funktion
  (z.B. gute LV- + RV-Funktion);
- Angaben zum Vorliegen und Ausmaß einer koronaren Herzerkrankung
  (z.B. koronare Eingefäßerkrankung).

Die Symptomatik der Herzinsuffizienz richtet sich nach der vorwiegend befallenen Herzkammer. Führt die Linksherzinsuffizienz, so kann zwischen einem Vorwärts- und Rückwärtsversagen unterschieden werden.

Linksherzinsuffizienz

Vorwärtsversagen:	*Rückwärtsversagen:*
ungenügende Perfusion von Gehirn, Niere, Muskulatur.	venöse Kongestion in der Lungenstrombahn.

Unter „Rückwärtsversagen" wird verstanden, daß Organe in Mitleidenschaft gezogen werden, die *vor* dem betroffenen Ventrikel gelegen sind. Diese Organe leiden unter einer venösen Kongestion; betroffen ist beim Linksherzversagen die Lunge. Das „Vorwärtsversagen" des linken Ventrikels ist gekennzeichnet durch eine ungenügende Organperfusion der *nach* dem linken Ventrikel gelegenen Organe. Hier melden sich zunächst die Organe mit dem größten Durchblutungsbedarf. Auch beim rechten Ventrikel lassen sich analog ein Vorwärts- und ein Rückwärtsversagen unterscheiden.

Bei der Suche nach der Ursache der Linksherzinsuffizienz muß unterschieden werden zwischen Herzerkrankungen, die direkt zu einer mechanischen Behinderung bei der Entleerung des linken Vorhofs führen, und solchen, die zu einem Anstieg des linksventrikulären Füllungsdruckes führen.

Ursachen der Linksherzinsuffizienz

Mechanische Behinderung bei der Entleerung des linken Vorhofs.   Anstieg des linksventrikulären Füllungsdruckes.

Ähnliches gilt auch für den rechten Ventrikel. Mit dieser pathophysiologisch orientierten Einteilung wird der Weg vom Symptom zum klinischen Befund und dann zur Hämodynamik und zu den Ursachen klar aufgezeichnet. Anhand dieser Beschreibung kann dann auch der im Einzelfall günstigste Weg der Behandlung ermittelt werden.

Ätiologie und Pathogenese

R. Dietz

Allgemeines

Definition

Die Bezeichnung „Herzinsuffizienz" dient der Beschreibung eines klinischen Bildes und ist keine Diagnose. Man versteht i. allg. unter Herzinsuffizienz einen Zustand, der dadurch gekennzeichnet ist, daß das Herz in seiner Eigenschaft als Pumporgan nicht mehr den Anforderungen der Peripherie gewachsen ist.

Kardiale vs. extrakardiale Ursachen

Die zunächst weit gefaßte Definition der Herzinsuffizienz umfaßt auch extrakardiale Ursachen (s. Tabelle 1). Eine über das normale Maß hinausgehende Steigerung des peripheren O_2-Bedarfs bzw. des Herzzeitvolumens führt letztendlich auch zu einem relativen Versagen des Förderorgans Herz. Im weiteren soll aber im wesentlichen auf die kardialen Ursachen der Herzinsuffizienz eingegangen werden.

Tabelle 1. Charakteristika und Ursachen der Herzinsuffizienz

Spezifikum	Kardial	Extrakardial
HZV	Noch normal oder vermindert	Gesteigert
$p_{av}O_2$	Erhöht	Normal oder vermindert
Spezielle Krankheitsbilder	Druckbelastung	Verminderung der O_2-Träger: z.B. Anämie
	Volumenbelastung	Verminderung der Nachlast: z.B. systemische AV-Shunts
	Verminderte Inotropie	Steigerung des peripheren Metabolismus: z.B. Hyperthyerose
	Erschwerte diastolische Füllung	Andere Ursachen: – Beri-Beri – M. Paget – Schwangerschaft

Differentialdiagnose „Herzinsuffizienz"

Der Grund, weshalb man sich nicht mit der Diagnose „Herzinsuffizienz" zufriedengeben darf, liegt in der möglichen Differentialtherapie der einzelnen Krankheitsbilder. Dabei ist es nicht nur so, daß mit einer ungezielten Therapie der Herzinsuffizienz gezielte Hilfeleistungen unterlassen werden, sondern daß zum anderen auch zugrundeliegende Erkrankungen verschlechtert werden können. Das kann sich am besten anhand eines Beispiels gezeigt werden.

Gefahren einer undifferenzierten Therapie der Herzinsuffizienz

Ein 48jähriger Patient klagte über zunehmende Atemnot bei Belastung. Während er früher noch schnell habe bergaufgehen können, falle ihm jetzt schon das Steigen einer Etage sehr schwer. Auch werde es ihm bei stärkerer Anstrengung rasch schwarz vor den Augen. Neulich habe er bei dem Versuch, der Straßenbahn hinterher zu laufen, einen kurzen „Blackout" gehabt.

Da die Röntgenaufnahmen eine Verbreiterung der Hili bei einem grenzwertig großen Herz zeigte, wurden die Beschwerden als Ausdruck einer Herzinsuffizienz im NYHA-Stadium II-III interpretiert. Als medikamentöse Behandlung erhielt der Patient daraufhin ein Digitalispräparat und ein Diuretikum.

Im weiteren Verlauf zeigte sich aber keine Verbesserung der Beschwerden; im Gegenteil, es häuften sich Episoden kurzdauernder Bewußtseinsverluste unter stärkeren körperlichen Anstrengungen.

Bei einem dieser Anfälle wurde der Notarzt gerufen und der Patient auf eine Intensivstation eingewiesen. Die spitz-negativen T's über der Vorderwand hatten zunächst den Verdacht auf einen intramuralen Vorderwandinfarkt ergeben. Die echokardiographische Untersuchung zeigte jedoch ein starres, stark hypertrophiertes Septum und eine systolische Vorwärtsbewegung der Mitralklappe sowie eine vorzeitige Schließungsbewegung der Aortenklappe. Damit konnte die Diagnose einer *hypertrophen obstruktiven Kardiomyopathie* gestellt werden. Diese Diagnose machte macht auch verständlich, warum mit der Gabe von Digitalis und Diuretika eine Verschlechterung und keine Verbesserung der Herzinsuffizienzsymptomatik in diesem speziellen Fall erzielt wurde. So wurde durch die Gabe eines positiv-inotropen Medikamentes (Digitalis) die Obstruktion im linksventrikulären Ausflußtrakt noch verstärkt. Durch Senkung der Vorlast (Diuretika) wurde die Füllung des linken Ventrikels reduziert, was ebenfalls eine Zunahme des Gradienten bewirkte. Beide Substanzen – häufig als Basismedikation bei Herzinsuffizienz eingesetzt – dürfen demnach auch erst nach sorgfältiger Diagnosestellung eingesetzt werden.

Symptome der Herzinsuffizienz

Welche Symptome weisen überhaupt auf das Vorliegen einer Herzinsuffizienz hin? Die Symptomatik richtet sich nach der vorwiegend befallenen Herzkammer:

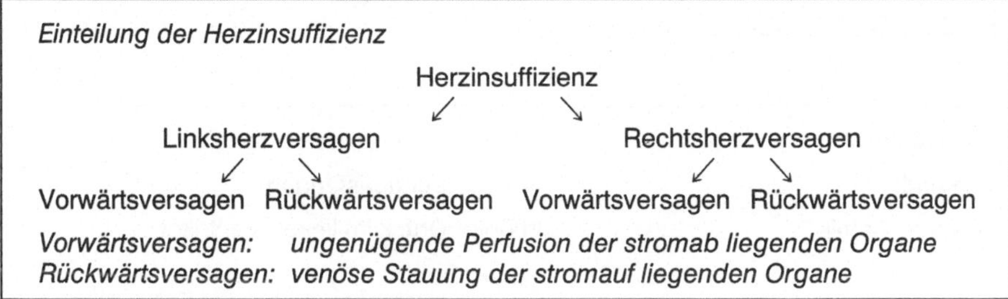

Linksherzinsuffizienz

Beim Linksherzversagen ist das Beschwerdebild Folge eines Druckanstiegs im kleinen Kreislauf („Rückwärtsversagen"). Dies äußert sich in Form von Atemnot (Asthma cardiale, Husten) zunächst nur bei Belastung, später auch in Ruhe. Bei weiterer Drucksteigerung im kleinen Kreislauf kann es zu Blutungen (Hämoptysen) bzw. zur Flüssigkeitsverschiebung aus dem Intravasalraum in den interstitiellen und schließlich in den Alveolarraum kommen (Lungenödem).

Das „Vorwärtsversagen" des erkrankten linken Ventrikels zeigt sich in einer ungenügenden Durchblutung wichtiger Organe (wie Hirn, Niere, Muskulatur). Es kommt im Bereich der Muskulatur zu vorzeitigen Erschöpfungen und Schwäche. Eine verminderter Urinproduktion (insbesondere tagsüber während körperlicher Aktivität), verbunden mit Nykturie und häufig auch Gewichtszunahme, weist auf eine ungenügende renale Perfusion hin. Die mangelnde zerebrale Perfusion bei der Herzinsuffizienz kann sich nur als Verwirrtheit, bei stärkerer Einschränkung aber auch als Synkope manifestieren.

Rechtsherzinsuffizienz

Eine ähnliche pathophysiologisch orientierte Einteilung der Beschwerden läßt sich auch für die Symptome der Rechtsherzinsuffizienz vornehmen. Unter dem Druckanstieg im venösen System des großen Kreislaufs leiden v. a. die Leber und die Extremitäten. Ein fibrotischer Umbau der Leber und ein Aszites können Folge der Stauung vor dem rechten Herz sein. Noch früher treten Ödeme im Bereich der Knöchel und Unterschenkel auf. Direkt sichtbar wird der erhöhte venöse Druck an den deutlich hervortretenden gestauten Halsvenen. Ein Pleuraerguß (bei einseitigem Befall häufiger rechts als links) kann ebenfalls Ausdruck eines erhöhten venösen Drucks, hier im Bereich der Bronchialvenen, sein. Schwieriger zu deuten sind die Symptome des Vorwärtsversagens bei der Rechtsherzinsuffizienz (Atemnot, Schwäche, Hypotension). Die Atemnot kann hierbei als Indikator einer ungenügenden Perfusion der Lungenstrombahn angesehen werden. Eine ungenügende Füllung des linken Ventrikels kann zu stärkeren Blutdruckabfällen führen.

Ursachen der Linksherzinsuffizienz

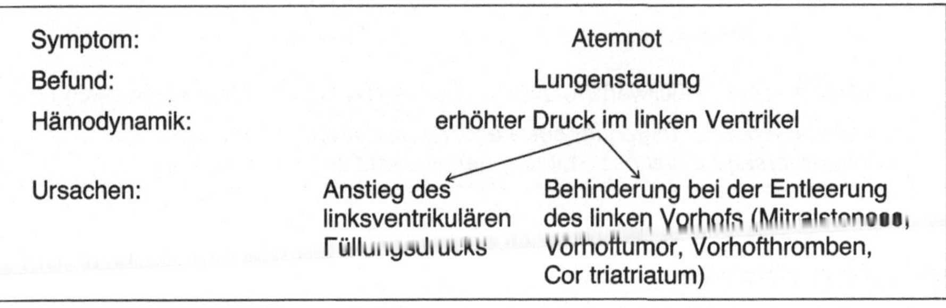

Das klinisch in der Regel führende Zeichen der Linksherzinsuffizienz ist die Lungenstauung. Ihr liegt ein erhöhter Druck im linken Vorhof zugrunde. Als Ursache des erhöhten linksatrialen Drucks kommen zum einen direkte mechanische Behinderungen des Ausstroms im linken Vorhof in Frage (wie die Mitralstenose, das Vorhofmyxom, Vorhofthromben oder das Cor triatriatum). Indirekt können auch Erkrankungen des linken Ventrikels zu einem Anstieg des Füllungsdrucks führen (Tabelle 2). Dazu gehören:
1. Erkrankungen, die zu einer Abnahme der Schlagkraft führen (Verlust aktiver Myokardbezirke bei koronarer Herzerkrankung durch Infarkte, dilatative Kardiomyopathie, Myokarditis); aber auch die Einnahme von Substanzen mit negativ-inotroper Wirkung kann als Ursache erhöhter Füllungsdrücke in

Tabelle 2. Ursachen eines erhöhten Füllungsdrucks im linken Ventrikel

Art der Schädigung	Verminderte Inotropie	Druckbelastung	Volumen-belastung	Erschwerte diastolische Füllung
Spezielle Krankheitsbilder:	KHK	Hochdruck	Aorten-insuffizienz	Konstruktion – Perikard-tamponade – konstrikive
	Dilatative Kardiomyopathie	Aortenstenose	Mitralinsuffizienz	Perikarditis
	Myokarditis	Hypertrophe Kardiomyopathie	Links-rechts-Shunt	Restriktion – restriktive
	Negativ-inotrope Substanzen	Aortenisthmus-stenose	auf Ventrikel-ebene (bzw. der großen Gefäße)	Kardiomyomyo-pathie – LV-Hypertrophie – KHK

Betracht kommen (β-Blocker, Kalziumantagonisten, Antiarrhythmika, Alkohol usw.);

2. Erkrankungen, die zu einer Druckbelastung des linken Ventrikels führen (arterielle Hypertonie, primäre und sekundäre Form, Aortenstenose, hypertrophe obstruktive Kardiomyopathie, Aortenisthmusstenose);
3. Erkrankungen, die zu einer Volumenbelastung des linken Ventrikels führen (Aorteninsuffizienz, Mitralinsuffizienz, Links-rechts-Shunt auf Ventrikelebene oder im Bereich der großen Gefäße;
4. Erkrankungen, die zu einer Erschwerung der diastolischen Füllung des linken Ventrikels führen.

Letzteres kann bedingt sein direkt durch eine mechanische Füllungsbehinderung von außen, wie z.B. bei der Perikardtamponade oder der konstriktiven Perikarditis. Es kann aber auch Folge einer zunehmenden Steifigkeit des linken Ventrikels mit erschwerter Dehnbarkeit sein, wie z.B. bei der restriktiven Kardiomyopathie, bei stark hypertrophiertem linkem Ventrikel oder bei einer ischämischen Herzerkrankung.

Ursache der Rechtsherzinsuffizienz

Symptome und Befunde:	Knöchelödeme, Aszites, Halsvenenstauung
Hämodynamik:	erhöhter Druck in rechten Vorhof
	↙　　　↘
Ursachen:	Anstieg des rechtsventrikulären Füllungsdrucks　　Behinderung bei der Entleerung des rechten Vorhofs (Trikuspidalstenose, Vorhofmyxom, Vorhofthromben)

Hierbei steht als Ausdruck des erhöhten Druckes im rechten Vorhof die klinische Symptomatik der peripheren Ödeme im Vordergrund. Entsprechend der Einteilung der Ursachen der Linksherzinsuffizienz kann auch hier unterschieden werden zwischen:

1. Erkrankungen mit dem Vorliegen eines mechanisch bedingten Abflußhindernisses aus dem rechten Vorhof (z.B. Trikuspidalstenose, Vorhofmyxom, Vorhofthromben);
2. Erkrankungen, die als gemeinsamen Nenner einen Anstieg des rechtsventrikulären Füllungsdruckes aufweisen (Tabelle 3).

Dazu gehören Erkrankungen, welche die Schlagkraft des rechten Ventrikel beeinträchtigen (koronare Herzerkrankung mit Befall einer dominanten rechten Herzkranzarterie, dilatative Kardiomyopathie, Myokarditis sowie die Einnahme negativ-inotroper Substanzen). Dazu gehören auch Erkrankungen, die zu einer

Tabelle 3. Ursachen eines erhöhten Füllungsdrucks im rechten Ventrikel

Art der Schädigung	Verminderte Inotropie	Druckbelastung	Volumen-belastung	Erschwerte diastolische Füllung
Spezielle Krankheitsbilder:	KHK (falls RCA betroffen)	Pulmonale Hypertonie	Pulmonal-insuffizienz	Konstruktion – Perikard-tamponade
	Dilatative Kardio-myopathie	Pulmonal-stenose	Trikuspidal-insuffizienz	– konstriktive Perikarditis
	Myokarditis Negativ-inotrope Substanzen	Obstruktion des rechts-ventrikulären Ausflußtrakts	Shuntvitien auf Vorhofebene	Restriktion – restriktive Kardiomyopathie – rechts-ventrikuläre Hypertrophie – KHK

Druckbelastung des rechten Ventrikels führen (primäre pulmonale Hypertonie; pulmonale Hypertonie infolge rezidivierender pulmonaler Embolien oder sekundärer pulmonaler Hypertonie, wie z. B. beim Ventrikelseptumdefekt oder als Reaktion auf langfristige Erhöhung des linksatrialen Drucks; Stenose der Pulmonalklappe; Obstruktion im rechtsventrikulären Ausflußtrakt). Schließlich gehören auch Erkrankungen dazu, die zu einer Volumenbelastung des rechten Ventrikels führen (Pulmonalinsuffizienz, Trikuspidalinsuffizienz, Shunt auf Vorhofebene), sowie Erkrankungen, die zu einer Erschwerung der diastolischen Füllung des rechten Ventrikels führen (hier kommen im Prinzip die selben Erkrankungen in Betracht wie sie zuvor als Ursachen bei der Linksherzinsuffizienz angeführt wurden).

Häufigkeit der Krankheitsbilder

Die Vielzahl der Erkrankungen, die als mögliche Ursache einer Herzinsuffizienz in Betracht kommt, erscheint verwirrend. Im klinischen Alltag sind es in der Regel nur wenige Krankheitsbilder, die als häufige Ursachen der Herzinsuffizienz angetroffen werden. Dies sind in erster Linie die koronare Herzerkrankung, die arterielle Hypertonie und die dilatative Kardiomyopathie, erst in zweiter Linie komplexe Vitien.

Literatur

Riecker G (1991) Klinische Kardiologie, 3. Aufl. Springer, Berlin Heidelberg New York Tokyo
Sokolow M, Ilroy MB (1985) Kardiologie. Springer, Berlin Heidelberg New York Tokyo

Braunwald E (1988) Heart disease Saunders, Philadelphia
Julian DG, Camur AJ, Fox KM, Hall RJC, Poole-Wilson PA (1989) Diseases of the heart. Balliere Tindall, London Philadelphia Toronto
Hurst JW (1986) The heart. McGraw-Hill, New York St. Louis San Francisco
Weasterhall DJ, Ledingham JGG, Warrell DA (1987) Oxford textbook of medicine. Oxford Univ Press, Oxford Melbourne New York

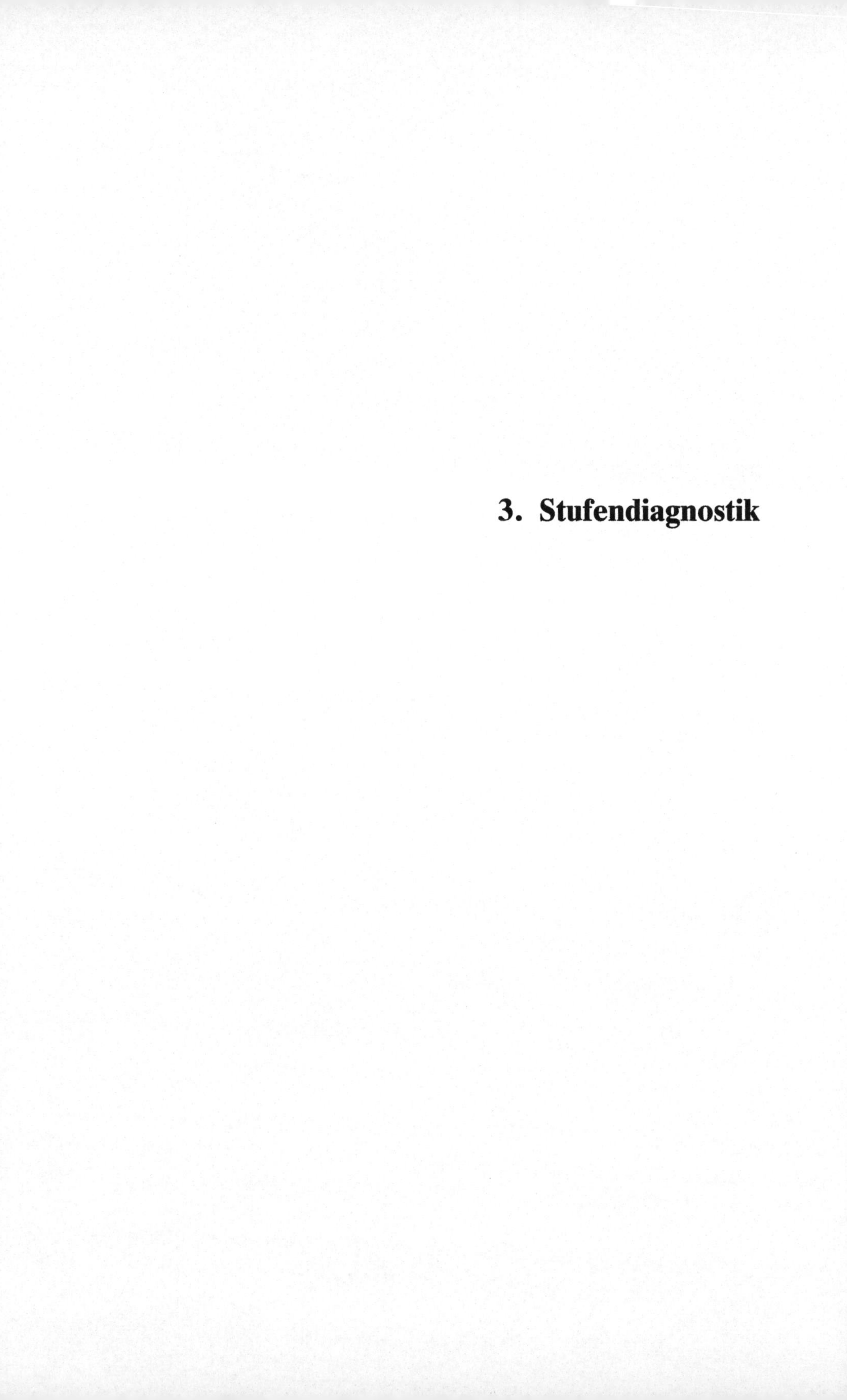

3. Stufendiagnostik

Stufendiagnostik – Klinischer Status

Überblick für die Praxis

Stellenwert der Anamnese

Die sorgfältige Anamnese und kritische Befunderhebung ist von entscheidender Bedeutung für die Abklärung und Behandlung von Patienten mit fraglicher oder manifester Herzinsuffizienz. Am Ende der Anamneseerhebung muß der Untersucher die Schwere der Erkrankung und die Krankheitsentwicklung verstehen sowie eine Vorstellung zur möglicher Ätiologie der kardialen Erkrankung formulieren können. Wegen der praktischen Konsequenzen ist einerseits eine Befragung im Hinblick auf die Art und Geschwindigkeit der Krankheitsentwicklung und andererseits im Hinblick auf die Schwere der jetzigen Erkrankung erforderlich.

Stellenwert der Anamnese

– Angaben über Art und Geschwindigkeit der Krankheitsentwicklung:
    akute Herzinsuffizienz,
    chronische Herzinsuffizienz,
    akute Dekompensation einer chronischen Herzinsuffizienz;

– Angaben über Schwere bzw. die von der Erkrankung vorwiegend betroffenen Herzteile:
    latente/manifeste Herzinsuffizienz,
    Links-/Rechtsherzinsuffizienz.

→ Grundpfeiler für die weitere Diagnostik und Therapie!

Stellenwert der klinischen Untersuchung

Durch die klinische Untersuchung können u. U. objektive Befunde erhoben werden, die die Symptome des Patienten erklären können. Auch kann es gelingen, durch die klinische Untersuchung Hinweise für die Ursachen einer Herzinsuffizienz, wie z. B. kongenitale oder erworbene Herzfehler, schwere arterielle Hypertonie, bakterielle Endokarditis oder Hyperthyreose, zu erhalten. Objektivierbare Befunde der manifesten Herzinsuffizienz – insbesondere bei akutem Auftreten – zwingen zu einer raschen Diagnostik und Therapie. Fehlende klinische Befunde der manifesten Herzinsuffizienz schließen jedoch keinesfalls eine schwere kardiale Erkrankung aus. Deshalb ist bei Patienten mit anamnestischem Verdacht auf Herzinsuffizienz trotz unauffälliger klinischer Untersuchung eine weitere Diagnostik durch EKG, Echokardiographie, Thoraxröntgen u. ggf. Belastungsuntersuchungen erforderlich.

> *Stellenwert der klinischen Untersuchung*
> - Objektivierung der Befunde, die die angegebenen Symptome erklären können;
> - Hinweise für die Ursache der Herzinsuffizienz;
> - zum Nachweis leichterer Formen der Herzinsuffizienz wenig geeignet.

Stufendiagnostik – Klinischer Status

H. Katus

Anamnese

Bei Patienten mit Herzinsuffizienz muß die Anamnese 2 Aufgaben erfüllen:

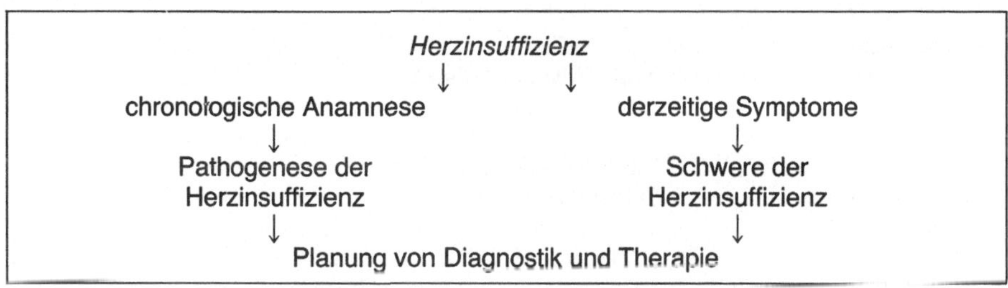

Zum einen soll die Befragung nach der *Krankheitsentwicklung* mögliche Ursachen der Herzinsuffizienz aufzeigen. Die sich aus dieser Befragung ergebenden Hinweise zur Pathogenese der Erkrankung beeinflussen ganz notwendigerweise die Planung des weiteren diagnostischen Vorgehens. Zum anderen muß nach den *Symptomen der jetzigen Erkrankung* gefragt werden, um die Schwere der Herzinsuffizienz beurteilen zu können. Die anamnestischen Angaben zur Schwere der Erkrankung beeinflußen die Intensität therapeutischer Maßnahmen und die Geschwindigkeit, mit der diese Therapie begonnen werden muß.

Sowohl die Befragung nach der Krankheitsentwicklung wie auch die Befragung nach den Symptomen der jetzigen Erkrankung muß sich an pathophysiologischen Grundsätzen orientieren. Deshalb wird im folgenden versucht, die Anamneseerhebung v. a. unter pathophysiologischen Gesichtspunkten darzulegen (Braunwald 1988a; Cohn 1985; Werkö 1987; Harris 1987).

Anamnestische Befragung unter besonderer Berücksichtigung der Pathogenese der Herzinsuffizienz und der Geschwindigkeit der Symptommanifestation

Aus der Geschwindigkeit der Symptommanifestation der Herzinsuffizienz können Hinweise für Ursachen der Erkrankung erhalten werden. Deshalb kann die Anamnese anhand der Geschwindigkeit der Symptommanifestation in eine akute Form, eine chronische Form und eine Dekompensation einer chronischen Form eingeteilt werden. Innerhalb der jeweiligen Form der Herzinsuffizienz empfiehlt sich ein relativ starres Schema der Anamneseerhebung mit vorwiegender Befragung nach Erkrankungsursachen des Herzmuskels, der Herzklappen, der Herzkranzgefäße, der Reizbildung und -leitung sowie extrakardialen Ursachen.

Akute Herzinsuffizienz

Eine *akute Herzinsuffizienz* ohne vorbestehende kardiale Symptome zeigt in der Regel eine schwere Erkrankung eines nicht an vermehrte Belastungen adaptierten Myokards an. Entsprechend ernst ist die Prognose dieser Erkrankung.

Bei Patienten mit akut aufgetretener Herzinsuffizienz sind anamnestische Angaben zu den Symptomen und Begleiterkrankungen vor der Erstmanifestation der Herzinsuffizienz richtungweisend für die Ursache der Erkrankung:

```
Herzmuskel           → Myokarditis
Herzkranzgefäße      → akuter Myokardinfarkt,
                       Komplikationen des akuten Myokardinfarktes
                       (z. B. Ventrikelperforation, Ventrikelseptumdefekt,
                       Papillarmuskelabriß)
Herzklappen          → bakterielle Endokarditis
Reizbildung
und -leitung         → tachykarde Rhythmusstörungen
                       (ventrikuläre Tachykardie, Kammerflattern, Vorhofflim-
                       mern mit schneller Überleitung) bradykarde Rhythmus-
                       störungen (AV-Block III)
extrakardial         → Perikardtamponade
                       Lungenembolie
                       dissezierendes Aortenaneurysma
                       Volumenmangel
                       akute Nachlaststeigerung
```

Eine Herzinsuffizienz, die sich bei oder nach einem „grippalen Infekt" ohne typische thorakale Schmerzsymptomatik entwickelt, spricht für eine akute Myokarditis. Begleitende stechende, lage- und atemabhängige Thoraxschmerzen sind nur bei Mitbeteiligung des Perikards oder der Pleura zu erwarten. Eine akute Herzinsuffizienz und eine anhaltende pektanginöse Symptomatik bei einem Patienten mit typischer belastungsabhängiger Angina pectoris in der älteren Anamnese spricht für einen akuten Myokardinfarkt, während eine akute Linksdekompensation bei Patienten in der subakuten Infarktphase Folge einer Ventrikelperforation, eines Ventrikelseptumdefekts oder eines Papillarmuskelabrisses sein kann. Anhaltendes Fieber, Adynamie, Zeichen der bakteriellen Embolisation und Herzinsuffizienz sind typische Befundkonstellationen einer bakteriellen Endokarditis. Plötzlich einsetzendes Herzjagen mit Palpitationen und Atemnot sprechen für eine tachykarde Herzrhythmusstörung als Ursache der verminderten Pumpleistung, während eine Pulsfrequenz unter 35 min für einen kompletten AV-Block spricht. Plötzlich einsetzende Herzinsuffizienz mit schwerer Atemnot bei Patienten mit Beinvenenthrombose oder bei Patienten nach orthopädischen bzw.

gynäkologischen Operationen ist sehr verdächtig auf eine akute Lungenembolie. Heftige, reißende, in die Schulterblätter ausstrahlende Thoraxschmerzen und akute Herzinsuffizienz sind dagegen von hoher diagnostischer Relevanz für ein disseziierendes Aortenaneurysma mit Hämoperikard und/oder schwerer Aorteninsuffizienz.

Chronische Herzinsuffizienz

Im Gegensatz zur Anamnese bei Patienten mit akuter Herzinsuffizienz ist die anamnestische Abklärung von Patienten mit *chronischer Herzinsuffizienz* am wenigsten richtungweisend für eine bestimmte kardiale Erkrankung:

Ursachen wie bei akuter Herzinsuffizienz, jedoch langsamere Krankheitsentwicklung und geringere Schwere der Erkrankung:

Herzmuskel	→ rheumatische Karditis
	Myokarditis
	dilatative Kardiomyopathie
	hypertrophische obstruktive Kardiomyopathie
	hypertone Herzerkrankung
	restriktive Myokarderkrankung
Herzklappen	→ kongenitale und erworbene Vitien
Herzkranzgefäße	→ koronare Herzkrankheit (ischämische Kardiomyopathie, Ventrikelaneurysma)
	Koronarthrombose, -embolie
Reizbildung und -leitung	→ AV-Block III
	Bradyarrhythmie
extrakardial	→ Perikarditis constrictiva
	Anämie
	Hypovolämie
	schwere Hypertonie

Zudem sind diese Patienten an ihre reduzierte Belastbarkeit gewöhnt und haben ihre Lebensweise entsprechend ihrer eingeschränkten Leistungsfähigkeit geändert. Deshalb können die subjektiven Beschwerden der Patienten und die objektiven Befunde überaus diskrepant sein, so daß in dieser Patientengruppe die Schwere der Erkrankung anamnestisch nicht korrekt eingeschätzt werden kann.

Trotzdem können sich aus der Anamnese einige Hinweise für die jeweils zugrundeliegende und nur langsam progrediente Erkrankung ergeben. So sprechen frühere Symptome eines rheumatischen Fiebers, wie Schwellung der größeren Gelenke, Fieber, rezidivierende Halsinfekte, Herzklappenfehler und Hautantheme, für eine rheumatische Karditis. Anhaltende Kurzatmigkeit und körperliche Schwäche nach protrahiert verlaufenden viralen Infektionskrankheiten können Hinweis für eine primäre Myokarditis als Ursache der jetzt verminderten Pumpleistung des Herzens sein. Eine familiäre Häufung von plötzlichem Herztod und Herzinsuffizienz sprechen für eine hypertrophische obstruktive oder dilatative Kardiomyopathie. Lange bestehender, schwer einstellbarer Hypertonus, rezidivierende Nierenerkrankungen oder Nierensteinleiden sprechen für das Vorliegen einer hypertonen Herzerkrankung. Zur anamnestischen Eingrenzung von Herzklappenerkrankungen müssen die Patienten nach bekannten Herzgeräuschen und Symptomen eines rheumatischen Fiebers gefragt werden. Eine Angina-pectoris-Symptomatik mit typischem retrosternalem Brennen und Engegefühl, zum Hals ausstrahlend und bei körperlicher Belastung auftretend, ist ein häufiges Symptom von Patienten mit Herzinsuffizienz. Diese Angina pectoris kann durch eine koronare Herzkrankheit, aber auch durch andere Erkrankungen mit subendokardialer Ischämie wie z. B. hypertone Herzerkrankung, hypertrophische obstruktiver Kardiomyopathie oder Aortenstenosen verursacht werden. Eine überstandene Tuberkulose bei einem Patienten mit überwiegender Rechtsherzinsuffizienz spricht für eine Percarditis constrictiva. Diese Diagnose kann durch eine Durchleuchtungsuntersuchung des Thorax weiter abgeklärt werden. Schließlich kann sich eine Herzinsuffizienz im Gefolge extrakardialer Erkrankungen wie zunehmender Eisenmangelanämie bei chronischem Tumorleiden oder Hypovolämie bei polyurischen Nierenerkrankungen manifestieren, so daß auch extrakardiale Erkrankungen anamnestisch erfaßt werden müssen.

Akute Dekompensation einer chronischen Herzinsuffizienz

Sicherlich die häufigste klinische Manifestation der Herzinsuffizienz ist die *akute Dekompensation einer chronischen Herzinsuffizienz:*

---

kardiale Ursachen:
Progression der Grunderkrankung,
Manifestation einer weiteren kardialen Erkrankung,
Rhythmusstörungen;

extrakardiale Ursachen:
Therapiereduktion,
Therapieänderung,
nichtkardiale Erkrankungen mit Hyperzirkulation,
nichtkardiale Erkrankungen ohne Hyperzirkulation,
körperliche und psychische Überlastung.

In dieser Patientengruppe finden sich eindeutige anamnestische Zeichen einer lange bestehenden Herzinsuffizienz. Zusätzlich zu diesen lange bestehenden Symptomen können die Patienten in der Regel anamnestische Angaben einer akut vermehrten kardialen Belastung mitteilen. Eine akute Verschlechterung der Belastbarkeit des herzinsuffizienten Patienten kann einerseits durch die Progression der Grunderkrankung, aber auch durch die zusätzliche Manifestation einer weiteren kardialen Erkrankung, wie z. B. durch eine signifikante koronare Herzkrankheit bei Patienten mit bekannter Herzklappenerkrankungen, bedingt sein. Es ist deshalb bei jedem Patienten nach Dekompensation einer chronischen Herzinsuffizienz eine möglichst sorgfältige kardiologische Diagnostik zum Ausschluß einer Neumanifestation weiterer kardialer Erkrankungen erforderlich.

Neben diesen kardialen Ursachen der Dekompensation einer chronischen Herzinsiffizienz dürfte die häufigste Ursache für eine Verschlechterung der myokardialen Pumpleistung eine Therapiereduktion oder eine Therapieänderung sein. So kann die zusätzliche Medikation mit Antiarrhythmika aufgrund ihrer negativ-inotropen Wirkung zu einer kritischen Abnahme der Herzkraft führen. Auch eine Reduktion der Diuretikadosis oder eine Verminderung der nachlastsenkenden Therapie wegen arterieller Hypotonie sind häufige Ursachen für eine Dekompensation einer chronischen Herzinsuffizienz. Die Anamnesenerhebung muß auch die Erstmanifestation einer nichtkardialen Erkrankung als mögliche Ursache für die Dekompensation des Patienten erfassen. Eine Verschlechterung der kardialen Pumpfunktion findet sich besonders häufig bei fieberhaften Infektionen sowie bei endokrinen Erkrankungen und hier insbesondere bei der Hyperthyreose. Selbst eine vermehrte körperliche und psychische Belastung kann eine Dekompensation einer grenzgradig kompensierten Herzinsuffizienz induzieren.

Anamnestische Befragung unter besonderer Berücksichtigung der Schwere der Erkrankung

Neben den Fragen zur Pathogenese der Herzinsuffizienz muß die Anamnese die Schwere der Erkrankung definieren. Diese Abklärung erfolgt idealerweise unter besonderer Berücksichtigung des jeweils überwiegend betroffenen Herzteils.

Linksherzinsuffizienz

Die Symptome der Linksherzinsuffizienz lassen sich einerseits durch die pulmonalen Veränderung bei chronischem Anstieg des linksventrikulär enddiastolischen und pulmonalkapillären Drucks ("backward failure") und andererseits durch die verminderte arterielle Perfusion des Skelettmuskels und anderer lebenswichtiger Organe ("forward failure") erklären:

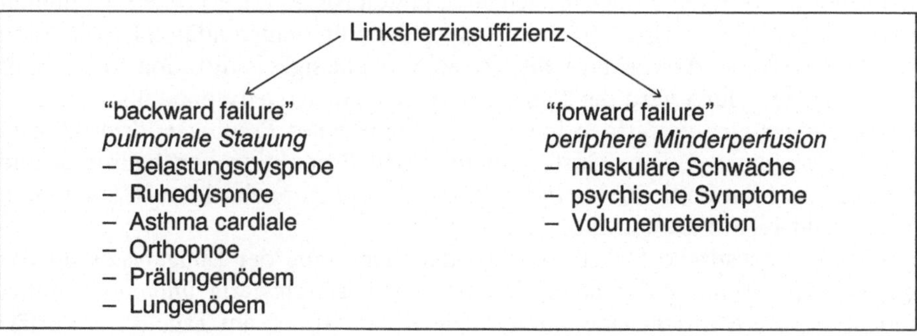

Dabei hängt die klinische Symptomatik der Patienten nur indirekt von der Schwere der pulmonalen Stauung und der Verminderung bzw. Umverteilung der arteriellen Durchblutung ab.

Symptome der pulmonalen Stauung ("backward failure")

Die *belastungsinduzierte Atemnot* (s. obige Übersicht) ist das früheste Symptom der Linksherzinsuffizienz mit fließendem Übergang zur physiologischen Atemnot bei schwerer körperlicher Belastung des gesunden Menschen. Zur korrekten Einschätzung des Symptoms „Atemnot" ist es wichtig, noch einmal die Komplexität dieser subjektiven Empfindung zu bedenken. Wichtige stimulierende Afferenzen sind die vermehrte Atemarbeit durch Complianceabnahme der Lunge durch Bronchialwandödem, die vermehrte Dehnung der Atemmuskulatur, die Schwäche des Skelettmuskels und die zwanghafte Steigerung der Atemfrequenz durch Aktivierung der Chemorezeptoren. Der bei vielen Patienten jedoch wichtigste Faktor ist das Bewußtwerden der Atemnot und die Verarbeitung dieses Gefühls von Atemnot. Angst und psychogene Hyperventilation können die „Atemnot" in erheblichem Ausmaß verstärken. Es ist deshalb wichtig, daß der Patient seine Atemnot an nachvollziehbaren Belastungsformen des täglichen Lebens darlegt. So soll der Patient seine Belastbarkeit an verständlichen Fragen beantworten: kann er z. B. Getränkekisten die Treppen hochtragen, wie viele Treppen kann er ohne Last steigen, kann er seinen Haushalt versorgen, kann er sich ohne Atemnot ankleiden usw.

Zunehmende Linksherzinsuffizienz führt über eine zunehmende Steifigkeit der Lunge, schwere Perfusion- und Ventilationsstörung mit Hypoxämie und reflektorischer Hyperventilation zur *Dyspnoe in Ruhe* (Fishmann 1980). Auch diese Atemnot muß der Patient detaillierter quantifizieren: wie viele Kissen braucht der Patient beim Schlafen, wacht er nächtlich mit Atemnot auf, muß er nachts am Bettrand oder am offenen Fenster sitzen, kann er nur noch im Sitzen schlafen oder hat er auch im Sitzen Atemnot *(Orthopnoe)*. Zusätzlich zu dieser Atemnot kann der Patient mit schweren Formen der Linksherzinsuffizienz durch einen *trockenen Reizhusten* gequält sein, zu dem sich Symptome einer spastischen Bronchitis im Sinne eines *Asthmas cardiale* manifestieren können (Rees u. Cöark 1979). Diese überwiegend bronchiale Manifestation der Herzinsuffizienz ist durch den gestörten venösen Abtransport des bronchialkapillären Blutes bei erhöhtem Pulmonalvenendruck bedingt. Mit kritischem Anstieg des pulmonalkapillären Drucks kann der lymphatische Abtransport die gesteigerte Flüssigkeitsfiltration nicht mehr kompensieren. Jetzt wird der Patient zusätzlich zur Ruhedyspnoe über die Produktion eines nichtverfärbten Sputums im Sinne eines *Prälungenödems* klagen, bevor eine massive, vom Husten unabhängige Produktion von hellrotem und schaumigen Sputum beim *manifesten Lungenödem* zu beobachten ist (Ingram u. Braunwald 1988; Fishman 1985).

Eine anamnestische Differenzierung der Symptome der Lungenstauung von Symptomen primär pulmonaler Erkrankungen ist schwierig und nicht immer möglich. Jedoch spricht eine paroxysmale Ruhedyspnoe am Tage, eine Verfärbung des Sputums, eine Atemnot mit Husten und Auswurf sowie rezidivierende pulmonale Infekte eher für eine pulmonale Erkrankung. Nicht selten jedoch, insbesondere bei älteren Patienten, können pulmonale und kardiale Erkrankungen gemeinsam vorliegen.

Symptome der peripheren Minderperfusion ("forward failure")

Neben den Symptomen des "backward failures" finden sich bei der Linksherzinsuffizienz auch die Zeichen des "forward failures" (s. Übersicht S. 33). Leichtere Formen manifestieren sich als muskuläre Schwäche und Schwere in den Beinen, insbesondere bei körperlicher Belastung. Bei kritischer Abnahme des Herzminutenvolumens findet sich dann jedoch auch eine Verminderung der Durchblutung vitaler Organe. Die muskuläre Schwäche kann trotz kardialer Rekompensation bestehen bleiben, da sich mit chronischer Minderperfusion des Skelettmuskels Zeichen einer latenten Myopathie finden.

Neben der muskulären Schwäche ist die *Nykturie* ein weiteres frühzeitiges Symptom der verminderten arteriellen Durchblutung. Dabei ist die Häufigkeit einer Nykturie ein Indikator der während körperlicher Belastung retinierten Flüssigkeitsmenge. Die Patienten sind auch über die besondere Wirksamkeit der diuretischen Therapie bei abendlicher Medikation zu befragen. Für viele Patienten mit schwerer Herzinsuffizienz ist es besonders auffallend, daß die diuretische Therapie bei Einnahme der Tabletten vor dem zu Bett Gehen besonders wirksam ist.

Bei allen Patienten mit Herzinsuffizienz muß nach Symptomen der zerebralen Minderperfusion wie *Verwirrtheit, Schlafstörung, Unausgeschlafenheit und Alpträume* gefragt werden. Zu beachten ist dabei, daß auch eine allzu aggressive diuretische Therapie insbesondere beim älteren Patienten über eine kritische Minderung der zerebralen Perfusion zu vergleichbaren Symptomen führen kann. Deshalb ist insbesondere beim älteren Patienten mit zerebraler Verwirrtheit bei sonst fehlenden Zeichen der Hypervolämie ein Versuch der Reduktion der diuretischen Therapie unter sorgfältiger Beobachtung des Patienten sinnvoll.

Rechtsherzinsuffizienz

Stehen bei der Linksherzinsuffizienz die pulmonalen Stauungszeichen und die Zeichen der arteriellen Minderperfusion im Vordergrund der klinischen Symptomatologie, so führen bei der Rechtsherzinsuffizienz die Zeichen der *venösen Drucksteigerung*. Atemnot gehört nicht zu den Beschwerden des Patienten mit Rechtsherzinsuffizienz. Lediglich bei ausgedehnten Pleuraergüssen und Aszites wird auch der Patient mit Rechtsherzinsuffizienz wegen einer Verminderung der Vitalkapazität und Reduktion der Dehnbarkeit der Lunge über eine Atemnot klagen können. Diese schweren Formen der Rechtsherzinsuffizienz sind dann jedoch klinisch leicht nachweisbar.

Vergleichbar der Insuffizienz des linken Ventrikels läßt sich auch die Schwere der Rechtsherzinsuffizienz anamnestisch eingrenzen. Der Druckanstieg im venösen System ist zunächst nur nach längerer körperlicher Belastung als abendliche *Beinödeme* erkennbar, während am Morgen die Knöchelödeme verschwunden sind. Mit zunehmender Drucksteigerung im venösen System berichtet der Patient über ein vermehrtes *Spannungsgefühl über der Leber* und Symptome einer Maldigestion wie *Blähungen, Völlegefühl auf Aufstoßen*. Schon in dieser Phase der Rechtsherzinsuffizienz ist mit einer Resorptionsstörung oral applizierter Medikamente zu rechnen. Diese geringere Medikamentenresorption kann zu einer weiteren Verschlechterung der Rechtsherzinsuffizienz führen, bis schließlich eine allgemeine *Ödemneigung* zu beobachten ist. Appetitlosigkeit, Malabsorption und körperliche Schwäche führen zum Vollbild der *kardialen Kachexie* (Pittman u. Cohen 1964).

Anamnestische Klassifikation der Schwere der Herzinsuffizienz nach der New York Heart Association

Zur Standardisierung des Schweregrades der Herzinsuffizienz wurde die Klassifikation der New York Heart Association (NYHA) eingeführt:

Klasse I: Die dieser Klasse zugeordneten Patienten können durchschnittliche körperliche Belastungen ohne Atemnot durchführen.

Klasse II: Die dieser Klasse zugeordneten Patienten haben keine Beschwerden während körperlicher Ruhe und klagen über eine geringe Einschränkung der körperlichen Leistungsfähigkeit bei Belastung.

Klasse III: Die dieser Klasse zugeordneten Patienten haben bereits bei leichterer körperlicher Belastung Atemnot, fühlen sich aber in Ruhe weiterhin wohl. Dies entspricht einer deutlichen Einschränkung der körperlichen Leistungsfähigkeit.

Klasse IV: Die dieser Klasse zugeordneten Patienten sind bei leichtester körperlicher Belastung symptomatisch und haben häufig auch in Ruhe Beschwerden.

Klinischen Befunde bei der Herzinsuffizienz

Die klinischen Befunde bei der Herzinsuffizienz sollen im folgenden in der üblicherweise bei der körperlichen Untersuchung eingehaltenen Sequenz beschrieben (Perloff 1982; Braunwald 1988b). Vor der Diskussion dieser klinischen Befunde ist es wichtig darauf hinzuweisen, daß bei leichteren Formen der Herzinsuffizienz die klinischen Untersuchungen weit weniger ergiebig sind als eine sorgfältig erhobene Anamnese (Stevenson u. Perloff 1989). Leichtere Formen der Herzinsuffizienz können jedoch durch körperliche Belastungsuntersuchungen nachgewiesen werden.

Allgemeiner Aspekt des Patienten mit Herzinsuffizienz

Abhängig von der Schwere der peripheren Minderperfusion wird bei Patienten mit Herzinsuffizienz eine unterschiedlich starke Aktivierung des sympathischen Nervensystems beobachtet. Dieser Sympatikotonus erklärt die nahezu regelhaft bei aktuer Herzinsuffizienz zu beobachtende Tachykardie der Patienten sowie ihre vermehrte Schweißneigung und Blässe als Zeichen der peripheren Vasokonstriktion. Diese Zeichen fehlen ganz überwiegend bei der chronischen Herzinsuffizienz. Tachypnoe und Tachykardie der Patienten bei der relativ geringen Belastung des Entkleidens zur Untersuchung und die Dauer bis zur Normalisierung von Atem- und Herzfrequenz nach dieser geringen Belastung sind hilfreiche semiquantitative Kriterien zur Beurteilung der Schwere einer chronischen Herzinsuffizienz. Selbst die wörtliche Darstellung seiner Erkrankung kann dem Patienten mit schwerer Herzinsuffizienz erhebliche Mühe bereiten, während gut kompensierte Patienten ihre Anamnese mit ruhiger und kräftiger Stimme vortragen.

Beurteilung des Pulsstatus

Die klinische Untersuchung des Patienten beginnt günstigerweise mit der Palpation größerer arterieller Gefäße wie der A. femoralis oder der A. carotis communis. Pulsfrequenz und Druckanstiegsgeschwindigkeit sowie Pulsamplitude dienen der groben Einschätzung der systolischen Pumpfunktion des Herzens (Harris 1987). Die Pulsamplitude von Patienten mit schwerer Herzinsuffizienz ist klein,

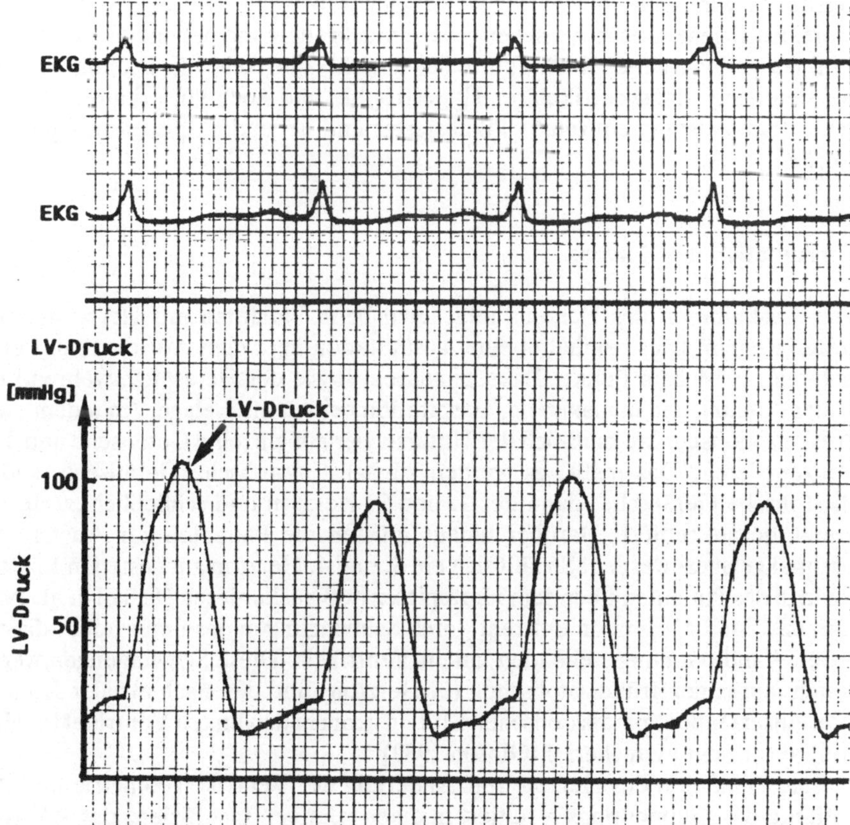

Abb. 1. Pulsus alternans (registriert als linksventrikulärer Druck) bei einem Patienten mit schwerer myokardialer Herzinsuffizienz

der Puls ist tachykard, und nicht selten findet sich eine alternierende Höhe des arteriellen Drucks als Hinweis auf eine schwere myokardiale Funktionsstörung (Abb. 1). Fehlende Fußpulse können Ausdruck einer peripheren arteriellen Druchblutungsstörung oder einer Aortenisthmusstenose sein.

Palpation des Präkordiums

Die Untersuchung des Präkordiums beginnt mit der Palpation des Aorten- und Pulmonalareals. Durch flaches Auflegen der Handfläche auf die Thoraxwand wird ein Schwirren bei Aorten- oder Pulmonalstenosen nachgewiesen oder ausgeschlossen. Diese Tastung mit der flachen Hand wird ergänzt durch eine Palpation im Jugulum und in der Klavikulagrube.

Die Vergrößerung des Herzens wird nichtinvasiv durch die Palpation des Herzspitzenstoßes beurteilt. Eine Verlagerung des Herzspitzenstoßes nach links deutet auf eine Vergrößerung des linken oder rechten Herzens hin. Eine Perkussion des Herzens erbringt keine zusätzliche Information. Bei der Palpation des Herzspitzenstoßes wird auch die Qualität der Herzbewegung beurteilt. Patienten mit Herzinsuffizienz weisen typischerweise einen breiten und hebenden Herzspitzenstoß bei verlangsamter Kontraktion des linken Ventrikels auf. Dahingegen kann bei deutlicher linksventrikulärer Hypertrophie und noch gut erhaltener systolischer Pumpleistung ein relativ lokalisierter und hebender Spitzenstoß gefunden werden.

Auskultation des Herzens

Die Auskultation des Herzens folgt auch beim Patienten mit Herzinsuffizienz festen Regeln. Dies beinhaltet eine Auskultation über dem Aortenareal, Pulmonalareal, Erbschem Punkt, Trikuspidalareal sowie der Herzspitze während normaler Atmung und in maximaler Exspiration bei Atemruhelage. An jedem dieser Auskultationspunkte muß sich der Untersucher auf einzelne Geräusche und Töne konzentrieren. Das heißt, es werden zunächst systolische Geräusche, sodann diastolische Geräusche, dann der 1. und 2. Herzton und schließlich zusätzliche Herztöne auskultiert. Darüber hinaus müssen die Patienten zur Auskultation optimal gelagert werden. So läßt sich ein 3. und 4. Herzton am besten in Linksseitenlage des Patienten über dem Herzspitzenstoß auskultieren (Ismail et al. 1987). Dieser 3. und 4. Herzton entsteht durch Schwingungen des unter hoher diastolischer Wandspannung stehenden linken Ventrikels. Diese Schwingungen werden durch langsamen frühdiastolischen (3. Herzton) und den nach atrialer Kontraktion einsetzenden spätdiastolischen Bluteinstrom in den linken Ventrikel (4. Herzton) verursacht (Vancheri u. Gibson 1989).

Eine Dilatation des Herzens mit Änderung der Ventrikelgeometrie und Aufweitung des Klappenrings resultiert in einer relativen Insuffizienz der AV-Klappen. Deshalb sind Mitral- und Trikuspidalinsuffizienz häufige Befunde bei Patienten mit Herzinsuffizienz. Zur Differenzierung von Mitral- und Trikuspidalinsuffizienz muß die Abhängigkeit der Systolika von der Atemlage beurteilt werden. Bei tiefer Inspiration wird das Systolikum der Trikuspidalinsuffizienz durch den vermehrten Blutfluß deutlicher, während das Systolikum der Mitralinsuffizienz durch ein Zurückweichen des Herzens in den Thoraxraum an Intensität abnimmt. Bei Expiration dagegen wird das Geräusch der Trikuspidalinsuffizienz leiser, während Geräusche der Mitralinsuffizienz deutlicher werden.

Die Systolika einer relativen Mitral- und Trikuspidalinsuffizienz müssen von Auskultationsbefunden anderer kongenitaler oder erworbener Vitien differenziert werden. Beim älteren Patienten mit Herzinsuffizienz ist insbesondere der Ausschluß einer dekompensierten Aortenstenose zwingend erforderlich. Leider kann das Systolikum einer dekompensierten Aortenstenose und seine Fortleitung in die Karotiden sehr leise sein. Da auch ein Schwirren über dem Aortenareal nicht mehr tastbar ist, ist die klinische Diagnose einer dekompensierten Aortenstenose schwierig. In Anbetracht der chirurgischen Therapiemöglichkeit darf diese Diagnose jedoch nicht übersehen werden.

Durch Auskultation über dem Trikuspidalareal beim sitzenden Patienten kann das Diastolikum der dekompensierten Aorteninsuffizienz trotz Tachykardie in der Regel nachgewiesen werden. Pulsus celer et altus, spontane Gefäßtöne über der A. femoralis und niedriger diastolischer Blutdruck erhärten die Verdachtsdiagnose.

Über dem Pulmonalareal findet sich insbesondere mit zunehmender pulmonaler Drucksteigerung bei Linksherzdekompensation eine Akzentuierung des Pulmonalklappenschlußtons, so daß ein lauter 2. Herzton resultiert. Dieser laute Pulmonalklappenschlußton kann jedoch auch Ausdruck einer pulmonalen Drucksteigerung anderer Genese, z.B. einer Lungenembolie, sein. Ein systolisch-diastolisches Geräusch über dem Herzen schließt keinesfalls eine Lungenembolie bei einem Patienten mit Zeichen der Herzinsuffizienz aus, sondern kann durch eine relative Pulmonal- und Trikuspidalinsuffizienz bei akuter Rechtsherzbelastung bedingt sein.

Auskultation der Lunge

Auch durch die Auskultation der Lunge können Hinweise für die Schwere der Linksherzinsuffizienz erhalten werden. Abhängig von der Höhe des pulmonalkapillären Drucks findet sich eine zunehmende basoapikale Ausdehnung feuchter Rasselgeräusche. Wichtig ist, daß Lokalisation und Ausdehnung der feuchten Rasselgeräusche nicht nur von dem pulmonalkapillären Druck, sondern auch von der von dem Patienten vor der Untersuchung innegehabten Position des Oberkörpers abhängig sind. So sind nur auf die rechte oder linke Thoraxhälfte beschränkte Rasselgeräusche kein ausreichender Grund, an einer möglicherweise zugrundeliegenden Lungenstauung zu zweifeln. Trockene Rasselgeräusche und spastisches Giemen und Brummen können zusätzlich zu den feuchten Rasselgeräuschen oder auch allein auskultierbar sein. Bei alleiniger Auskultation trockener Rasselgeräusche ist eine klinische Differenzierung von primär kardialen Erkrankungen und obstruktiven Ventilationsstörungen sehr schwierig.

Freie Pleuraergüsse, als weitere mögliche Folgen der Herzinsuffizienz, werden durch Dämpfung bei der Perkussion, Verminderung des Atemgeräusches und Bronchialatmung am Ergußoberrand (Kompressionsatmen) nachgewiesen. Die klinische Differenzierung pulmonaler Infiltration von kardialer Stauung ist insbesondere bei Pleuraerguß mit Kompressionsatmen kompliziert und kann häufig erst durch die Röntgenthoraxaufnahme endgültig geklärt werden.

Beurteilung der venösen Drucksteigerung

Vergleichbar dem Pulmonalarteriendruck kann auch die Höhe des Drucks im venösen System durch einfache klinische Untersuchung abgeschätzt werden. Dies ist einmal durch Beurteilung der lageabhängigen Füllung der Venen am Unterarm und auf dem Handrücken oder durch die lageabhängige Füllung der Jugularvenen möglich. Frühe Formen der Rechtsherzinsuffizienz lassen sich durch eine Kompression der Leber und Beurteilung der Halovenenstauung unter Kompression bei 30 oder 45° angewinkelten Oberkörper beurteilen (hepatojugulärer Reflux). Vor dieser Intervention wird die Lebergröße und die Leberkonsistenz perkutorisch und palpatorisch abgeschätzt. Bei schwerer Herzinsuffizienz findet sich eine deutlich vergrößerte Leber mit vermehrter Konsistenz.

Die Ausbildung von Ödemen an der unteren Extremität ist nicht allein vom hydrostatischen Venendruck abhängig. Trotzdem zeigen zunehmende und ansteigende Beinödeme eine vermehrte Flüssigkeitsretention an und müssen bei dem Patienten mit Herzinsuffizienz entsprechend gewichtet werden. Bei schweren Formen der Rechtsherzinsuffizienz finden sich morgendliche Beinödeme, beidseitige Pleuraergüsse und freier Aszites.

Literatur

Aguirre FV, Pearson AC, Lewen MK, McCluskey M, Labovitz AJ (1989) Usefulness of doppler echocardiography in the diagnosis of congestive heart failure. Am J Cardiol 63:1098–1102

Braunwald E (1988a) Pathophysiology of heart failure. In: Braunwald E (ed) Heart disease. Saunders, Philadelphia, pp 426–449

Braunwald E (1988b) Clinical manifestation of heart failure. In: Braunwald E (ed) Heart disease. Saunders, Philadelphia, pp 471–481

Braunwald E, Mock MB, Watson JT (1982) Congestive heart failure. Grunde & Stratton, New York

Cohn JN (1985) New concepts in the mechanism and treatment of congestive heart failure. Am J Cardiol [Suppl] 1:55

Fishman AP (ed) (1980) Pulmonary diseases and disorders. McGraw-Hill, New York, pp 44–67

Fishman AP (1985) Pulmonary circulation. In: Fishman AP, Fisher AB (eds) Circulation and nonrespiratory functions. Williams & Wilkins, Baltimore (Handbook of physiology, sect 3: The respiratory system, vol 1, pp 93–165)

Harris P (1987) Congestive heart failure: central role of the arterial blood pressure. Br Heart J 58:190–203

Hurst JW, Spann JF (1987) Etiology and clinical recognition of heart failure. In: Hurst JW (ed) The heart. McGraw-Hill, New York, p 30

Ingram RH, Braunwald E (1988) Pulmonary edema: Cardiogenic and noncardiogenic. In: Braunwald E (ed) Heart disease. Saunders, Philadelphia, pp 544–561

Ismail AA, Wing S, Ferguson J, Hutchinson TA, Magder S, Flegel KM (1987) Interobserver agreement by auscultation in the presence of a third heart sound in patients with congestive heart failure. Chest 91:870–873

Moe GW, Armstrong PW (1989) Circulating pathophysiology of cardiac failure. Curr Opinion Cardiol 4:349–354

Perloff JK (1982) Physical examination of the heart and circulation. Saunders, Philadelphia

Pittman JG, Cohen P (1964) The pathogenesis of cardiac cachexia. N Engl J Med 27:403

Rees PJ, Cöark TJH (1979) Paroxysmal noctural dyspnoea and periodic respiration. Lancet II:1315

Stevenson LW, Perloff JK (1989) The limited reliability of physical signs for estimating hemodynamics in chronic heart failure. JAMA 261:884–888

Stevenson LW, Perloff JK (1990) The dilated cardiomyopathies: clinical aspects. In: Perloff JK (ed) The cardiomyopathies. Saunders, Philadelphia

Vancheri F, Gibson D (1989) Relation of third and fourth heart sounds to blood velocity during left ventricular filling. Br Heart J 61:144–148

Werkö L (1987) Congestive heart failure. Acta Med Scand 221:3–14

Stufendiagnostik – Nichtinvasive Untersuchungsmethoden
Überblick für die Praxis

Die Herzinsuffizienz stellt aufgrund ihrer vielschichtigen Ätiologie kein einheitliches Krankheitsbild dar. Die Primärdiagnostik baut dementsprechend auf mehreren nichtinvasiven Untersuchungsverfahren auf. Aufgrund der leichten Wiederholbarkeit eignen sich die nichtinvasiven Untersuchungsverfahren darüber hinaus zur Kontrolle von Krankheitsverlauf und Therapieerfolg. Die obligatorische nichtinvasive Routinediagnostik wird im Einzelfall durch spezielle nichtinvasive sowie ggf. durch invasive Untersuchungsverfahren erweitert:

Routinediagnostik:
- Elektrokardiogramm in Ruhe,
- Thoraxröntgen in 2 Ebenen,
- Echokardiographie plus (Farb)dopplerechokardiographie.

Erweiterte Diagnostik:
- EKG unter Belastung,
- Bestimmung der maximalen O_2-Aufnahme sowie der anaeroben Schwelle,
- Langzeit-EKG.

Die routinemäßige EKG-Ableitung in Ruhe wird im Einzelfall durch ein Langzeit- und/oder Belastungs-EKG ggf. mit Bestimmung der maximalen O_2-Aufnahme $\dot{V}O_2$ sowie der anaeroben Schwelle ergänzt. Die vorzugsweise in 2 Ebenen anzufertigende Thoraxröntgenaufnahme erlaubt erst Rückschlüsse auf Form und Schweregrad der vorliegenden Herzinsuffizienz. Eine eindeutigere ätiologische Zuordnung erfolgt durch Echokardiographie unter Einschluß der (Farb)dopplerechokardiographie. Aufgrund der guten Reproduzierbarkeit eignet sich die Echokardiographie darüber hinaus als (semi)quantitative Methode zur Verlaufs- und Therapiekontrolle.

Stufendiagnostik –
Nichtinvasive Untersuchungsmethoden

M. Haass

Stellenwert des Ruhe-EKG

Das Ruhe-EKG läßt keine für das Vorliegen einer Herzinsuffizienz spezifischen Veränderung erkennen. Die Ableitung eines Ruhe-EKG ist jedoch obligatorisch, da es wichtige Hinweise bezüglich der Ätiologie der im Einzelfall vorliegenden Herzinsuffizienz bietet. Die pathophysiologischen Korrelate und assoziierte Krankheitsbilder charakteristischer EKG-Veränderungen sind in Tabelle 1 zusammengefaßt.

Tabelle 1. Ruhe-EKG bei Patienten mit Herzinsuffizienz: pathophysiologische Korrelate und assoziierte Krankheitsbilder

EKG-Veränderung	Pathophysiologische Korrelate	Assoziierte Krankheitsbilder
Kammerendteile	Koronarischämie	Koronare Herzerkrankung
Linksschenkelblock		Dilatative Kardiomyopathie, koronare Herzerkrankung
Positiver linksventrikulärer Sokolow-Lyon-Index	Linksventrikuläre Hypertrophie	Arterielle Hypertonie, Aortenstenose
AV-Blockierung		Überdigitalisierung, koronare Herzerkrankung
Absolute Arrhythmie bei Vorhofflimmern	Vorhofbelastung	Mitralvitium, dilatative Kardiomyopathie, koronare Herzerkrankung

Die Bestimmung des QRS-Vektors erlaubt Rückschlüsse auf die Lage der Herzachse. Eng hiermit verbunden sind die elektrokardiographischen Zeichen einer Rechts- bzw. Linksherzhypertrophie. Ein Linkslagetyp mit positivem Sokolow-Lyon-Index (S in V_1 + R in V_5 > 3,5 mV) deutet auf eine Linksherzhypertrophie (z.B. Aortenstenose) hin, ist aber nicht beweisend. Ein Linksschenkelblock findet sich gehäuft bei Patienten mit dilatativer Kardiomyopathie sowie mit koroarer Herzerkrankung. Kammerendteilveränderungen (z.B. ST-Streckensenkungen) deuten auf eine Koronarischämie hin, finden sich aber auch bei ausgeprägter linksventrikulärer Hypertrophie und unter Digitalismedikation. Tiefe Q-Zacken sowie ein R-Verlust in den Brustwandableitungen lassen auf einen abgelaufenen Myokardinfarkt schließen.

Auch der Herzrhythmus erlaubt ätiologische Rückschlüsse. So tritt eine absolute Arrhythmie bei Vorhofflimmern gehäuft bei Patienten mit Vergrößerung des linken Vorhofs auf, sei es in Folge einer myogenen Dilatation mit relativer Mitralinsuffizienz oder bei Mitralvitien höheren Schweregrades. Eine intermittierend auftretende Tachyarrhythmia absoluta kann akut zu einer Dekompensation eines zuvor rekompensierten Herzens führen. Ventrikuläre Rhythmusstörungen sind per se nicht pathognomisch, können jedoch z. B. als ventrikuläre Tachykardie eine kardiale Dekompensation auslösen. Schließlich sei noch auf die typischen Kammerendteilveränderungen bei Elektrolytentgleisung hingewiesen.

Stellenwert des Belastungs-EKG

Zum Ausschluß einer koronaren Herzerkrankung sowie zur Beurteilung der kardialen Leistungsfähigkeit hat sich die Ergometrie bewährt (Franciosa 1984). Darüber hinaus liegt bei Patienten mit Herzinsuffizienz häufig in Ruhe ein noch ausreichendes Herzzeitvolumen vor, während die eingeschränkte kardiale Leistungsfähigkeit erst unter Belastungsbedingungen evident wird. Vor Durchführung eines Belastungs-EKG müssen jedoch Patienten mit einer absoluten Kontraindikation, wie z. B. Aortenstenose, schwerer Herzinsuffizienz oder hochgradiger Herzrhythmusstörungen, ausgeschlossen werden. Bei ausreichender Belastung läßt sich bei Vorliegen einer koronaren Herzerkrankung in 60–80% der Fälle ein positives Belastungs-EKG (horizontale bzw. deszendierende ST-Streckensenkung > 0,1 mV) nachweisen (Bleifeld u. Nienaber 1990; Martin u. McConahay 1972). Die Spezifität der Methode liegt mit ca. 90% noch über ihrer Sensitivität (Bleifeld u. Nienaber 1990). Ein positives Belastungs-EKG ist eng mit einem pathologischen Anstieg der linksventrikulären Füllungsdrücke verknüpft (Martin u. McConahay 1972). Nach Ausschluß einer pulmonalen Grunderkrankung, einer peripheren Gefäßerkrankung oder eines orthopädischen Grundleidens läßt eine reduzierte körperliche Belastbarkeit auf eine eingeschränkte linksventrikuläre Funktion bzw. eine belastungsinduzierte Myokardischämie schließen. Dies ist dadurch zu erklären, daß es, im Gegensatz zu Gesunden, bei Patienten mit manifester Herzinsuffizienz in Abhängigkeit vom Schweregrad der Erkrankung zu einem verminderten Anstieg des Herzzeitvolumens bei inadäquat erhöhten kardialen Füllungsdrücken kommt (Bristow et al. 1966).

Die eingeschränkte körperliche Belastbarkeit bei der Herzinsuffizienz geht mit einer Verminderung der anaeroben Schwelle sowie der maximalen O_2-Aufnahme ($\dot{V}O_2 < 25$ mg/kg KG · min) einher. Die anaerobe Schwelle ist erreicht, wenn die CO_2-Abgabe proportional steiler ansteigt, als die O_2-Aufnahme. Sie liegt bei ca. 60–70% der maximalen O_2-Aufnahme und kennzeichnet den Beginn der anaeroben Laktatproduktion mit Pufferung durch Bikarbonat und konsekutiver CO_2-Produktion. Die Bestimmung von anaerober Schwelle und $\dot{V}O_2$ erlaubt bei Ausschluß einer pulmonalen Grunderkrankung eine Abschätzung des Schweregrades (Tabelle 2) und der Prognose der zugrundeliegenden Herzerkrankung (Weber et al. 1982; Willens et al. 1987). Einschränkend muß jedoch konstatiert werden, daß insbesondere bei schwerer Herzinsuffizienz aufgrund der reduzierten

Tabelle 2. Schweregradeinteilung der Herzinsuffizienz nach der maximalen O_2-Aufnahme ($\dot{V}O_2$) unter körperlicher Belastung. (Nach Weber et al. 1982)[a]

Schweregrad	Einschränkung der körperlichen Leistungsfähigkeit	$\dot{V}O_2$ [ml/kg KG · min]	Anaerobe Schwelle [ml/kg KG · min]
A	leicht	> 20	> 14
B	leicht bis mäßig	16–20	11–14
C	mäßig bis schwer	10–16	8–11
D	schwer	< 10	< 8

[a] Vergleiche hierzu auch die Stadieneinteilung der Herzinsuffizienz nach der New York Heart Association (NYHA).

körperlichen Leistungsfähigkeit die maximale O_2-Aufnahme nicht erreicht wird, so daß hier dié anaerobe Schwelle als suffizienter Marker herangezogen werden kann (Weber et al. 1987).

Daneben besteht ein enger Zusammenhang zwischen der Häufigkeit und dem Schweregrad belastungsinduzierter ventrikulärer Herzrhythmusstörungen und dem Schweregrad der im Einzelfall vorliegenden kardialen Grunderkrankung (Crawford et al. 1974). Eine prognostische Bedeutung belastungsinduzierter ventrikulärer Herzrhythmusstörungen ist jedoch nicht gesichert (Nair et al. 1983).

Stellenwert des Langzeit-EKG

Bei herzinsuffizienten Patienten mit entsprechender Anamnese (z. B. Synkope) oder mit Nachweis komplexer Herzrhythmusstörungen in Ruhe- und/oder Belastungs-EKG sollte ein 24-h-Langzeit-EKG durchgeführt werden, um die prognostische Bedeutsamkeit sowie die Indikation zur therapeutischen Intervention näher abschätzen zu können. Diesbezüglich dürfen wir auch auf das Kapitel „Therapie – Rhythmusstörungen" verweisen.

Stellenwert des Thoraxröntgens

Bezüglich der Stufendiagnostik der Herzinsuffiziens kommt dem Thoraxröntgen eine wichtige Schlüsselrolle zu. Zur adäquaten Beurteilung des aktuellen Herz-Lungen-Befundes werden Röntgenaufnahmen in 2 Ebenen, im p.-a.-Strahlengang und im links-seitlichen Strahlengang, benötigt. Wenn immer möglich sollten die Aufnahmen im Stehen erfolgen und nur, falls es der klinische Zustand des Patienten dringend erfordert, auf die mit weit weniger Aussagekraft versehene Beurteilung im Liegen zurückgegriffen werden. Letztere Aufnahmetechnik führt aufgrund des im Liegen höher stehenden Zwerchfells, des erhöhten venösen Rückstroms und des aus technischen Gründen a.-p.-Strahlengangs zu einer relativen Vergrößerung der Herzsilhouette und erlaubt keine Beurteilung im seitlichen

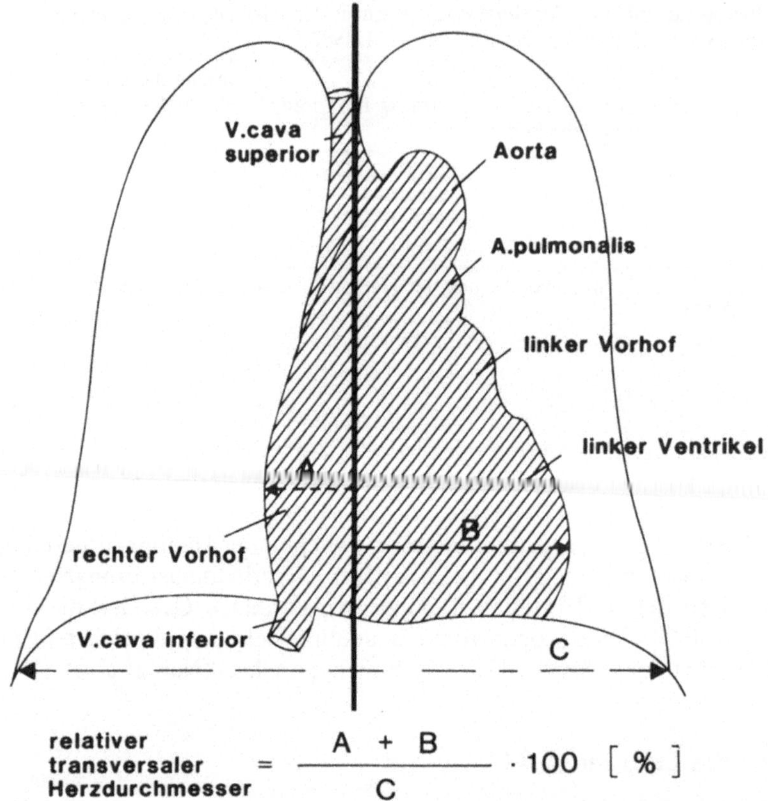

Abb. 1. Schematische Darstellung der Lage der einzelnen Herzhöhlen sowie der großen Gefäße im p.-a.-Strahlengang. Berechnung des relativen transversalen Herzdurchmesser durch Ermittlung des maximalen Thoraxdurchmessers *(C)* sowie des maximalen Herzdurchmessers nach rechts *(A)* und links *(B)* von der Mittellinie (Spinae der Wirbelsäule)

Strahlengang. Die Lage der einzelnen Herzhöhlen sowie der großen Gefäße im p.-a.-Strahlengang ist in Abb. 1 schematisch dargestellt.

Rückschlüsse auf das Vorliegen einer Rechts- oder Linksherzinsuffizienz lassen sich erst durch das gemeinsame Auftreten charakteristischer Veränderungen von Herzgröße und -kontur auf der einen Seite und von Lungengefäßzeichnung und -parenchym auf der anderen Seite ziehen, worauf im folgenden näher eingegangen wird.

Herzgröße

Die Thoraxröntgenaufnahme ermöglicht eine Beurteilung der aktuellen Herzgröße sowie von Veränderungen derselben im zeitlichen Verlauf. Eine absolute Größenbestimmung einzelner Herzhöhlen ist aufgrund des röntgenologischen

Summationsbilds mit Überlagerung der Herzhöhlen nicht möglich. Zur Quantifizierung der Herzgröße wird, wie in Abb. 1 veranschaulicht, das relative Verhältnis von maximalem Herz- zu maximalem Thoraxdurchmesser im p.-a.-Strahlengang berechnet; der transversale Herzdurchmesser beträgt nach dieser Methode bei gesunden Erwachsenen im Mittel 44% des Thoraxdurchmessers. Auch wenn diese Methode aufgrund der Abhängigkeit von einer ausreichend tiefen Inspiration (maximaler Zwerchfelltiefstand) sowie vom Herzzyklus (in Abhängigkeit von der Höhe des Schlagvolumens bis zu 2 cm Differenz zwischen systolischer und diastolischer Breite des Herzschattens im p.-a.-Strahlengang; Gammil et al. 1970) nur eine grobe Abschätzung der relativen Herzgröße erlaubt, hat sie sich im klinischen Alltag gegenüber zeitaufwendigeren Methoden zur Herzgrößen- bzw. Volumenbestimmung (z. B. durch Planimetrie) etabliert.

In der Regel wertet man ein relatives Verhältnis von Herz- zu Thoraxdurchmesser von > 60% als pathologisch (Glover et al. 1973). Während eine deutliche Verbreiterung des Herzschattens nur in wenigen Ausnahmefällen ohne manifeste Herzinsuffizienz einhergeht, schließt ein nicht vergrößertes Herz, wie z. B. bei einem akuten Myokardinfarkt, eine Herzinsuffizienz nicht aus. Darüber hinaus müssen Vergrößerungen des Herzschattens bei nicht primär myokardialer Ursache, wie z. B. Perikarderguß oder Niereninsuffizienz, differentialdiagnostisch in Erwägung gezogen werden.

Herzkontur

Die Kontur des Herzschattens sowie der großen Gefäße ergibt Aufschluß über die Vergrößerung einzelner Herzhöhlen und erlaubt somit gewisse Hinweise auf die Ätiologie der vorliegenden Herzinsuffizienz. So findet sich z. B. bei Mitralvitien höheren Schweregrades eine deutliche Vergrößerung des linken Vorhofes mit Verstreichen der Herztaille und Verdrängung des Ösophagus nach hinten im seitlichen Strahlengang. Im Gegensatz zur Mitralstenose ist die Mitralinsuffizienz zusätzlich durch eine Vergrößerung des linken Ventrikels charakterisiert. Eine sichere Abgrenzung von organischer (valvulärer) und relativer Mitralinsuffizienz infolge einer Linksherzvergrößerung mit Linksherzinsuffizienz läßt sich anhand der Herzkontur nicht treffen. Auch bei Aorten- und Pulmonalklappenfehlern finden sich charakteristische Veränderungen von Herzkontur und großen Gefäßen. Ein Herzwandaneurysma nach ausgedehntem Vorderwandinfarkt führt zu einer prominenten Vorwölbung der Herzspitze im p.-a.-Strahlengang. Eine eindeutige Zuordnung röntgenologischer Veränderungen der Herzkontur zu pathognomischen Veränderungen der Myokardfunktion sowie des Klappenapparates läßt sich häufig auf nichtinvasivem Wege erst durch eine echokardiographische Untersuchung unter Einschluß der Dopplerechokardiographie vornehmen.

Lungenstauung

Ein wichtiges Kriterium für das Vorliegen einer manifesten Linksherzinsuffizienz ist der Nachweis einer Lungenstauung. Mit Anstieg des Pulmonalvenendruckes (Normbereich: 5–13 mm Hg[1]) kommt es zunächst zu einer Erweiterung der Pulmonalvenen. Hierbei sind insbesondere die kranialen Gefäße betroffen, welche beim Herzgesunden im Stehen aufgrund der Schwerkraft weit weniger gefüllt sind als die basalen (Baumstark et al. 1984). Erreicht bzw. übersteigt der Pulmonalvenendruck den kolloidosmotischen Druck von ca. 25–30 mm Hg, kommt es zu einem Flüssigkeitsübertritt aus den Kapillaren in das Interstitium der Lunge. Das Ausmaß der Transsudation wird hierbei von der Konzentration der Plasmaproteine, der Effizienz der Lymphdrainage sowie den Eigenschaften der Alveolarmembran und des interstitiellen Bindegewebes bestimmt. Man unterscheidet ein interstitielles von einem alveolärem Lungenödem, wobei fließende Übergänge möglich sind.

Interstitielles Lungenödem

Ein exzessiver Flüssigkeitsübertritt aus den Lungenkapillaren in das perivaskuläre Bindegewebe ist von charakteristischen röntgenologischen Veränderungen begleitet: Trübung der Lunge, unscharf markierte Hilusverbreiterung, verstärkte Zeichnung der erweiterten und unscharf konturierten Lungengefäße und Verdichtung der interlobulären Septen (Abb. 2). Die Verdichtungen der nicht sichtbaren interlobulären Septen rufen die im Mittel- und Oberfeld radiär und hiluswärts verlaufenden sog. Kerley-A-Linien und die im Unterfeld horizontal verlaufenden Kerley-B-Linien hervor (Abb. 2) (Kerley 1933). Der Nachweis von Kerley-Linien ist jedoch nicht beweisend für ein interstitielles Ödem, da bei interstitiellen Lungenerkrankungen (z.B. Lungenfibrose) ähnliche Veränderungen bestehen. Der röntgenologische Nachweis eines interstitiellen Lungenödems stellt jedoch einen sensitiven Indikator einer Lungenstauung dar, wobei die röntgenologischen Veränderungen einem faßbaren Auskultationsbefund oft vorausgehen.

Alveoläres Lungenödem

Hierunter versteht man eine fleckige, insbesondere im Hilus konfluierende alveoläre Verschattung, die vom Lungenkern zur Peripherie hin abnimmt und die durch eine Schmetterlingsform charakterisiert ist (Abb. 3; Fleischner 1967). Die Verschattung ist nicht immer symmetrisch (Richmann u. Godar 1961) und kann auch durch nichtkardiale Ursachen (z.B. Urämie) verursacht werden.

---

[1] 1 mm Hg = 133 Pa.

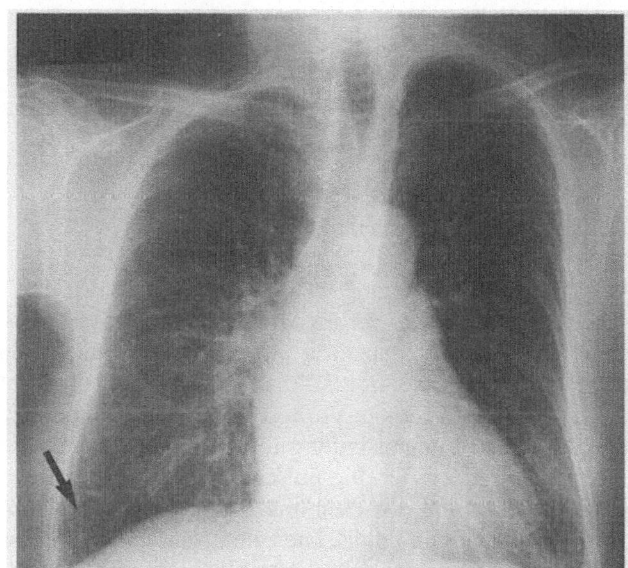

Abb. 2. Interstitielles Lungenödem mit Kerley-B-Linien *(Pfeil)* bei einem 73jährigen Patienten mit hypertensiver Herzerkrankung; Thoraxaufnahme im p.-a.-Strahlengang. (Von Herrn Dr. Baldauf, Abt. für Radiologic, Universitätsklinikum Heidelberg, freundlicherweise zur Verfügung gestellt)

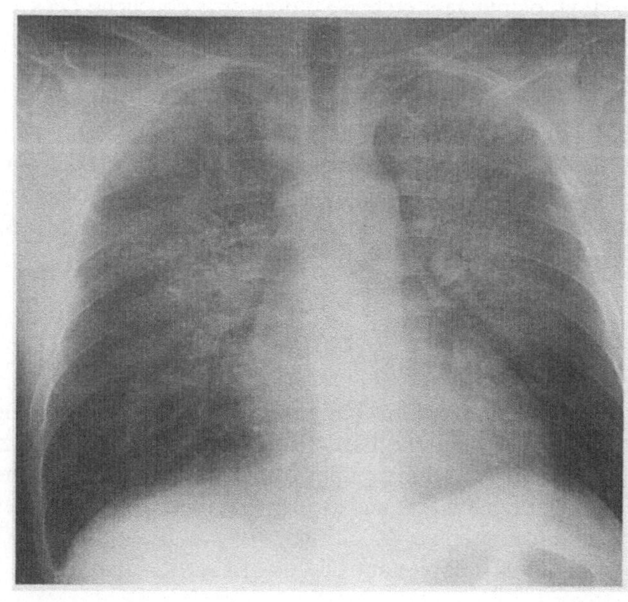

Abb. 3. Alveoläres Lungenödem (Schmetterlingsödem) bei einem 46jährigen Patienten mit florider Perimyokarditis; die Thoraxaufnahme erfolgte im a.-p.-Strahlengang im Liegen. (Von Herrn Dr. Baldauf, Abt. für Radiologie, Universitätsklinikum Heidelberg, freundlicherweise zur Verfügung gestellt)

Pleuraerguß

Häufig findet sich bei fortgeschrittener Herzinsuffizienz ein Pleuraerguß. Dieser kommt in 70% der Fälle beidseitig vor. Ein einseitiger Pleuraerguß ist überwiegend rechts lokalisiert (Weiss u. Spodick 1984).

Rechts- vs. Linksherzinsuffizienz

Wie bei der manifesten Linksherzinsuffizienz mit den erwähnten charakteristischen Zeichen einer Lungenstauung finden sich auch bei der Rechtsherzinsuffizienz differentialdiagnostisch bedeutsame Veränderungen: Bedingt durch eine meist vorliegende relative Trikuspidalinsuffizienz kommt es durch den dilatierten rechten Vorhof zu einer Verbreiterung des Herzschattens nach rechts. Zeichen einer venösen Lungenstauung fehlen bei der reinen Rechtsherzinsuffizienz. Es finden sich jedoch für eine pulmonalarterielle Hypertonie typische Veränderungen mit Dilatation der Pulmonalisgabel, distalen Kalibersprüngen und scharfer Abgrenzung der Gefäßhili. Die zuletzt genannten Veränderungen können sowohl bei chronischer pulmonalvenöser Hypertension (Linksherzinsuffizienz) als auch bei chronischer Druck- und/oder Volumenbelastung der pulmonalarteriellen Strombahn als sog. Cor pulmonale auftreten.

Schlußbetrachtung

Der Schweregrad des röntgenologischen Befundes ist in der Regel eng mit dem Ausmaß klinischer Zeichen einer Herzinsuffizienz korreliert. Im Einzelfall zeigte sich jedoch in zahlreichen Studien eine deutliche Diskrepanz zwischen dem Ausmaß der pulmonalen Stauung und dem klinischen Befund (Gadsboll et al. 1989; Kostuk et al. 1973). Auch ein direkter Rückschluß von der Thoraxröntgenaufnahme auf den pulmonalkapillären Verschlußdruck scheint nicht möglich (McHugh et al. 1972).

Letzteres soll jedoch den wichtigen Stellenwert der Thoraxröntgenaufnahme als Ergänzung und Erweiterung des klinischen Untersuchungsbefundes sowie zur nichtinvasiven Überprüfung des Therapieerfolgs und des Krankheitsverlaufs im Einzelfall nicht schmälern.

Stellenwert der Echokardiographie

In der kardiologischen Diagnostik nimmt die Echokardiographie als nichtinvasive, beliebig oft wiederholbare "Real-time-Methode" eine zentrale Stellung ein. Sie ermöglicht Aufschlüsse über Morphologie und Funktionszustand von Myokard, Herzklappenapparat und großen Gefäßen. Eine besondere Bedeutung kommt der Echokardiographie daher auch bei der ätiologischen Abklärung sowie der Verlaufs- und Therapiekontrolle einer Herzinsuffizienz zu.

Bezüglich des theoretischen Hintergrundes dieses Verfahrens sei auf weiterführende Spezialliteratur verwiesen (z. B. Feigenbaum 1986; Köhler 1985). Im klinischen Alltag unterscheidet man 2 unterschiedliche Untersuchungs- und Aufzeichnungsmethoden. Bei der sog. eindimensionalen Echokardiographie werden die Herzstrukturen entlang eines einzelnen Ultraschallstrahles kontinuierlich als Zeit-Amplituden-Registrierung aufgezeichnet. Dieses Verfahren wird auch als "M-mode"-Technik bezeichnet (Abb. 4e). Ein zweidimensionales (2D) Querschnittsbild der zu untersuchenden kardialen Strukturen läßt sich durch fächerförmige Aussendung mehrerer Ultraschallstrahlen erzielen. Mit steigender Frequenz des Schallkopfes (in der Regel 2,5–5,0 MHz) kommt es zu einer Verbesserung des Auflösungsvermögens, während die Eindringtiefe abnimmt. Die unterschiedliche Positionierung des Schallkopfes ermöglicht durch standardisierte Anlotungsebenen (z. B. links-parasternal, apikal und subkostal) eine qualitative und quantitative Betrachtung myokardialer Strukturen in verschiedenen Ebenen (Abb. 4a–d) (Übersicht bei Feigenbaum 1986 und Köhler 1985).

Herzgröße und -funktion

Die Echokardiographie erlaubt eine Quantifizierung der Größe einzelner Herzkammern. Hierbei beschränkt man sich in der Regel auf die Bestimmung der Durchmesser einzelner Herzkammern, während eine exakte Volumenangabe nicht möglich ist. Darüber hinaus lassen sich regionale Störungen der Wandbewegung (Hypo-, A- bzw. Dyskinesien) abgrenzen. Während sich bei manifester Linksherzinsuffizienz sowie in infarzierten Arealen eine global bzw. lokal verminderte Kontraktionsamplitude des linksventrikulären Myokards findet, kommt es umgekehrt bei hyperkinetischen Zuständen (wie z. B. bei einer akuten Mitralinsuffizienz) zu einer Steigerung der Kontraktionsamplitude. Neben den linksventrikulären systolischen und diastolischen Durchmessern läßt sich aus dem parasternalen Längsschnitt in der "M-mode-Technik" die Wandstärke des Septums sowie der Hinterwand quantifizieren (Abb. 4e). Zur Beurteilung der Wandstärke werden vereinbarungsgemäß die enddiastolischen Werte angegeben, wobei der Normbereich zwischen 6 und 12 mm liegt. Eine konzentrische linksventrikuläre Hypertrophie (Wandstärke größer als 12 mm) deutet auf eine linksventrikuläre Druckbelastung, wie z. B. bei Vorliegen einer manifesten arteriellen Hypertonie oder einer Aortenstenose hin. Eine ausgeprägte asymmetrische Verdickung des basalen Ventrikelseptums findet sich hingegen bei Vorliegen einer hypertrophisch-obstruktiven Kardiomyopathie. Als wichtigster Parameter der linksventrikulären Funktion wird in der Regel die prozentuale systolische Verkürzung des linksventrikulären Durchmessers (Verkürzungsfraktion, "fractional shortening") im "M-mode" aus dem parasternalen Längsschnitt angegeben (Abb. 4). Liegen keine regionalen Kontraktionsstörungen vor, so werden Werte von über 30% als normal, von unter 20% als sicher pathologisch angesehen.

Trotz On-line-Rechnerunterstützung zahlreicher Echokardiographiegeräte hat sich die Bestimmung linksventrikulärer Volumina einschließlich des Schlagvolumens aus dem apikalen Vierkammerblick (Gordon et al. 1983) im klinischen

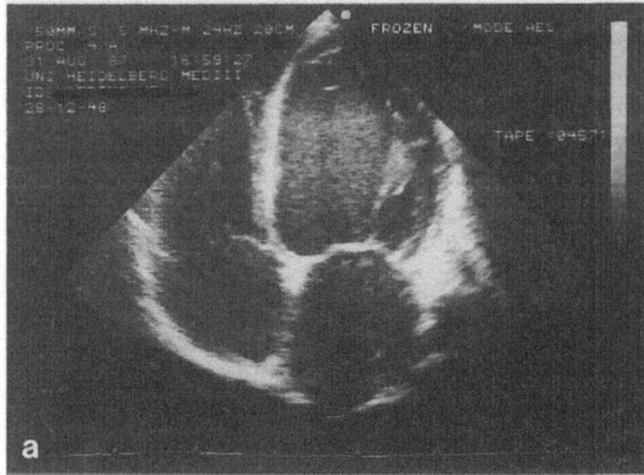

Abb. 4a

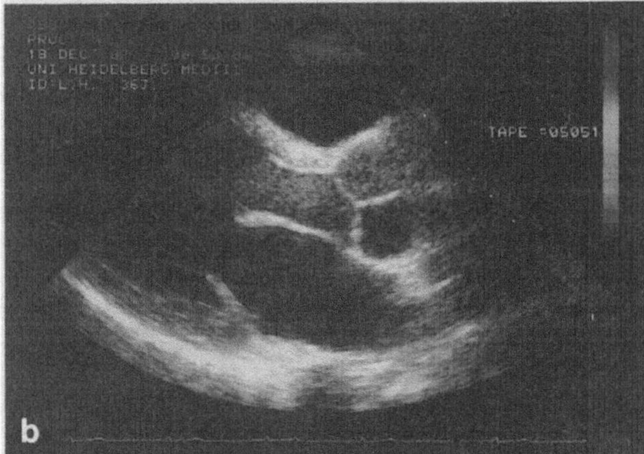

Abb. 4b

Abb. 4 a–d. Beispiele zweidimensionaler echokardiographischer Befunde bei apikaler (apikaler Vierkammerblick, **a**) und parasternaler (parasternaler Längsschnitt, **b**) Anlotung. **c), d)** schematische Darstellung der in a, b erkennbaren kardialen Strukturen.

Abb. 4 e. Originalregistrierung eines "M-mode" (eindimensionale Zeit-Amplituden-Registrierung aus dem parasternalen Längsschnitt unter Veränderung des Anlotwinkels). Aus dem "M-mode" lassen sich unter standardisierten Bedingungen u. a. die Durchmesser der linksseitigen Herzhöhlen quantifizieren. Darüber hinaus ermöglicht die Ermittlung der endsystolischen *(ESD)* sowie enddiastolischen *(EDD)* Diameter bei Ausschluß regionaler Kontraktionsstörungen die Bestimmung der relativen linksventrikulären Verkürzungsfraktion (FS: "fractional shortening") als ein Maß der linksventrikulären Funktion:

$$FS = \frac{EDD - ESD}{EDD} \cdot 100 \, [\%].$$

(*Ao* Aorta ascendens, *As* Aortensegel, *IVS* intraventrikuläres Septum, *LA* linker Vorhof, *LV* linker Ventrikel, *LVPW* linksventrikuläre Hinterwand, *Ms* Mitralsegel, *RA* rechter Vorhof, *RV* rechter Ventrikel, *Ts* Trikuspidalsegel)

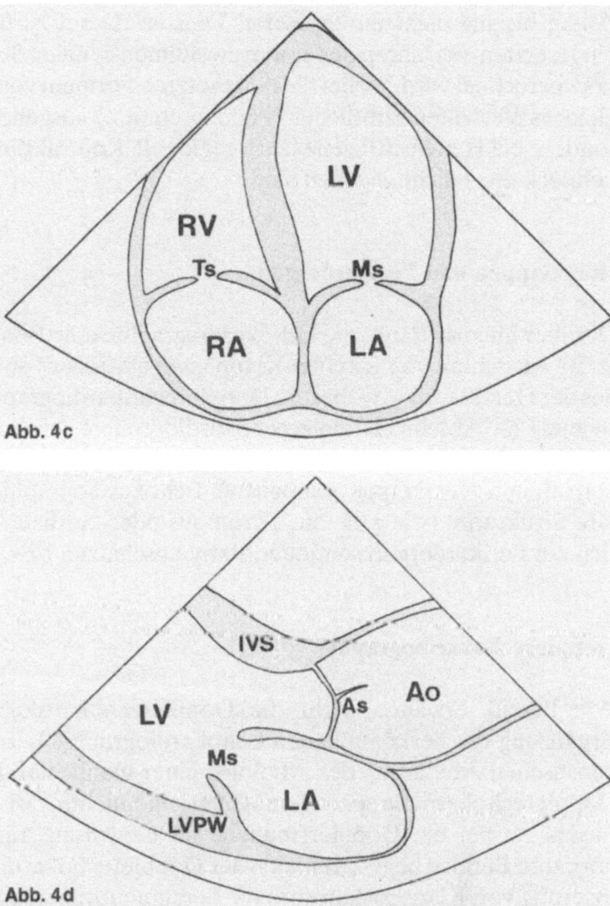

LV
RV
Ts
Ms
RA
LA
Abb. 4c
IVS
LV
As
Ao
Ms
LA
LVPW
Abb. 4d

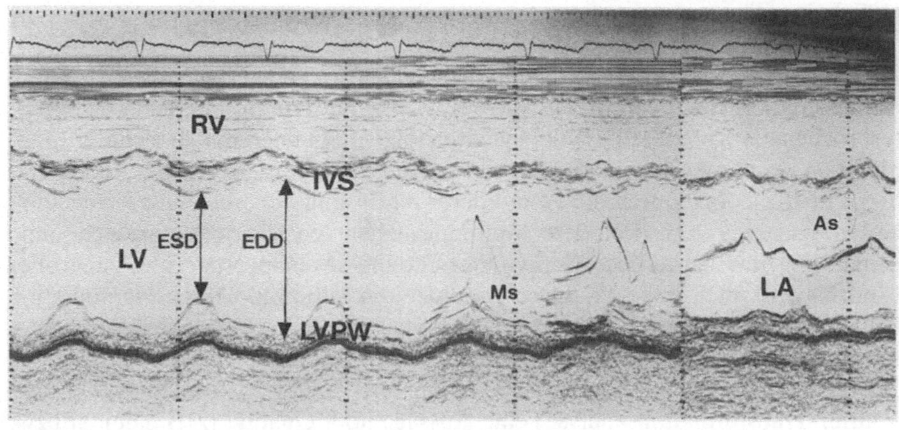

RV
IVS
As
ESD   EDD
LV
Ms
LA
LVPW
Abb. 4e

Alltag bislang nicht durchgesetzt. Dies ist darauf zurückzuführen, daß bei den eingesetzten Verfahren aus einem zweidimensionalen Sektorbild auf ein Volumen hochgerechnet wird, wobei die eingesetzten Formeln von Idealvorstellungen (z. B. gleiches Verhalten sämtlicher Wandabschnitte) ausgehen, die in der Regel insbesondere bei Herzinsuffizienz (z. B. regionale Kontraktionsstörungen, Linksschenkelblock etc.) nicht gegeben sind.

Herzklappen und Perikarderguß

Darüber hinaus erlaubt die Echokardiographie eine Beurteilung der Morphologie (z. B. Ausschluß von frischen Klappenvegetationen) sowie des Funktionszustandes der Herzklappen, wobei die Dopplerechokardiographie als ergänzende Untersuchung (s. Abschn. Dopplerechokardiographie) eine semiquantitative Beurteilung der hämodynamischen Bedeutsamkeit der Funktionseinschränkung der betroffenen Herzklappe ermöglicht. Echokardiographisch lassen sich intrakavitäre Strukturen (wie z. B. ein Thrombus oder kardiale Tumoren) darstellen und sich ein Perikarderguß semiquantitativ abschätzen bzw. ausschließen.

Dopplerechokardiographie

Wie bereits erwähnt, stellt die Dopplerechokardiographie eine bedeutsame Ergänzung der herkömmlichen Echokardiographie bezüglich der differentialdiagnostischen Abklärung der Ätiologie einer manifesten Herzinsuffizienz dar. Die Dopplerechokardiographie ermöglicht eine nichtinvasive Bestimmung des Blutflusses, wobei die Dopplerfrequenz im Gegensatz zur Ultraschallfrequenz im hörbaren Bereich liegt. Domänen der Dopplerechokardiographie sind die Quantifizierung von Klappenstenosen, die Semiquantifizierung von Klappeninsuffizienzen und der Nachweis von Shuntvitien. Nähere Einzelheiten zur Theorie und Technik dieses Untersuchungsverfahrens finden sich bei Hatle u. Angelson (1985).

Man unterscheidet prinzipiell 2 Verfahren: Das sog. gepulste ("pulsed wave") Dopplerverfahren, bei dem das Dopplersignal in Intervallen abgegeben wird, und das kontinuierliche ("continuous wave") Dopplerverfahren, bei dem eine ununterbrochene Abgabe des Dopplersignals erfolgt. Bei ersterem läßt sich der Meßpunkt im zweidimensionalen Sektorbild tiefenselektiv festlegen, seine Aussagefähigkeit wird jedoch durch die verminderte Auflösung höherer Flußgeschwindigkeiten eingeschränkt. Bei dem kontinuierlichen Verfahren lassen sich ohne genaue Bestimmbarkeit des Meßpunktes entlang des Dopplerstrahles bei großer Eindringtiefe auch hohe Flußgeschwindigkeiten auflösen. Durch Kombination beider Verfahren lassen sich sowohl Lokalisation als auch maximale Flußgeschwindigkeit des Blutflusses mit hinreichender Genauigkeit bestimmen.

Die Dopplerechokardiographie erlaubt über eine Spektralanalyse (Fast-Fourier-Transformationsanalyse) eine Aussage über Qualität (z. B. laminar bzw. turbulent) und Geschwindigkeit des Blutflusses. Da die Dopplergleichung eine

Cosinusfunktion beinhaltet, führt eine Winkelabweichung des Dopplerstrahles von der Strömungsrichtung des Blutes von über 20° zu einer bedeutsamen Unterschätzung der maximalen Blutflußgeschwindigkeit.

Klappenstenosen

Liegt eine Obstruktion des Blutflusses in Form einer Klappenstenose vor, so kommt es dort zu einer Zunahme der Blutflußgeschwindkeit. Vernachlässigt man die in der Regel sehr niedrige Flußgeschwindigkeit vor der Stenose, so läßt sich nach der modifizierten Bernoulli-Gleichung durch Bestimmung der maximalen Flußgeschwindigkeit in der Stenose (V_2) der maximale instantane Druckgradient ($\triangle p$; p_1 = Druck vor Stenose; p_2 = Druck nach Stenose) berechnen (Hatle u. Angelson 1985):

$$\triangle p = p_1 - p_2 = 4 \cdot V_2{}^2$$

In hoher Übereinstimmung mit durch Herzkatheteruntersuchung invasiv gewonnenen Daten gelingt mit Hilfe der Bernoulli-Gleichung eine Quantifizierung von Aortenstenosen (Nair et al. 1983) und Mitralstenosen (Glover et al. 1973). Einschränkend muß jedoch festgestellt werden, daß bei deutlich herabgesetzter linksventrikulärer Funktion eine Unterschätzung des Stenosegradienten über der Aortenklappe erfolgt (Panidis et al. 1986).

Klappeninsuffizienzen

Die Dopplerechokardiographie stellt eine überaus sensitive Methode zum Nachweis von Klappeninsuffizienzen dar. Eine exakte Quantifizierung des Regurgitationsvolumens ist jedoch bislang nicht hinreichend möglich.

Nicht nur bei der Evaluierung von nativen Herzklappen, sondern auch bei der Untersuchung der Funktionstüchktigkeit prothetischer Herzklappen hat sich die Dopplerechokardiographie in Verbindung mit der Farbdopplerechokardiographie bewährt (Cooper et al. 1987).

Farbdopplerechokardiographie

Die Etablierung der Farbdopplerechokardiographie führt zu einer bedeutsamen Erweiterung der herkömmlichen Echokardiographie und Dopplerechokardiographie. Sie beruht auf dem Prinzip eines Flächendopplers, wobei der untersuchte Sektor in zahlreiche einzelne Meßpunkte unterteilt ist, welche ihrerseits lokale Flußgeschwindigkeiten farbcodiert wiedergeben. Die Farbdopplerechokardiographie ermöglicht somit eine Beurteilung von Höhe, Richtung und Qualität des lokalen Blutflußes und somit Hinweise auf die Ausbreitung von Insuffizienz- und Stenosejets im zweidimensionalen Bild. Dieses Untersuchungsverfahren erlaubt nicht nur eine rasche Orientierung bezüglich evtl. vorliegender Klappenfunktionsstörungen, sondern hat sich auch bei der Lokalisationsdiagnostik von Shuntvitien bewährt (Übersicht bei Feigenbaum 1986).

In speziellen Fällen kann die herkömmliche transthorakale Farbdopplersonographische Untersuchung durch eine transösophageale Untersuchung ergänzt werden (Übersicht bei Erbel et al. 1989).

Literatur

Baumstark A, Swensson RG, Hessel SJ, Levine DC, Grossman W, Mann JT, Abrams HL (1984) Evaluating the radiographic assessment of pulmonary venous hypertension in chronic heart disease. Am J Radiol 142:877–884

Bleifeld W, Nienaber CA (1990) Was ist entbehrlich in der Diagnostik der koronaren Herzerkrankung? Dtsch Med Wochenschr 115:1201–1209

Bristow JD, Kloster FE, Farrehi C, Brodeur MTH, Lewis RP, Griswold HE (1966) The effects of supine exercise on left ventricular volume in heart disease. Am Heart J 71:319–329

Cooper DM, Stewart WJ, Schiavone WA, Lombardo HP, Lytle BW, Loop DF, Salcedo EE (1987) Evaluation of normal prosthetic valve function by Doppler echocardiography. Am Heart J 114:576–582

Crawford M, O'Rourke RA, Ramakrishna N, Henning H, Ross J (1974) Comparative effectiveness of exercise testing and continuous monitoring for detecting arrhythmias in patients with previous myocardial infarction. Circulation 50:301–305

Erbel R, Khanderia BK, Brennecke R, Meyer J, Seward JB, Tayjikak (1989) Transesophageal echocardiography. Springer, Berlin Heidelberg New York Tokyo

Feigenbaum H (1986) Echocardiography, 4th edn. Lea & Febiger, Philadelphia

Fleischner FG (1967) The butterfly pattern of acute pulmonary edema. Am J Cardiol 20:39–46

Franciosa JA (1984) Exercise testing in chronic congestive heart failure. Am J Cardiol 53:1447–1450

Gadsboll N, Hoilund-Carlsen PF, Nielssen GG et al. (1989) Symptoms and signs of heart failure in patients with myocardial infarction: reproducability and relationship to chest X-ray, radionuclide ventriculography and right heart catheterization. Eur J Cardiol 10:1017–1028

Gammil SL, Krebs C, Meyers P, Nice CM Jr, Becker HC (1970) Cardiac measurements in systole and diastole. Radiology 94:115–120

Glover L, Baxley WA, Dodge HT (1973) A quantitative evaluation of heart size measurements from chest roentgenograms. Circulation 47:1289–1296

Gonzales MA, Child JS, Krivokapich J (1987) Comparison of two-dimensional and Doppler echocardiography and intracardiac hemodynamics for quantification of mitral stenosis. Am J Cardiol 60:327–332

Gordon EP, Schnittger I, Fitzgerald PJ, Williams P, Popp RL (1983) Reproducability of left ventricular volumes by two-dimensional echocardiography. J Am Coll Cardiol 2:506–513

Hatle L, Angelson B (1985) Doppler ultrasound in cardiology: physical principals and clinical applications, 2nd edn. Lea & Febiger, Philadelphia

Kerley PJ (1933) Radiology in heart disease. Br Med J II: 594–601

Köhler E (1985) Klinische Echokardiographie, 3. Aufl. Enke, Stuttgart

Kostuk W, Barr JW, Simon AL, Ross J Jr (1973) Correlations between the chest film and hemodynamics in acute myocardial infarction. Circulation 48:624–632

Martin CM, McConahay DR (1972) Maximal treadmill exercise electrocardiography. Correlations with coronary arteriography and cardiac hemodynamics. Circulation 46:956–962

McHugh TJ, Forrester JS, Alder L, Zion D, Swan HJC (1972) Pulmonary vascular congestion in acute myocardial infarction: hemodynamic and radiologic correlations. Ann Intern Med 76:29–33

Nair C, Aronow WS, Sketch MH (1983) Diagnostic and prognostic significance of exercise-induced premature ventricular complexes in men and women: A four year follow-up. J Am Coll Cardiol 1:1201–1206

Panidis IP, Mintz GS, Ross J (1986) Value and limitations of Doppler ultrasound in the evaluation of aortic stenosis: a statistical analysis of 70 consecutive patients. Am Heart J 112:150–158

Richman SM, Godar TJ (1961) Unilateral pulmonary edema. N Engl J Med 264:1148

Weber KT, Kinasewitz GT, Janicki JS, Fishman AP (1982) Oxygen utilization and ventilation during exercise in patients with chronic cardiac failure. Circulation 69:1213–1223

Weber KT, Janicki JS, McElroy PA (1987) Determination of aerobic capacity and the severity of chronic cardiac and circulatory failure. Circulation [Suppl VI] 76:VI 40–VI 45

Weiss JM, Spodick DH (1984) Laterality of pleural effusions in chronic congestive heart failure. Am J Cardiol 53:951

Willens HJ, Blevins RD, Wrisley D, Antonishen D, Reinstein D, Rubenfire M (1987) The prognostic value of functional capacity in patients with mild to moderate heart failure. Am Heart J 114:377–382

Stufendiagnostik – Von der Verdachtsdiagnose zur Prognose
Überblick für die Praxis

Stellenwert der invasiven Diagnostik

Die Herzinsuffizienz stellt eine gesicherte Indikation zur invasiven Diagnostik durch Herzkatheter dar. Durch den Herzkatheter kann die Erkrankungsursache definiert und die Schwere der Herzinsuffizienz genauer bestimmt werden. Basierend auf diesen Daten ist eine weitere Therapieplanung möglich. Die Charakterisierung der Ruhehämodynamik erlaubt darüber hinaus eine Einschätzung der Prognose des Patienten mit Herzinsuffizienz. Die Symptome des Patienten korrelieren jedoch nur sehr locker mit der invasiv definierten Ruhehämodynamik.

Invasive Diagnostik:
- Diagnose der Erkrankungsursache,
- Definition der Ruhehämodynamik,
- Beschreibung der „Kontraktilität" des Herzens.
- → Weitere Therapieplanung. → Einschätzung der Prognose.

Stellenwert der Endomyokardbiopsie

Die Wertigkeit einer Biopsieentnahme zur Abklärung der Ursache einer myokardialen Herzinsuffizienz oder zur besseren prognostischen Einschätzung der Erkrankung ist nach wie vor umstritten. Nur bei wenigen kardialen Erkrankungen ergeben sich aus den Befunden der Biopsie unmittelbare therapeutische Konsequenzen. Mit der Weiterentwicklung molekularbiologischer Analysemethoden können jedoch u. U. aus der Biopsie bessere Einblicke in die Ätiologie und Pathogenese unklarer Myokarderkrankungen gewonnen werden.

Endomyokardbiopsie:
- Diagnose der Transplantatabstoßung, Antrazyklintoxizität und Virusmyokarditis;
- von begrenztem Wert für die Diagnostik und Abschätzung der Prognose der Grundkrankheit;
- → strenge Indikationsstellung.

Stellenwert von Belastungsuntersuchungen

Die Schwere der Herzinsuffizienz läßt sich am besten durch Belastungsuntersuchungen definieren. Zur groben Überprüfung der Belastbarkeit genügt es, die Leistung des Patienten anhand von Belastungsformen des täglichen Lebens oder durch Fahrradergometrie zu überprüfen. Eine detailliertere Beschreibung der Schwere der Herzinsuffizienz ist durch Einschwemmkatheter mit Belastung oder durch Ergospirometrie möglich. Dabei sind sowohl submaximale wie symptomlimitierte Belastungstests aussagekräftig.

Belastungsuntersuchungen:

– Definition der Schwere der Herzinsuffizienz,
– Beurteilung durch subjektive Beschreibung der Belastbarkeit, durch Fahrradergometrie, durch Einschwemmkatheter mit Belastung, durch Ergospirometrie.

→ Objektivierung der Symptome. → Einschätzung der Prognose.

Stufendiagnostik –
Von der Verdachtsdiagnose zur Prognose

H. Katus

Stellenwert der invasiven Diagnostik

Die Gründe für eine invasive Diagnostik bei Patienten mit Herzinsuffizienz können am Beispiel eines 48jährigen Patienten dargestellt werden. Dieser Patient wurde mit Zeichen einer akuten Herzinsuffizienz mit grenzwertigen Erhöhungen kardialer Enzyme (CK, LDH) und Kammerendteilabweichungen im EKG aufgenommen. Die Ventrikulographie (Abb. 1a) zeigte eine erheblich eingeschränkte linksventrikuläre Funktion. Bei der Koronarangiographie (Abb. 1b) konnte eine hochgradige Hauptstammstenose und ein Verschluß der rechten Herzkranarterie nachgewiesen werden. Die globale Funktionseinschränkung des linken Ventrikels, die grenzwertigen Enzymerhöhungen und Ischämiezeichen im EKG mußten demnach als ausgeprägte globale Ischämie des Herzens bei schwerer koronarer Herzkrankheit interpretiert werden. Dieser Patient wurde deshalb umgehend in der thoraxchirurgischen Abteilung vorgestellt.

Die unklare Herzinsuffizienz stellt demnach nicht nur zur Definition der Hämodynamik eine Indikation für die invasive Diagnostik durch Herzkatheter dar (Willerson 1985). Nur bei genauer Kenntnis der Schwere und Art der kardialen Erkrankung kann die optimale Therapie für den jeweiligen Patienten mit Herzinsuffizienz festgelegt werden. In Kenntnis aller invasiven Daten kann dann entschieden werden, ob organenthaltene Operationen möglich sind, ob der Patient einer Herztransplantation zugeführt werden muß oder ob eine Herztransplantation wegen deutlicher pulmonaler Widerstandserhöhung nicht mehr möglich ist (Kirklin et al. 1988).

Die Indikation zur invasiven Diagnostik muß bei Patienten mit inadäquat hohem operativem Risiko im Konsil mit dem Thoraxchirurgen eingeschränkt werden (Bircks et al. 1990). So kann bei älteren Patienten mit deutlicher körperlicher Hinfälligkeit, bei konsumierenden Allgemeinerkrankungen, bei respiratorischer Insuffizienz usw. auf eine invasive Diagnostik wegen fehlender therapeutischer Konsequenzen verzichtet werden. Bei Patienten mit fraglicher Operabilität kann nach Erhalt aller invasiven Daten und nach der exakten Definition der kardialen und begleitenden Krankheiten zusammen mit dem Thoraxchirurgen über das weitere Vorgehen entschieden werden.

Durch die invasive Katheteruntersuchung kann die kardiale Erkrankung exakt definiert und die Pumpfunktion des Herzens abgeschätzt werden. Bei der Analyse hämodynamischer Meßwerte von Patienten mit Symptomen der manifesten oder latenten Herzinsuffizienz sind mehrere Punkte zu bedenken. Erstens können bei Patienten mit kompensierter Herzinsuffizienz und auch bei wenigen Patienten mit

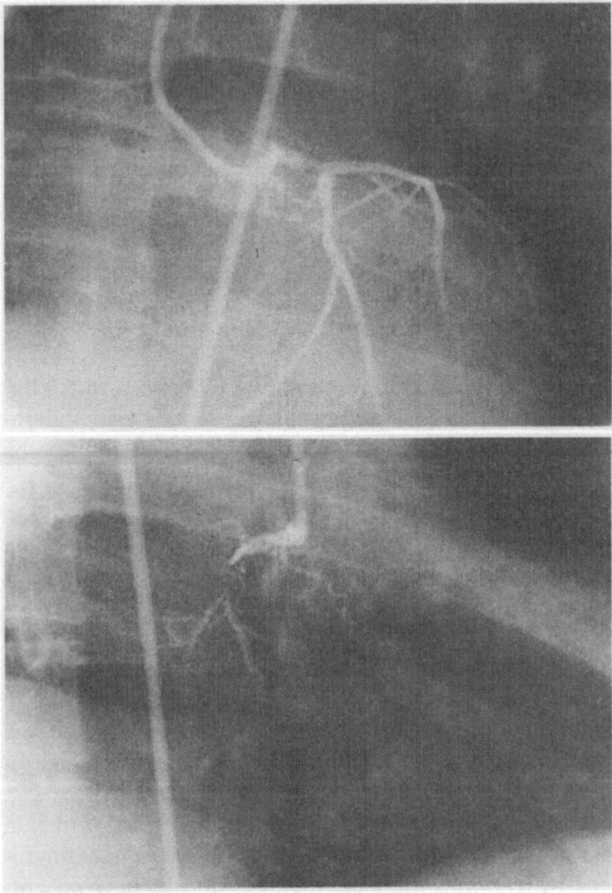

Abb. 1a

Abb. 1a, b. Enddiastolische und endsystolische Ventrikelsilhouette eines Patienten mit akuter Herzinsuffizienz und deutlich eingeschränkter linksventrikulärer Funktion. Das Koronarangiogramm **(b)** zeigt eine hochgradige Hauptstammstenose und einen Verschluß der rechten Herzkranzarterie

Symptomen der Belastungsinsuffizienz normale hämodynamische Meßwerte in Ruhe gefunden werden (vgl. hierzu Tabelle 1). Zweitens ist ein einzelner von der Norm abweichender Meßwert wenig aussagekräftig und drittens erfordert die Interpretation der hämodynamischen Daten ein grundlegendes Verständnis der Abhängigkeit der Meßwerte von den Lastbedingungen (Vor- und Nachlast) des Herzens, von der Herzfrequenz, von der Ventrikelgeometrie, von dem Myokardumbau und von der Dehnbarkeit des Perikards (Krayenbühl 1981; Ross 1981; Grossman 1986; Lee 1989).

Patienten mit schwerer Herzinsuffizienz zeichnen sich durch einen Anstieg des enddiastolischen Drucks, eine Abnahme der Auswurffraktion bei Größenzu-

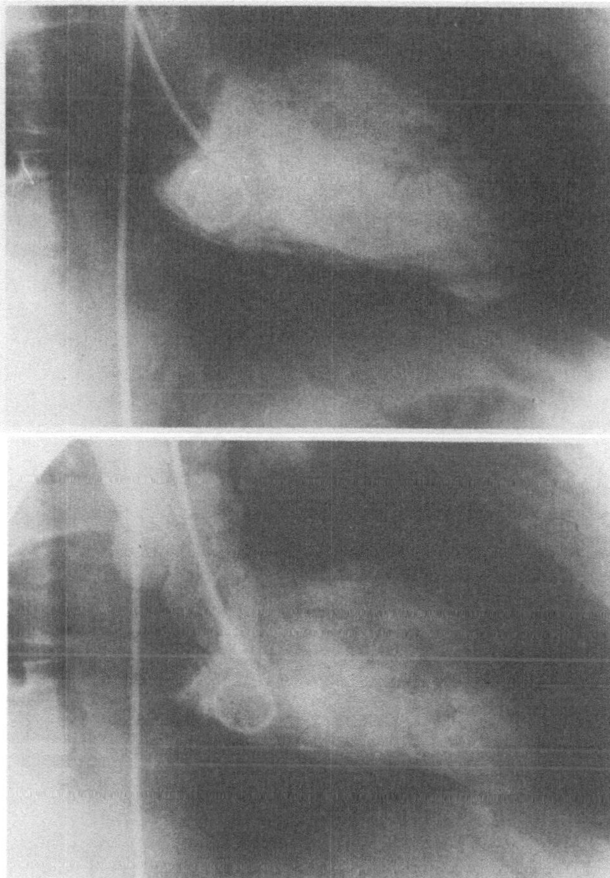

Abb. 1 b

nahme insbesondere des endsystolischen Volumens, einer peripheren Widerstandserhöhung und einer Abnahme der venösen O_2-Sättigung aus. Die periphere Widerstandserhöhung induziert insbesondere bei dilatiertem Ventrikel eine hohe Wandspannung. Gleichzeitig ist der positive Effekt der Vorlasterhöhung bei enddiastolischen Drücken über 20 mm Hg in der Regel nicht mehr steigerbar, und ein weiterer Anstieg des enddiastolischen Drucks führt zu einer Abnahme der Auswurfleistung des Herzens (Ross 1981; Burkart u. Heierli 1984; Feldmann et al. 1988; Braunwald 1988; Greenberg 1989; Shub 1989).

Die bei konventioneller Herzkatheterdiagnostik mit flüssigkeitsgefüllten Lumenkatheter enthaltenen Meßwerte wie enddiastolischer Druck und Auswurffraktion sind wenig geeignet, um die kontraktile Funktion des Herzens zu definieren. Durch die Verwendung eines Katheters mit in der Katheterspitze eingebautem elektromechanischem Druckwandler (Mikrotipkatheter: Miller et al. 1965) kann der Druck amplituden- und frequenzgetreu übertragen und simultan Druck gemessen und Kontrastmittel injiziert werden (Abb. 2). Mit diesem Kathetersy-

Tabelle 1. Normbereiche hämodynamischer Meßgrößen

Volumenparameter				
– Enddiastolischer Volumenindex	EDV I		45–110	ml/m^2
– Endystolischer Volumenindex	ESV I		10–35	ml/m^2
– Austreibungsfraktion	EF		55–70	%
– Schlagvolumenindex	SV I		40–70	ml/m^2
– Cardiac Index	C. I.		C. I.	l/min m^2
Druckparameter	Systolisch	Diastolisch	Mittel	mmHg[a]
– Aortendruck	140–10	90–60	105–70	mmHg
– linksventrikulärer Druck	140–100	3–12	–	mmHg
– linksatrialer Druck	–	–	3–11	mmHg
– pulmonalkapillärer Druck	–	–	4–11	mmHg
– pulmonalarterieller Druck	39–15	4–13	10–20	mmHg
– rechtsventrikulärer Druck	30–15	3–9	–	mmHg
– rechtsatrialer Druck	–	–	2–8	mmHg
Widerstände				
– systemisch			900–1400	dyn s/cm^5
– pulmonal			100–250	dyn s/cm^5
Kontraktilitätsparameter				
– systolisch – isovolumetrisch:				
maximale Druckanstiegs-geschwindigkeit	dp/dt$_{max}$		1000–2400	mm Hg/s
Verkürzungs-geschwindigkeit	V$_{pm}$		1.15–2.1	ml/s
kontraktilen Elemente	V$_{max}$		1.4–2.8	ml/s
– systolisch – Austreibungsfraktion:				
endsystolisches Druck-Volumen-Relation	ESPVR		3.5–6.0	mm Hg/ml
mittlere zirkumflektierende Faserverkürzung	MVCF		1.0–1.8	Circ/s
systolische Wandspannung	Sigma (δ)		1980–250	10^{3}dyn/cm^2
– diastolisch – Relaxation –				
maximale Druckabfall-geschwindigkeit	dp/dt min		1300–2800	mm Hg/s
Zeitkonstante des isovolumetrischen Druckabfalls	Tau (τ)		(25–65)	
– diastolisch – passive Füllungsphase:				
Streß-Strain-Beziehung	–	–	–	

[a] 1 mm Hg = 133 Pa.

stem können die in Tabelle 2 angeführten Kontraktilitätsindizes gemessen oder aus den Meßwerten berechnet werden (Krayenbühl 1981; Grossman 1986). Dabei sind die isovolumetrischen Parameter dp/dt$_{max}$ und V$_{pm}$ in der Regel nicht von der Nachlast abhängig, während Parameter der späten Austreibungsphase wie endsystolische Wandspannung erheblich durch Nachlaständerungen beeinflußt werden.

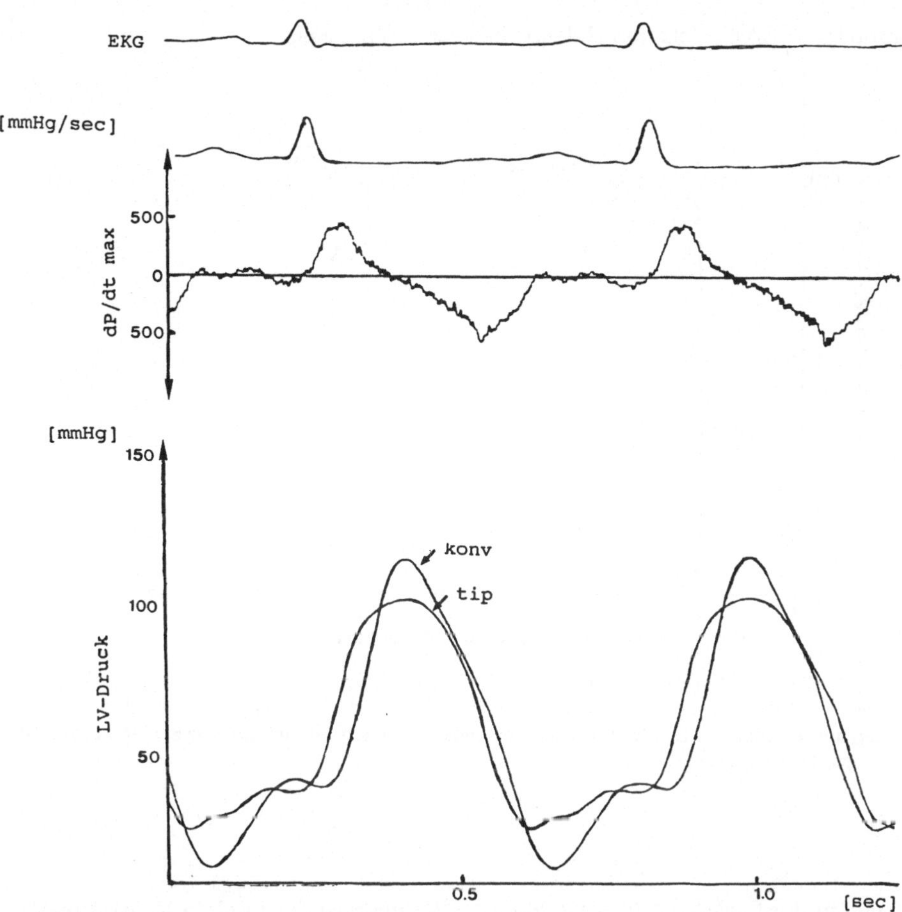

Abb. 2. Vergleich einer Druckregistrierung mit einem flüssigkeitsgefüllten Lumenkatheter und einem Mikrotipkatheter mir eingebautem elektromechanischem Druckwandler an der Katheterspitze. Durch die direkte Druckmessung im ventrikulären Cavum ist eine amplituden- und frequenzgetreue Aufzeichnung der Druckänderung möglich

Tabelle 2. Folgen vermehrter kardialer Belastung

Phase	Kardiale Befunde	Symptome
Phase 1	Myokardhypertrophie	Asymptomatisch
Phase 2	Wie Phase 1 mit Ventrikeldilatation,	Latente Herzinsuffizienz
	evtl. Anstieg der Füllungsdrücke, evtl. Anstieg der Wandspannung	Herzinsuffizienz bei schwerer Belastung
Phase 3	Wie Phase 2 mit linksventrikulärer Funktionsstörung auch in Ruhe	Herzinsuffizienz bei leichter Belastung
Phase 4	Wie Phase 3 mit irreversibler Myokardschädigung	Herzinsuffizienz auch in Ruhe

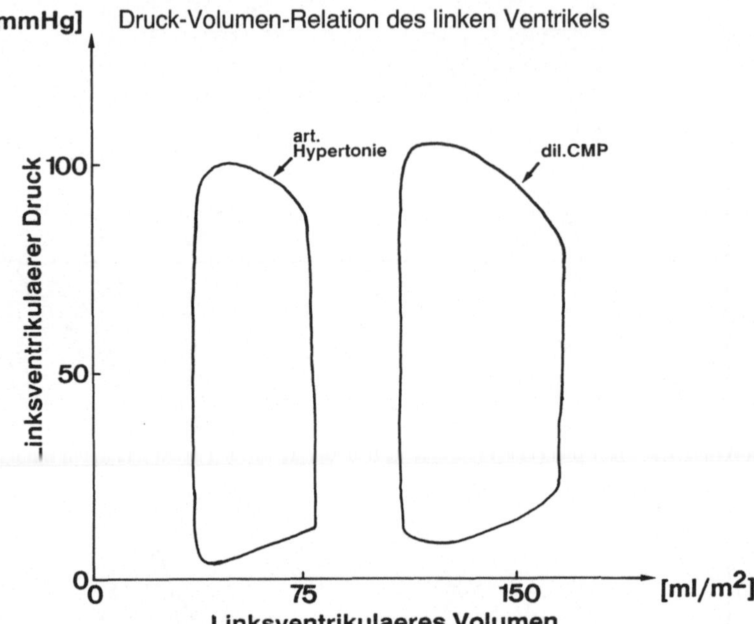

Abb. 3. Druck-Volumen-Diagramm eines Patienten mit hypertoner Herzerkrankung und eines Patienten mit dilatativer Kardiomyopathie. Beim Patienten mit dilatativer Kardiomyopathie fallen die vergrößerten enddiastolischen und endsystolischen Volumina sowie die kleinere endsystolische Druck-Volumen-Relation auf

Auch in der Diastole muß zwischen den Parametern der raschen Relexation wie dp/dt_{min} und den Parametern, die die eigentliche Diastase wie z. B. die Streß-Strain-Beziehung charakterisieren, unterschieden werden. Eine Beschreibung der „Kontraktilität" des Herzens ist auch durch die Funktionskurven der endsystolischen Druck-Volumen-Relationen (Abb. 3) bei unterschiedlichen Lastbedingungen (Nitrate, Methoxamin) möglich (Mehmel et al. 1983). Eine korrekte Messung setzt jedoch eine vegetative Blockade des Patienten mit Atropin und β-Blockern voraus.

Wie oben ausgeführt, können die hämodynamischen Meßwerte bei Patienten mit latenter Herzinsuffizienz völlig normal sein. Zur weiteren Charakterisierung der kontraktilen Funktion können deshalb dynamische Belastungen (z. B. Fahrradergometer) oder – einfacher und komplikationsärmer – isometrische Belastungen (z. B. Handgrip) während der Katheteruntersuchung durchgeführt werden. Durch Kompression eines Gummiballons mit 30 % der maximalen Kraft über 3–5 min findet sich beim Gesunden ein Anstieg von dp/dt_{max} und Herzfrequenz bei unverändertem enddiastolischem Druck und Auswurfsfraktion. Bei Patienten mit latenter Herzinsuffizienz fehlt der Anstieg von dp/dt_{max}, und die Füllungsdrücke des Herzens steigen bei gleichzeitiger Abnahme der Auswurfleistung an.

Ob die exaktere Beschreibung der kontraktilen Funktion des ventrikulären Myokards für die Einschätzung der Prognose der Patienten bedeutend ist, ist unklar. Die meisten Studien belegen, daß die Austreibungsfraktion bei Patienten mit mäßig schwerer Herzinsuffienz (NYHA II, Austreibungsfraktion > 30%) eng mit der Prognose der Patienten korreliert ist. Bei Patienten mit schwerer Herzinsuffizienz (NYHA III, IV) scheinen weitere Kriterien, wie z.B. die klinische Symptomatik, von höherer prognostischer Signifikanz als die Ruhehämodynamik zu sein (Fuster et al. 1981; Cohn 1983; Franciosa et al. 1983; Wilson et al. 1983; Unverferth et al. 1984; Likoff et al. 1987; Diaz et al. 1987; Glover 1987; Shah et al. 1987, Cohn 1988, 1989; Gradman et al. 1989). Im Gegensatz zur Prognose korreliert die Symptomatik nicht mit den Meßwerten der Ruhehämodynamik. Lediglich Patienten mit NYHA IV bilden hiervon eine Ausnahme (Franciosa 1979; Franciosa 1981 et al.; Higginbothom et al. 1983; Stevenson 1989). Da die klinischen Symptome einer leichteren Belastungsinsuffizienz vornehmlich vom inadäquaten Frequenzanstieg sowie vom Trainingszustand des Skelettmuskels und der variablen Effizienz kardiozirkulatorischer Regulationsmechanismen abhängig sind, ist die geringe Korrelation von Symptomatik und Ruhehämodynamik bei Patienten mit Herzinsuffizienz verständlich.

Stellenwert der Endomyokardbiopsie

Bei der invasiven Diagnostik kann mit einem Biotom eine Endomyokardbiopsie entnommen werden. Obwohl viele Erkrankungen des Herzens beide Ventrikel betreffen, sollte die Biopsie aus dem vorwiegend betroffenen Herzteil erhalten werden (Abb. 4). Die Indikation zur Biopsieentnahme hängt mehr vom klinischen und wissenschaftlichen Interesse des betreuenden Arztes ab als von gesicherten Daten über die Bedeutung der Endomyokardbiopsie für die Diagnosefindung, Therapieplanung und prognostischen Einschätzung der Herzinsuffizienz. Wie folgende Übersicht zeigt, stellt die Biopsieentnahme zur weiteren Abklärung einer Herzinsuffizienz nicht für alle Autoren eine gesicherte Indikation dar (Mason u. O'Connel 1989):

---

1. gesicherte Indikationen:
  Kontrolle der Transplantatabstoßung.
  Kontrolle der Anthrazyklintoxizität;

2. mögliche Indikationen:
  Diagnose und Verlaufskontrolle der Myokarditis,
  Diagnose einer sekundären Kardiomyopathie,
  Differenzierung von restriktiver und konstriktiver Herzerkrankung;

3. fragliche Indikationen:
  maligne Herzrhythmusstörungen,
  Aids,
  dilatative Kardiomyopathie.

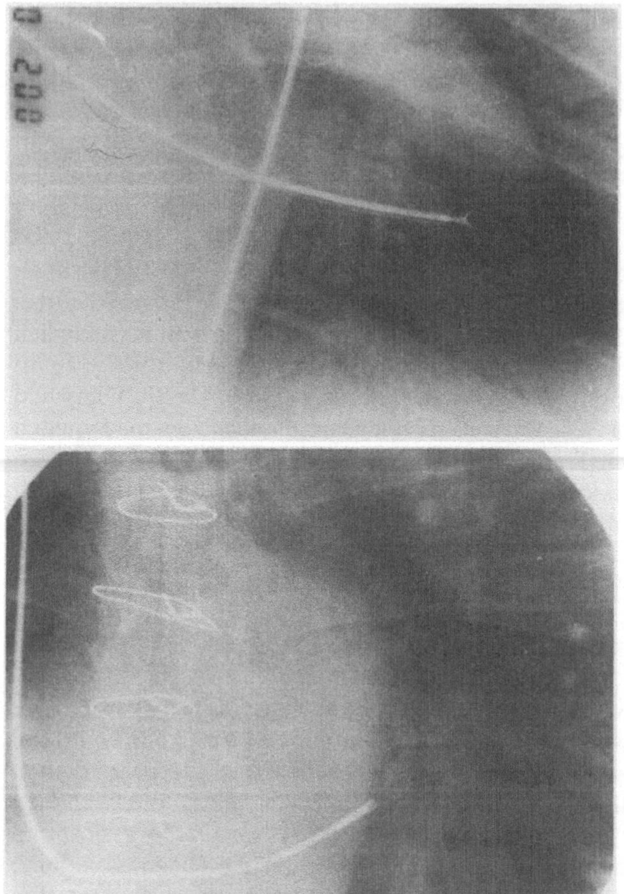

Abb. 4. Endomyokardbiopsie aus dem linken *(oben)* und rechten *(unten)* Ventrikel

Diese überaus restriktive Sicht wird im wesentlichen aus den fehlenden therapeutischen Konsequenzen einer Myokardbiopsie begründet. Lediglich bei der Diagnose einer Transplantatabstoßung, bei kardialer Sarkoidose, Riesenzellmyokarditis, Hypereosinophiliesyndrom mit Herzbeteiligung, Endomyokardfibrose und beginnender Antrazyklintoxizität lassen sich aus der Myokardbiopsie sicher therapierbare Erkrankungen erkennen. Die Indikation zur Biopsieentnahme wird allerdings von uns und anderen Autoren nach sorgfältiger Abwägung von Nutzen und Risiko für den Patienten großzügiger gestellt (Chow et al. 1988; Starling u. Unverferth 1989; Olsen 1989).

Die im Biopsat erkennbaren pathoanatomischen Veränderungen können zwar von der Ursache der Herzinsuffizienz abhängig sein, sind aber häufig unspezifisch und ermöglichen nur selten eine eindeutige ätiologische Zuordnung zu bestimmten kardialen Erkrankungen:

1. *Endokard*
   Dicke;

2. *Myozyten:*
   Zellgröße;
   Konzentration und Anordnung myofibrillärer Proteine;
   Größe, Zahl und Struktur von Mitochondrien,
       T-System, sarkoplasmatischem Retikulum,
       Ribosomen, Lysosomen;
   Zellödem, Lipidtröpfchen, Lipofuszin;
   Größe und Struktur des Zellkerns;

3. *Interstitium:*
   Zellinfiltration,
   Fibrosegehalt;

4. *biochemische Analysen:*
   Enzyme,
   myofibrilläre Proteine,
   Rezeptoren.

Die Vergleichbarkeit der Befunde wird darüber hinaus durch fehlende eindeutige diagnostische Kriterien und individuelle Interpretationen der Untersucher sowie durch die hohe lokale Variabilität der Erkrankaungsmanifestation ("sampling error") erschwert. Unter Berücksichtigung dieser Einschränkungen deutet ein normales oder vermindertes Faservolumen mit Zeichen der Hypertrophie der Zellkerne auf eine ventrikuläre Dilatation hin. Bei dilatativer Kardiomyopathie findet sich abhängig von der Schwere der Erkrankung eine deutliche interstitielle Fibrose. Myozytenhypertrophie, Myofibrillenverlust und bizarre, hypertrophierte Zellkerne. Eine Disorganisation des kontraktilen Apparates ist möglich, jedoch nicht derart typisch wie bei den hypertrophischen Kardiomyopathien. Bei der Antrazyklintoxizität findet sich eine ganz ausgeprägte interstitielle Fibrose, und trotz schwerer Herzinsuffizienz sind die Zellen nur wenig hypertrophiert, während bei der Alkoholkardiomyopathie eine deutliche Zellhypertrophie und eine Steigerung der Enzymaktivität der Hydroxybutyratdehydrogenase auffällt (Olsen 1989; Ferrans 1989).

Unklarheit herrscht auch über den prognostischen Wert einer histologischen Analyse von Endomyokardbiopsien. Während einige Arbeitsgruppen über eine positive Korrelation zwischen histologischem Befund und Mortalität berichten (Kuhn et al. 1980), konnte dies von anderen Arbeitsgruppen nicht bestätigt werden (Schwarz et al. 1984). Sicherlich ist die prognostische Wertigkeit des histologischen Befundes einer Endomyokardbiopsie nicht höher einzuschätzen als die Ruhehämodynamik. Deshalb kann auf die Entnahme von Endomyokardbiopsien zur besseren Beurteilung der Prognose bei Patienten mit chronischer Herzinsuffizienz in der Regel verzichtet werden.

Als Argument für die Biopsieentnahme wird häufig die Möglichkeit der spezifischen Diagnose einer Myokarditis angeführt. Bei Patienten mit unklarer Herzinsuffizienz schwankt die Häufigkeit von Myokarditiden in Endomyokardbiopsat je nach Befunden und verwendeten Kriterien zwischen 10 und 35% (Olsen 1989; Starling u. Unverferth 1989). Da derzeit keine gesicherte Therapie für eine akute Virusmyokarditis empfohlen werden kann, ergeben sich aus dem Biopsiebefund keine therapeutischen Konsequenzen für den erkrankten Patienten. Allerdings kann der histologischen Differenzierung von Kardiomyopathie und Myokarditis anhand der Endomyokardbiopsie eine prognostische Bedeutung zukommen, da bei der Hälfte der Patienten mit eingeschränkter linksventrikulärer Funktion wegen akuter Myokarditis mit einer Besserung der linksventrikulären Funktion innerhalb der ersten 6 Monate gerechnet werden kann (Richardson u. Why 1990). Eine Verbesserung der Pumpfunktion ist bei Patienten mit dilatativer Kardiomyopathie überaus selten zu beobachten.

Mit der Methode der In-vitro-Amplifikation von enteroviraler DNS an Glutaraldehyd fixierten Myokardbiopsien kann jetzt mit hoher Empfindlichkeit bei Patienten mit Verdacht auf Enterovirusmyokarditis die Diagnose gestellt werden (Kandolf et al. 1987; Tracy et al. 1990). Der Nachweis dieser Virus-DNS in den Kardiomyozyten oder im Interzellulärraum kann auch in der subakuten Erkrankungsphase gelingen. Zu dieser Zeit können klinische und pathoanatomische Kriterien wenig zur Sicherung der Diagnose einer Myokarditis beitragen. Durch diese neue diagnostische Methode können somit chronische Myokarditiden und idiopathische dilatative Kardiomyopathien mit höherer Sensitivität differenziert werden.

Stellenwert von Belastungsuntersuchungen

Ein charakteristisches Symptom der Herzinsuffizienz ist die verminderte körperliche Belastbarkeit der Patienten. Entsprechend sind Belastungsuntersuchungen zur Beurteilung der körperlichen Leistungsfähigkeit von Patienten mit Herzinsuffizienz besonders aussagekräftig.

Wie in Abb. 4 dargestellt, ist die Belastungsreaktion des Patienten mit Herzinsuffizienz von der Belastungsreaktion gesunder Kontrollpersonen signifikant verschieden (Doll et al. 1968; Patterson et al. 1972; Zelis et al. 1981; Fink et al. 1986; Engel 1990). Bei gesunden Kontrollpersonen steigt bei körperlicher Belastung die Herzfrequenz auf das 2,5fache des Normwerts an. Mit dieser Herzfrequenzsteigerung und einer geringen Zunahme des Schlagvolumens kann das Herzminutenvolumen auf das 6fache der Norm gesteigert werden. Durch diese Steigerung der kardialen Auswurfleistung steigt der Pulmonalarteriendruck auch bei Gesunden unter Belastung an. Dieser Druckanstieg übersteigt bei Untrainierten jedoch selten 25 mm Hg systolisch. Bei Hochleistungssportlern, die unter Belastung eine erhebliche Steigerung ihres Herzminutenvolumens erzielen können, kann der systolische Pulmonalarteriendruck bis auf 50 mm Hg ansteigen. Auch der pulmonalkapilläre Verschlußdruck steigt bei gesunden Kontrollpersonen unter Belastung auf etwa das 1,5fache an. Unter körperlicher Belastung nimmt der periphere Gefäßwiderstand leicht ab, während der pulmonalarterielle Widerstand sich nur unwesentlich ändert. Die arteriellen Blutgase bleiben unter körperlicher Belastung bemerkenswert konstant. Durch den Anstieg der O_2-Extraktion des Skelettmuskels auf das 5fache der Norm läßt sich auch beim Gesunden ein Abfall der venösen O_2-Sättigung auf 50% mit allerdings nur geringen Veränderungen im Blut-pH beobachten. Zur Kompensation der vermehrten O_2-Aufnahme im Skelettmuskel und der gesteigerten Laktat- bzw. CO_2-Produktion steigert der Gesunde seine Ventilation auf mehr als 100 l/min. Patienten mit Herzinsuffizienz unterscheiden sich in ihrer Belastungsreaktion von den zuvor beschriebenen Veränderungen in charakteristischer Weise. Sehr häufig können Patienten mit Herzsuffizienz ihre Herzfrequenz nicht vergleichbar gesunden Kontrollpersonen steigern, sondern erreichen allenfalls eine Steigerung der Herzfrequenz auf das 1,5fache. Durch die verminderte kardiale Leistungsreserve und die begrenzte Herzfrequenzsteigerung ist ein Anstieg des Herzminutenvolumens auf mehr als das 2fache der Norm eine Ausnahme. Selten wird ein Cardiac Index von mehr als 4 l/min · m^2 bei Patienten mit schwerer Herzinsuffizienz unter Belastung zu beobachten sein. Unter Belastung ist bei den Patienten mit Herzinsuffizienz eine deutlichere Senkung des peripheren Widerstands zu beobachten, während der Pulmonalarterienwiderstand sich nur gering verändert. Trotz der deutlich verminderten Steigerung des Herzminutenvolumens und des Anstiegs des pulmonalarteriellen Drucks bleibt die arterielle O_2-Konzentration auch bei Herzinsuffizienz bemerkenswert konstant.

Ein charakteristischer Befund bei der Herzinsuffizienz ist die verminderte O_2-Aufnahme des Skelettmuskels (Weber et al. 1982; Wilson et al. 1983; Sullivan et al. 1988a, b; Zelis et al. 1988; Massie et al. 1988; Sullivan et al. 1989). Diese verminderte O_2-Aufnahme des Skelettmuskels ist durch die verminderte periphere Durchblutung des Skelettmuskels infolge Reduktion der kardialen Auswurfleistung und der lokalen Vasokonstriktion sowie durch die Änderungen der Muskelfaserzusammensetzung mit ineffizienter Energieutilisation bedingt. Typischerweise wird die O_2-Aufnahme in Skelettmuskel selten auf mehr als das zweifache des Ruhewerts gesteigert. Patienten mit schwerer Herzinsuffizienz und ungünstiger Prognose zeichnen sich durch eine periphere O_2-Aufnahme von weniger als 15 ml/kg KG · min aus (Abb. 5). Der geringe Anstieg des Herzminutenvolumens und der erhöhte O_2-Bedarf des Skelettmuskels unter Belastung erklären die hohe arteriovenöse O_2-Differenz, die unter Belastung auf das Doppelte des Ruhewertes ansteigen kann, so daß venöse O_2-Sättigungen von 30% erreicht werden können. Überraschend ist, daß trotz dieser erhöhten O_2-Extraktion der pH-Wert im Blut relativ konstant bleibt. Dies ist durch die mangelnde Belastbarkeit der herzinsuffizienten Patienten bedingt, die die Belastung vor Erreichen einer Azidose beenden. Nicht selten kann bei diesen Patienten in der Erholungsphase ein pH-Abfall beobachtet werden. Typisch für die Patienten mit Herzinsuffizienz ist auch eine inadäquate Steigerung der Ventilation, die im wesentlichen durch eine gesteigerte Totraumventilation bedingt ist. Diese inproduktive Ventilation und die vermehrte Atemarbeit sowie die muskuläre Schwäche verstärken das Gefühl der Dyspnoe.

Die Belastungsuntersuchungen bei Herzinsuffizienz können abhängig von dem gewünschten Informationsgewinn mit unterschiedlichen Methoden und unterschiedlicher Genauigkeit durchgeführt werden (Engler et al. 1982; Lipkin et al. 1986; Gibbs et al. 1990). Zur klinischen Kontrolle der Patienen mit Herzinsuffi-

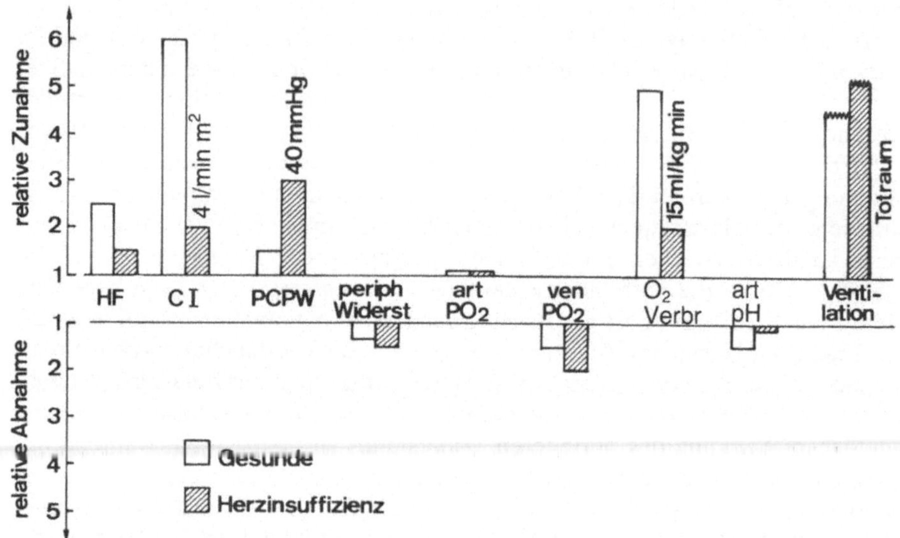

Abb. 5. Schematische Darstellung der prozentualen Änderung hämodynamischer Größen bei körperlicher Belastung. *Offene Säulen* Kontrollpersonen; *schraffierte Säulen* Patienten mit Herzinsuffizienz; *(HF Herzfrequenz; CI Cardiac Index; PCPW pulmonalkapillarer Verschlußdruck)*

zienz ist eine semiquantitative Analyse mit Belastungsformen des täglichen Lebens ausreichend. In der hausärztlichen Betreuung kann der Patient aufgefordert werden, einmal in der Woche eine bestimmte Steigung oder eine bestimmte Anzahl von Treppen zu bewältigen. Dabei wird der Patient darauf hingewiesen, daß er sich bei Abnahme seiner körperlichen Leistungsfähigkeit in der ärztlichen Praxis zu einer erneuten Kontrolluntersuchung vorstellen sollte. Die bei diesen körperlichen Belastungen des täglichen Lebens in der Pulmonalarterie gefundenen Druckanstiege sind im wesentlichen mit den Druckanstiegen bei Fahrradergometrie oder Laufbandergometrie vergleichbar (Gibbs et al. 1990). Die kontrollierte Belastung auf dem Fahrradergometer oder Laufbandergometer erbringt nur hinsichtlich der Beurteilung des Herzfrequenzanstiegs und des Blutdruckverhaltens zusätzliche Information.

Eine exaktere Einschätzung der kardialen Leistungskurve ist durch eine Belastungsuntersuchung während gleichzeitiger hämodynamischer Kontrolle durch einen Swan-Ganz-Katheter möglich. Bei dieser semi-invasiven Belastungsform kann mit einem über eine periphere Vene vorgeführten Swan-Ganz-Katheter der pulmonalarterielle Druck, der rechtsatriale Druck, das Herzminutenvolumen, die zentralvenöse O₂-Sättigung sowie zusätzliche Herzfrequenz- und Blutdruckverhalten gemessen werden. Bei Patienten mit Herzinsuffizienz findet sich eine nur ungenügende Steigerung oder sogar ein Abfall des Herzminutenvolumens unter Belastung sowie eine deutlich gesteigerte periphere O₂-Ausschöpfung mit Abnahme venöser O₂-Partialdrücke und ein deutlicher Anstieg der pulmonalarteriellen Drücke bzw. der pulmonalkapillären Verschlußdrücke (Zelis et al. 1981; Engel 1990). Ein Nachteil dieser Methode ist der nicht unerhebliche methodische und zeitliche Aufwand.

Dagegen können mit der Ergospirometrie mit vertretbarem methodischem Aufwand zuverlässige Parameter einer verminderten kardiozirkulatorischen Reserve bei Patienten mit manifesten oder latenten Herzinsuffizienz dokumentiert werden. Zur Durchführung dieser Ergospirometrie wird der Patient mit einer festsitzenden Maske über Mund und Nase versehen. Zu dieser Maske wird über 2 zuführende Schläuche Einatemluft und über ein Ventilmechanismus Ausatemluft in einen 3. abführenden Schlauch geleitet. Dabei wird die O_2- und CO_2-Konzentration im zuführenden und abführenden Schlauchsystem analysiert und die Ventilation gemessen. Arterieller Blutdruck und Herzfrequenz werden additiv erfaßt. Durch diesen Ansatz können die verminderte periphere O_2-Aufnahme und die inadäquat gesteigerte Ventilation bei Herzinsuffizienz sowie die eingeschränkte körperliche Belastbarkeit dokumentiert werden (Tabelle 3; Weber et al. 1982; Franciosa et al. 1984, Willens et al. 1987; Simonton et al. 1988).

Tabelle 3. Klassifikation der Schwere der Herzinsuffizienz nach der maximalen O_2-Aufnahme. (Nach Willen et al. 1987)

Klasse	Maximale O_2-Aufnahme
A	> 20 [ml/kg KG · min]
B	$16-20$ [ml/kg KG · min]
C	$10-16$ [ml/kg KG · min]
D	< 10 [ml/kg KG · min]

Die symptomlimitierte Belastungsuntersuchung ist von Trainingszustand des Patienten und seiner Kooperationsbereitschaft abhängig. Deshalb sind u. U. Belastungsformen bei denen nur eine submaximale Belastung erforderlich ist, besser geeignet, um die Schwere der Herzinsuffizienz zu erfassen (Lipkin et al. 1986). Dies ist mit der Spiroergometrie durch Definition der anaeroben Schwelle möglich (Wassermann u. McIlroy 1964; Simonton et al. 1988). Diese anaerobe Schwelle wird je nach Autor unterschiedlich definiert. Mit zunehmender körperlicher Belastung nimmt die O_2-Aufnahme durch den Skelettmuskel und parallel mit dieser O_2-Aufnahme die CO_2-Aufnahme zu. Möglicherweise mit Beginn der peripheren skelettmuskulären Laktatproduktion nimmt die CO_2-Produktion überproportional zur O_2-Aufnahme zu. Dieser Zeitpunkt der nicht mehr adäquaten CO_2-Abgabe kann als anaerobe Schwelle definiert werden (s. Abb. 6) und wird zu Zeitpunkten erreicht, bevor die Patienten subjektiv Belastungsdyspnoe empfinden. Vergleichbar mit der maximalen O_2-Aufnahme unter Belastung wird diese anaerobe Schwelle bei Patienten mit Herzinsuffizienz bei deutlich geringeren Belastungen als bei gesunden Kontrollpersonen erreicht. Beide, sowohl die maximale O_2-Aufnahme unter Belastung wie auch die anaeroge Schwelle, definieren die Belastbarkeit des Patienten und sind mit seiner Prognose korreliert (Benge et al. 1980; Willens et al. 1987; Engel 1990).

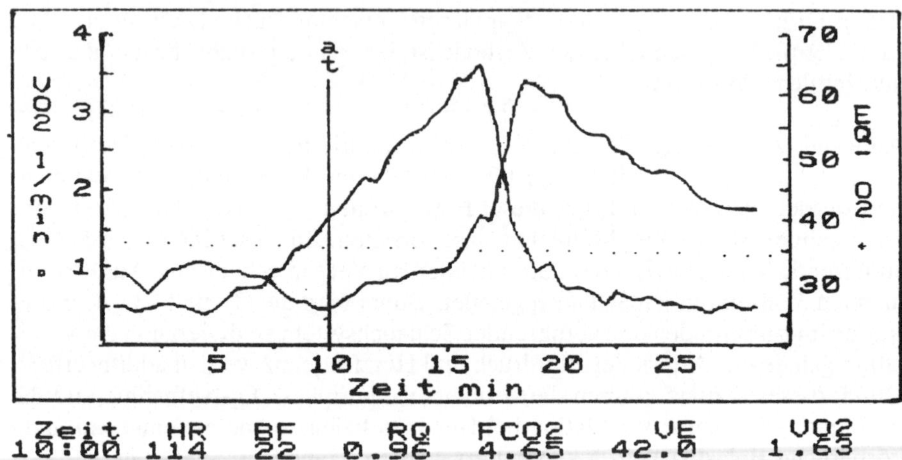

Abb. 6. Spirometrische Bestimmung der O_2-Aufnahme und CO_2-Abgabe bei körperlicher Belastung. Mit *at* ist der Zeitpunkt angegeben, an dem die anaerobe Schwelle erreicht wird

Literatur

Benge W, Lichtfield RL, Marcus ML (1980) Exercise capacity in patients with severe left ventricular dysfunction. Circulation 61:955–959

Bircks W, Rodewald G, Dalichau H, Worth H et al. (1990) Extrakardiale Risikofaktoren in der Herzchirurgie. Z Kardiol 79 [Suppl 4]:13–97

Braunwald E (1988) Assessment of cardiac function. In: Braunwald E (ed) Heart disease. Saunders, Philadelphia, pp 449–471

Burkart F, Heierli B (1984) Nomenklatur, Definition und Messung hämodynamischer Größen. In: Riecker G (Hrsg) Herzinsuffizienz. Springer, Berlin Heidelberg New York Tokyo (Handbuch der inneren Medizin, Bd 9/4, S. 134–163)

Chow LC, Dittrich HC, Shabetai R (1988) Endomyocardial biopsy in patients with unexplained congestive heart failure. Ann Intern Med 9:535–539

Cohn PF (1983) Prognosis and treatment of asymptomatic coronary heart disease. J Am Coll Cardiol 1:959

Cohn JN (1988) Current therapy of the failing heart. Circulation 78:1099–1107

Cohn JN (1989) Prognostic factors in heart failure: poverty admist a wealth of variables. J Am Coll Cardiol 14:571–572

Diaz RA, Obasohan A, Oakley CM (1987) Prediction of outcome in dilated cardiomyopathy. Br Heart J 58:393–399

Doll E, Keul J, Maiwald C (1968) Oxygen tension and acid-base equilibria in venous blood of working muscle. Am J Physiol 215:23–29

Engel PJ (1990) Effort intolerance in chronic heart failure: what are we treating? J Am Coll Cardiol 15:995–998

Engler R, Ray R, Higgins CB, McNally C, Buxton WH, Bhargava V, Shabetal R (1982) Clinical assessment and follow-up functional capacity in patients with chronic congestive cardiomyopathy. Am J Cardiol 49:1832

Feldmann MD, Alderman JD, Aroesty JM et al. (1988) Depression of systolic and diastolic myocardial reserve during atrial pacing, tachycardia in patients with dilated cardiomyopathy. J Clin Invest 82:1661–1669

Ferrans VJ (1989) Pathologic anatomy of the dilated cardiomyopathies. Am J Cardiol 64:9C–11C

Fink LI, Wilson JR, Ferraro N (1986) Exercise ventilation and pulmonary artery wedge pressure in chronic stable congestive heart failure. Am J Cardiol 57:249–253

Franciosa JA (1979) Functional capacity of patients with chronic left ventricular failure: Relationship of bicycle exercise performance to clinical and hemodynamic characterization. Am J Med 67:460–466

Franciosa JA, Park M, Levine TB (1981) Lack or correlation between exercise capacity and indexes of resting left ventricular performance in heart failure. Am J Cardiol 47:33–39

Franciosa JA, Wilen M, Ziesche S, Cohn JN (1983) Survival in men with severe chronic left ventricular failure due to either coronary heart disease or idiopathic dilated cardiomyopathy. Am J Cardiol 51:831–836

Franciosa JA, Leddy CL, Wilen M, Schwartz DE (1984) Relation between hemodynamic and ventilatory responses in determining exercise capacity in severe congestive heart failure. Am J Cardiol 53:127–134

Fuster V et al. (1981) The natural history of idiopathic dilated cardiomyopathy. Am J Cardiol 47:525

Gibbs JSR, Keegan J, Wright C, Fox KM, Poole-Wilson PA (1990) Pulmonary artery pressure changes during exercise and daily activities in chronic heart failure. J Am Coll Cardiol 15:52–61

Glover DR, Littler WA (1987) Factors influencing survival and mode of death in severe chronic ischaemic cardiac failure. Br Heart J 57:125–132

Gradman A, Deedwania P, Cody R et al. (1989) Predictors of total mortality and sudden death in mild to moderate heart failure. J Am Coll Cardiol 14:564–570

Greenberg BH (1989) Mechanical characteristics of the failing left ventricle. J Cardiol Pharmacol [Suppl 5] 14:62–68

Grossmann W (1986) Cardiac catheterization and angiography. 3rd edn. Lea & Febinger, Philadelphia

Higginbothom MB, Morris KG, Conn EH, Coleman RE, Cobb FR (1983) Determinants of variable exercise performance among patients with severe left ventricular dysfunction. Am J Cardiol 51:52–60

Kandolf R, Ameis D, Kirschner P, Canu A, Hofschneider PH (1987) In situ detection of enteroviral genomes in myocardial cells of nucleic acid hybridization: an approach to the diagnosis of viral heart disease. Proc Natl Acad Sci 84:6272–6276

Kirklin JK, Naftel DC, Kirklin JW, Blackstone EH (1988) Risk factors for death and related events after cardiac transplantation. Adv Cardiol 36:278–292

Krayenbühl HP (1981) Beurteilung der Ventrikel- und Myokardfunktion. In: Krayenbühl HP, Kübler W (Hrsg) Kardiologie in Klinik und Praxis. Thieme, Stuttgart New York, S. 25

Kuhn H et al. (1980) Diagnostic aspects of endomyocardial catheter biopsy: clinical and morphological conditions. In: Bolde HD (ed) Myocardial biopsy. Springer, Berlin Heidelberg New York, pp 22–34

Lee WYW (1989) Evaluation of left ventricular diastolic function. Circulation 79:1393–1397

Likoff MJ, Chandler SL, Kay HR (1987) Clinical determinants of mortality in chronic congestive heart failure secondary to idiopathic dilated or to ischemic cardiomyopathy. Am J Cardiol 59:634–638

Lipkin DP, Canepa-Anson R, Stephens MR, Poole-Wilson PA (1986a) Factors determining symptoms in heart failure: comparison of fast and slow exercise tests. Br Heart J 55:439–45

Lipkin DP, Scriven AJ, Crake T, Poole-Wilson PA (1986b) Six minute walking test for assessing exercise capacity in chronic heart failure. Br Med J 292:653–655

Mason JW, O'Connel JB (1989) Clinical merit of endomyocardial biopsy. Circulation 79:971–979

Massie BM, Conway M, Rajagopalan B et al. (1988) Skeletal muscle metabolism during exercise under ischemic conditions in congestive heart failure. Circulation 78:320–326

Mehmel HC, Olshausen K von, Schuler G, Katus HA, Kübler W (1983) Enddiastolische Druck-Volumen-Beziehung als Maß der linksventrikulären Funktion bei Druck- und Volumenbelastung, In: Keul J, Dickhuth HH (Hrsg) Herzinsuffizienz. Perimed, Erlangen, S 130–135

Miller GAH, Kriklin JW, Swan HCH (1965) Myocardial function and left ventricular volumes in acquired valvular insufficiency. Circulation 31:374–384

Olsen EGJ (1989) Pathology of nonhypertrophic cardiomyopathies. Prog Cardiol 2/1:23–32

O'Quinn R, Marini JJ (1983) Pulmonary artery occlusion pressure: Clinical physiology, measurement and interpretation. Am Rev Respir Dis 128:319–326

Patterson JA, Naughton J, Pietras FJ, Gunnar RM (1972) Treadmill assessment of the functional capacity of patients with cardiac disease. Am J Cardiol 30:757

Richardson PJ, Why HFJ (1990) Dilated cardiomyopathy. Curr Opinion Cardiol 5:306–309

Ross J (1981) Funktion des Herzens bei akuter und chronischer Belastung. In: Krayenbühl HP, Kübler W (Hrsg) Kardiologie in Klinik und Praxis. Thieme, Stuttgart New York, S. 330

Schwarz F, Mall G, Zebe H, Schmitzer E, Menthey J, Scheurlen H, Kübler W (1984) Determinants of survival in patients with congestive cardiomyopathy: quantitative morphologic findings and left ventricular hemodynamics. Circulation 70:923–928

Shah PM, Archibald D, Lopez B, Cohn JN (1987) Prognostic value of echocardiographic parameters in congestive heart failure: the VHEFT study. J Am Coll Cardiol 9:202 A

Shub C (1989) Heart failure and abnormal ventricular function. Pathophysiology and clinical correlation, part 1. Chest 96:636–640

Simonton CA, Higginbotham MB, Cobb FR (1988) The ventilatory threshold: quantitative analysis of reproducibility and relation to arterial lactate concentration in normal subjects and in patients with chronic congestive heart failiure. Am J Cardiol 62:100–107

Starling RC, Unverferth DV (1989) Value of endomyocardial biopsy: indications and applications. Prog Cardiol 2/1:33–42

Stevenson LW (1989) Dilated cardiomyopathy: priciples and prognosis. Prog Cardiol 2/1:51–70

Sullivan MJ, Higginbotham MB, Cobb FR (1988 a) Increased exercise ventilation in patients with chronic heart failure: intact ventilatory control despite hemodynamic and pulmonary abnormalities. Circulation 77:52–559

Sullivan MJ, Higginbothom MB, Frederick R, Cobb FR (1988 b) Exercise training in patients with severe left ventricular dysfunction. Hemodynamic and metabolic effects. Circulation 78:506–515

Sullivan MJ, Knight JD, Higginbotham MG, Cobb FR (1989) Relation between central and peripheral hemodynamics during exercise in patients with chronic heart failure. Circulation 80:769–781

Szlachcic J, Massie BM, Kramer BL, Topic N, Tubau J (1985) Correlates and prognostic implication of exercise capacity in chronic congestive heart failure. Am J Cardiol 55:1037–1042

Tracy S, Wiegand V, MyNanus B, Gaunnt C, Pallanch M, Beck M (1990) Molecular approaches to enteroviral diagnosis in idiopathic cardiomyopathy and myocarditis. J Am Coll Cardiol 15:1688–1694

Unverferth DV, Magorien RD, Moeschberger ML, Baker PB, Fetters JK, Leier CV (1984) Factors influencing the one-year mortality of dilatled cardiomyopathy. Am J Cardiol 54:147–152

Wassermann K, McIlroy MB (1964) Detecting the threshold of anaerobic metabolism in cardiac patients during exercise. Am J Cardiol 14:292–300

Weber KT, Kinasewitz GT, Janicke JS, Fishman AP (1982) Oxygen utilization and ventilation during exercise in patients with chronic cardiac failure. Circulation 65:1213–1223

Willens HJ, Blevins RD, Wrisley D, Antonishen D, Reinstein D, Rubenfire M (1987) The prognostic value of functional capacity in patients with mild to moderate heart failure. Am Heart J 114:377–382

Willerson J (1985) Selection of coronary arteriography. Circulation (1985) [Suppl V] 72:3–10

Wilson JR, Ferraro N (1983) Exercise intolerance in patients with chronic left heart failure: Relation to oxygen transport and ventilatory abnormalities. Am J Cardiol 51:1358–1363

Wilson JR et al. (1983) Prognosis in severe heart failure: relation to hemodynamic measurements and ventricular ectopic acitivity. J Am Coll Cardiol :403

Zelis R, Flaim SF, Liedtke AJ, Nellis SH (1981) Cardiocirculatory dynamics in the normal and failing heart. Ann Rev Physiol 43:455–476

Zelis R, Sinoway L, Musch TI (1988) Why do patients with congestive heart failure stop exercising? J Am Coll Cardiol 12:359–361

4. Pathophysiologie

Pathophysiologie – Einleitung

R. Dietz

Ebenen der Anpassung

Unabhängig von der eigentlichen Ursache der Herzinsuffizienz ist dieser klinische
Zustand durch eine Reihe von Anpassungsvorgängen charakterisiert. Diese sog.
„Kompensationsmechanismen" werden auf der Ebene der Genexpression, der
Ebene der Organstruktur und der Ebene der neurohumoralen Aktivität beob-
achtet.

Die Veränderungen der Genexpression bei der Herzinsuffizienz beinhalten
z.B. Änderungen im Synthesemuster kardialer kontraktiler Proteine, kardialer
Stützproteine und kardialer Hormone. Die Veränderung der Struktur des Organs
Herz bei der Herzinsuffizienz besteht in erster Linie in einer Größenzunahme mit
Inanspruchnahme des Frank-Starling-Mechanismus. Die Veränderungen auf der
Ebene der neurohumoralen Aktivität sind gekennzeichnet durch eine Stimulation
vasopressorischer und volumenrenretinierender Systeme, aber auch von Syste-
men mit natriurctischen und vasodilatierenden Eigenschaften.

Anpassung gleich Kompensation?

Bei der Entdeckung dieser Anpassungsvorgänge bei Herzinsuffizienz wurde
davon ausgegangen, daß jede dieser Veränderungen eine sinnvolle Maßnahme der
Natur sei – mit dem Ziel einer besseren kurzfristigen Adaption an diesen Zustand,
aber auch einer besseren langfristigen Lebenserwartung.

Diese Sichtweise hat für lange Zeit neue Ansätze für die Behandlung der
Herzinsuffizienz unmöglich gemacht. Erst mit der kritischen Überprüfung der
Zweckmäßigkeit der Anpassungsvorgänge kamen Zweifel an der sinnvollen Kompensation auf. Grundlage des Zweifels ist die Frage: „Kann es für das Überleben
der Art Mensch ein angestrebtes Ziel sein, möglichst viele Individuen mit Herzinsuffizienz durch optimierte Anpassungsvorgänge am Leben zu erhalten?" Da eine
solche „Maladaption" im Widerspruch zu der Entwicklung und Erhaltung der
Arten steht, war die Frage aufgetreten, warum Herzinsuffizienz ein doch so häufig
beobachtetes Krankheitsbild ist. Die reproduktive Phase des Menschen war über
lange Zeiträume der Entwicklung auf das 2. und 3. Lebensjahrzehnt begrenzt. Es
gab nicht sehr viele ältere Menschen und unter diesen nicht viele, die sich noch
fortpflanzten. Damit war für die Entwicklung der Art Mensch nie ein Selektions-
druck entstanden, der das Auftreten von Herzinsuffizienz verhindert hätte –
analog z.B. auch gültig für die arterielle Hypertonie oder den Altersdiabetes.

Diese sog. Zivilisationskrankheiten sind Alterskrankheiten und haben dementsprechend nie dazu geführt, daß die Fortpflanzung dieser genetisch belasteten Individuen reduziert worden wäre.

Ziele der Anpassung

Wenn also die Lebensverlängerung ganz offensichtlich nicht Ziel der Anpassungsvorgänge ist, wozu dienen sie dann? Sowenig wie es ein Primat der „Lebenserwartung" gibt, ist auch ein Primat „Lebensqualität" für die Steuerung der Anpassungsvorgänge nicht zu erkennen. Sonst wäre nicht verständlich, warum mit Inkrafttreten der Anpassungsmechanismen solange Salz und Wasser retiniert wird, bis es zu Aszites, Beinödemen und sogar zum Lungenödem kommt. Das Primat für die Regulation der Anpassungsmechanismen besteht in erster Linie in einer Konstanterhaltung des Blutdrucks und des Blutvolumens. Werden über Barorezeptoren Signale aus der Zirkulation empfangen, die entweder ein kritisches Abfallen des Blutdrucks oder des Blutvolumens bedeuten können, werden Mechanismen aktiviert, welche die Regelgrößen konstant halten sollen („Gegenregulationsmechanismen").

Anpassungsmechanismen: nicht sinnvoll oder sogar schädlich?

Für jede der genannten Ebenen der Anpassung gibt es Beispiele, die einen Circulus vitiosus der Gegenregulation erkennen lassen. Dazu gehören:
1. Größenzunahme des Herzens,
2. Aktivierung vasopressorischer Systeme im allgemeinen,
3. Aktivierung von Sympathikus und Renin-Angiotensin-System im speziellen,
4. Änderungen der Myokardtextur.

Größenzunahme des Herzens

Mit der Größenzunahme des Herzens wird zunächst ein sinnvolles Ziel erreicht: eine Zunahme der Sarkomerenlänge und damit ein höheres Maß an Vordehnung, das in einer größeren Auswurfleistung resultiert (s. Abb. 1).

Der Preis für diese Anpassung liegt in einer Zunahme der Wandspannung. Um eine progressive Dilatation des Ventrikels zu verhindern, wird mit steigender Wandspannung auch der Stimulus für das Dickenwachstum des Ventrikelmyokards größer. Das Ausmaß der Gefäßneubildung ist im Verhältnis zum Dickenwachstum des Myokards reduziert. Zusammen mit dem erhöhten enddiastolischen Druck und eines damit erhöhten extravaskulären Koronarwiderstandes bedeutet diese Anpassung eine verminderte Koronardurchblutung. Dies betrifft in erster Linie die subendokardialen Schichten und bewirkt zusammen mit einer Stimulation des Fibroblastenwachstums eine Ausdehnung von Bindegewebe und Narben auf Kosten der Arbeitsmuskulatur. Damit schließt sich der Circulus vitio-

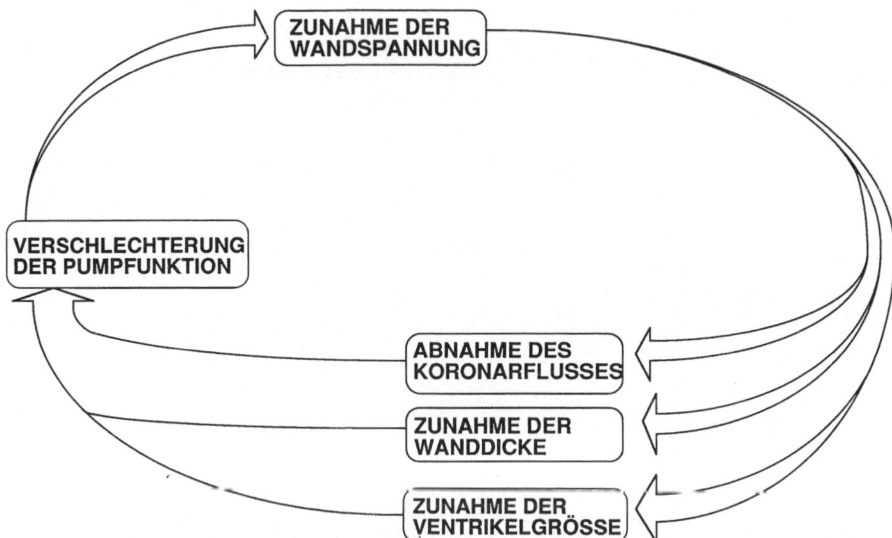

Abb. 1. Circulus vitiosus bei Herzinsuffizienz durch Zunahme der Wandspannung. Eine erhöhte Wandspannung führt zur Abnahme der diastolischen Koronarperfusion, zu einer Zunahme der Wanddicke und zu einer progressiven Dilatation des Ventrikels. Diese reaktiven Veränderungen tragen ihrerseits zu einer weiteren Verschlechterung der Pumpfunktion bei

sus; als Antwort auf die Abnahme der Pumpkraft des Ventrikels nimmt die Wandspannung erneut zu, um die erlittenen Verluste zu kompensieren

Aktivierung vasopressorischer Systeme

Das Signal für die Aktivierung vasopressorischer Systeme kommt von Barorezeptoren aus dem arteriellen Bereich. Mit nachlassender Pumpleistung erhalten sie die Information eines drohenden Volumenmangels und Druckabfalls.

Als sinnvolle Kompensation für kurzfristige Regelvorgänge bewirken die stimulierten vasopressorischen Systeme eine Konstanterhaltung des Druckes über eine Engstellung der Widerstandsgefäße. Der Preis für diese Anpassung liegt in einer Zunahme des Auswurfwiderstandes für den ohnehin geschwächten linken Ventrikel. Während bei einem nichterkrankten Herz mit guter Pumpfunktion diese Nachlasterhöhung nicht zu einem Abfall des Herzzeitvolumens führt, bewirkt bei Vorschädigung des Herzens dieselbe Nachlasterhöhung eine weitere Verminderung der Auswurfleistung (s. Abb. 2).

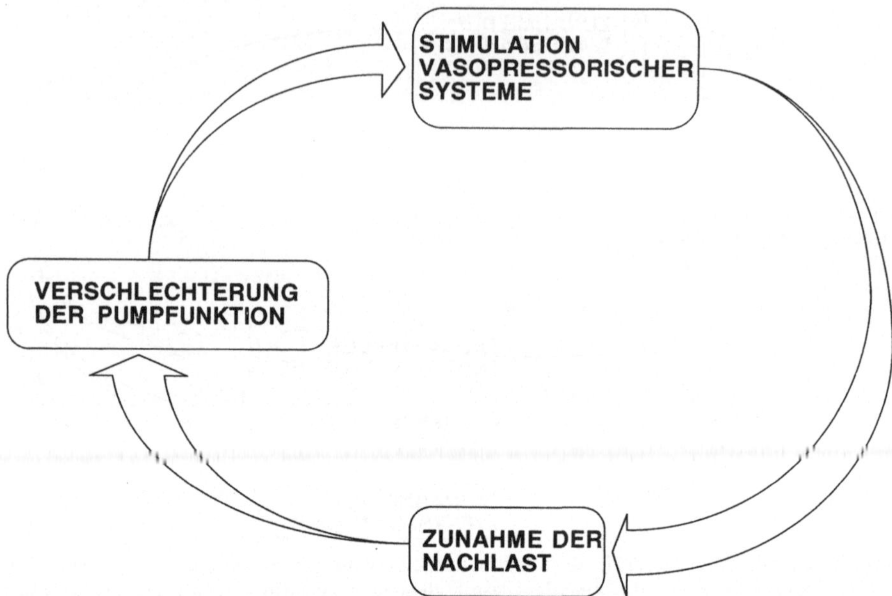

Abb. 2. Circulus vitiosus bei Herzinsuffizienz durch Stimulation vasopressorischer Systeme. Mit Verschlechterung der Pumpfunktion werden in zunehmendem Maße vasopressorische Systeme aktiviert. Dadurch kommt es zur Erhöhung des peripheren Widerstands (und damit auch der Nachlast) für den funktionsgestörten Ventrikel, der dadurch noch weniger Volumen auswerfen kann

Stimulation des Sympathikus und des Renin-Angiotensin-Aldosteron-Systems (RAAS)

Auf diese beiden vasopressorischen Systeme wird in den folgenden Kapiteln näher eingegangen. Es soll an dieser Stelle nur erwähnt werden, daß die möglichen unerwünschten Wirkungen dieser stimulierten Systeme bei der Herzinsuffizienz nicht nur auf die Nachlasterhöhung begrenzt sind. So wird einer Stimulation des sympathischen Systems bei eingeschränkter Pumpfunktion auch ein bedeutsamer proarrhythmischer Effekt zugeschrieben. Langfristig stellen hohe Konzentrationen von Angiotensin II und Noradrenalin auch humorale Wachstumsfaktoren dar, die zum Umbau der Myokardtextur führen (s. Abb. 3).

Änderung der Myokardtextur

Gemeint ist hier eine Entdifferenzierung der Myokardtextur. Angiotensin II stellt einen wichtigen Wachstumsfaktor für die Proliferation des interstitiellen Bindegewebes dar. Noradrenalin stimuliert am Herzen nicht nur β-adrenerge Rezeptoren;

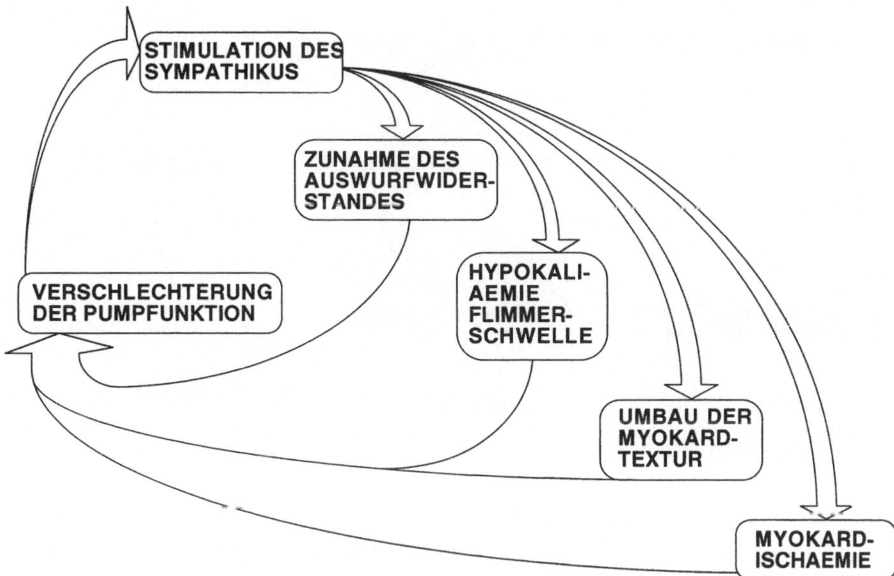

Abb. 3. Circulus vitiosus bei Herzinsuffizienz durch Stimulation des Sympathikus. Die unerwünschten Wirkungen eines stimulierten sympathischen Systems bei der Herzinsuffizienz sind
– Zunahme des Auswurfwiderstands,
– Hypokaliämie und Abnahme der Flimmerschwelle,
– Umbau der Myokardtextur,
– Provokation neuer ischämischer Ereignisse
– Zunahme der Nachlast

der α_1-adrenerge Rezeptor stellt einen kardialen Wachstumsrezeptor dar, der bei fortgesetzter Stimulation durch hohe lokale Noradrenalinkonzentration zu einer Expression von Myosinisoenzymen mit langsamerem Kontraktionsverhalten führt. Beide Veränderungen – Zunahme des Bindegewebes und Synthese von kardialen kontraktilen Proteinen mit langsamerem Kontraktionsverhalten – sind mitverantwortlich für ein weiteres Nachlassen der Pumpleistung (Abb. 4 und 5).

Ansätze für die Behandlung

Aus dem Verständnis der Pathophysiologie erwachsen Ansätze für neue Behandlungsstrategien. Wir verhalten uns heute so, daß wir die ursprünglich als sinnvoll angesehenen „Kompensationsmechanismen" weitgehend in ihren Auswirkungen blockieren.

Einer Salz- und Wasserretention begegnen wir mit Gaben von Diuretika.

Einer peripheren Vasokonstriktion setzen wir vasodilatierend wirkende Substanzen entgegen.

Eine Aktivierung des RAAS blockieren wir durch ACE-Hemmer.

Die Auswirkungen einer sympathischen Stimulation versuchen wir durch β-Blocker abzuschwächen.

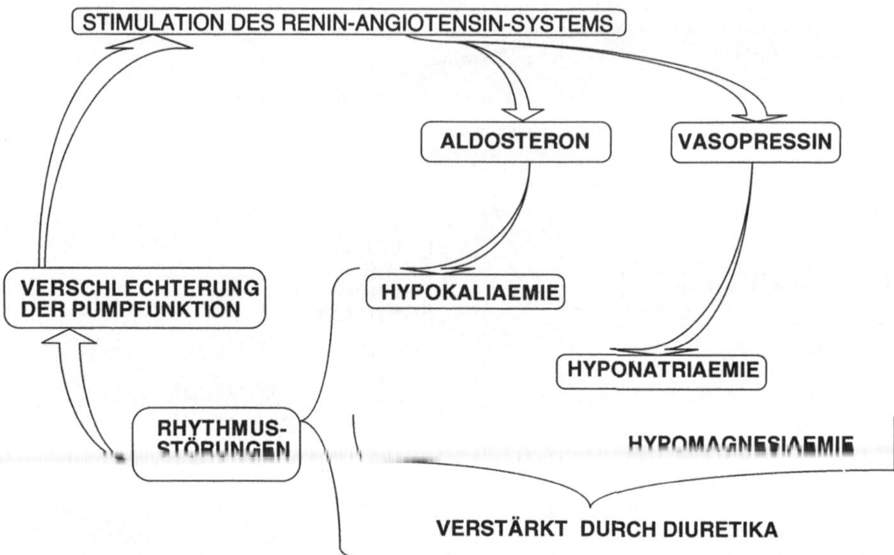

Abb. 4. Circulus vitiosus bei Herzinsuffizienz durch Stimulation des Renin-Angiotensin-Systems (RAS). Die unerwünschten Wirkungen eines stimulierten RAS bei der Herzinsuffizienz sind
– aldosteronvermittelte Hypokaliämie,
– vasopressinvermittelte Hyponatriämie,
– Proliferation des kardialen Bindegewebes
– Zunahme des Auswurfwiderstandes

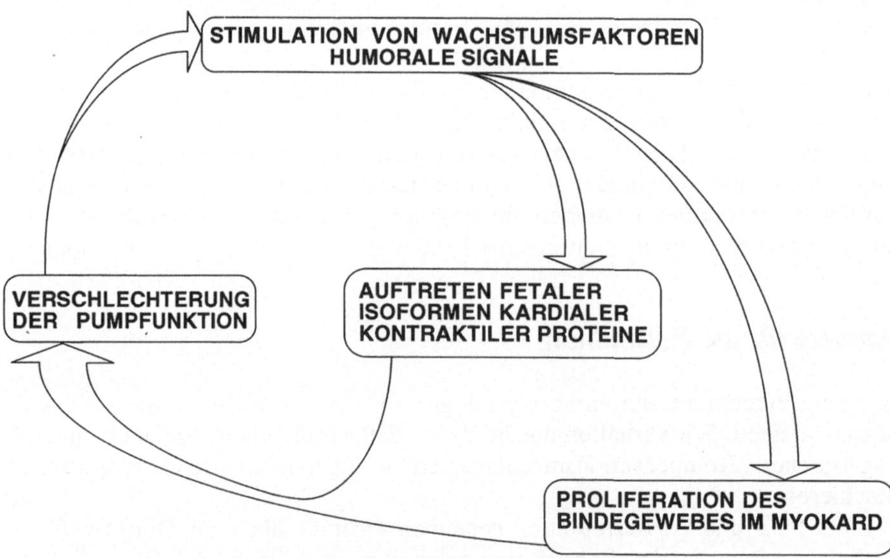

Abb. 5. Circulus vitiosus bei Herzinsuffizienz: Mit Verschlechterung der Pumpfunktion kommt es zur zunehmenden Aktivierung humoraler Signale, die als kardiale Wachstumsfaktoren angesehen werden. So bewirkt Angiotensin II eine Proliferation des kardialen Bindegewebes und Noradrenalin (über Stimulation α_1-adrenerger Rezeptoren) einen Shift in der Synthese kardialer kontraktiler Proteine hin zu fetalen Isoformen

Die Ansätze für neue Behandlungen waren bisher auf der Ebene der neurohumoralen Systeme zu finden.

Neuere Ansätze suchen nach Wegen, die schädliche Anpassungsvorgänge auf zellulärer Ebene – wie die Hypertrophie und die Proliferation des Bindegewebes – durch Hemmung von Wachstumsfaktoren abzuschwächen.

Für die Zukunft bleibt die Suche nach einem Einfluß auf der Ebene der Genexpression. Diese Interventionen hätten dann zum Ziel, so frühzeitig in die Pathophysiologie der Herzinsuffizienz einzugreifen, daß die Circuli vitiosi bereits zu Beginn unterbrochen werden könnte.

Pathophysiologie – Diastolische Dysfunktion

Überblick für die Praxis

Mittel zur Diagnosestellung einer diastolischen Funktionsstörung:

a) invasiv (Verschiebung der Druck-Volumen-Beziehung zu erhöhten Füllungsdrücken bei gleichem Volumen),
b) nichtinvasiv (Dopplerechokardiographie).

Die heute in der Kardiologie verfügbaren Methoden vermögen ein recht genaues Bild der systolischen Funktionsstörung der Herzinsuffizienz aufzuzeigen. Dies gilt zur Zeit noch nicht für die diastolische Funktionsstörung, obwohl sie in hohem Maße mit zum Bild der Herzinsuffizienz beiträgt.

Krankheitsbilder, die mit einer diastolischen Dysfunktion einhergehen können (Behinderung der diastolischen Füllung des linken Ventrikels durch):

– Mitralstenose,
– Endokardfibrose,
– konstriktive Perikarditis,
– Ischämie des LV-Myokards,
– LV-Hypertrophie,
– Speicherkrankheiten.

So weisen nahezu alle Patienten mit einer systolischen Funktionseinschränkung auch gleichzeitig eine diastolische Funktionseinschränkung auf, und bei einem großen Teil der Patienten mit Herzinsuffizienz gibt es lediglich Zeichen einer diastolischen Dysfunktion ohne gleichzeitige systolische Funktionseinschränkung.

Mechanismen der Entstehung einer diastolischen Funktionsstörung bei KHK und kongestiver Kardiomyopathie

verminderte Geschwindigkeit der Kalziumsequestration in der Diastole (niedrige Myosin-ATPase Aktivität)   Sinustachykardie, tachykardes Vorhofflimmern Verkürzung der Diastole

↓   ↙

erhöhte intrazelluläre Kalziumkonzentration während der Diastole

↓

Zunahme der diastolischen Steifigkeit des LV-Myokards

Die Ursache einer diastolischen Dysfunktion ist die Behinderung der diastolischen Füllung des linken Ventrikels. Dies kann bedingt sein durch Stenosen der AV-Klappen, durch Veränderungen an Endo- oder Epikard, aber auch durch Störungen der Textur des Myokards selbst. Für klinisch häufige Krankheitsbilder (wie die koronare Herzerkrankung mit wiederkehrenden Ischämien, die linksventrikuläre Hypertrophie als Folge einer arteriellen Hypertonie, bei der hypertrophen bzw. auch bei der dilatativen Form der Kardiomyopathie) wurde als möglicher Mechanismus eine Störung der intrazellulären Kalziumhomöostase in der Diastole beschrieben. Eine verminderte Kalziumsequestration während der Diastole führt zu einem Anstieg des linksventrikulären enddiastolischen Drucks und zu einer erhöhten Steifigkeit des linken Ventrikels, und dies dürfte die häufigste Ursache einer diastolischen Funktionsstörung darstellen.

Pathophysiologie – Diastolische Dysfunktion

R. Dietz

Einleitung

Bei Patienten mit Herzinsuffizienz wird in der Ursachenforschung in erster Linie an eine Störung der systolischen Funktion gedacht. So sind die meisten nichtinvasiven und invasiven Verfahren in der Beurteilung der kardialen Funktion sehr einseitig auf die Erfassung der systolischen Funktion ausgerichtet. Erst mit der zunehmenden Beschreibung eines scheinbaren Paradoxons „Patienten mit klinischen Zeichen einer schweren Herzinsuffizienz ohne systolische Funktionseinschränkung" wurde in der Ursachenforschung auch zunehmend die 2. Möglichkeit einer eingeschränkten Pumpfunktion betrachtet, nämlich die diastolische Dysfunktion. Es liegen mehrere klinische Studien vor, die in einem unterschiedlichen Ausmaß (bis zu 40%) Patienten beschreiben, bei denen bei klinischen Zeichen der Herzinsuffizienz keine systolische Funktionseinschränkung, wohl aber eine diastolische Dysfunktion zu beobachten war [2, 8]. Umgekehrt läßt sich nahezu bei jedem Patienten mit einer systolischen Funktionseinschränkung auch eine diastolische Dysfunktion nachweisen. Diese Beobachtungen legen die Vermutung nahe, daß die diastolische Dysfunktion häufig zu Beginn der Herzinsuffizienz als erste Störung auftritt und erst später eine systolische Funktionsstörung hinzukommt.

Ursachen einer diastolischen Funktionsstörung

Betrachtet man im mechanischen Bild das Herz als Pumpe, so kann ein ausreichendes Auswurfvolumen nur dann aufgebracht werden, wenn eine hinreichende Füllung während der Diastole gewährleistet ist. Die folgende Übersicht zeigt Ursachen für eine Störung dieser diastolischen Füllung des Herzens.

Als Ursache verständlich und in der Diagnostik nicht schwierig führen Stenosen an den AV-Klappen (Trikuspidal- und Mitralklappen) zu einer Behinderung des diastolischen Einstroms in den linken Ventrikel. Bei zu kurzer Diastolendauer wird durch höhergradige Stenose einer oder beider AV-Klappen das einfließende Volumen so gering, daß das Ziel eines ausreichenden Auswurfvolumens nicht mehr gewährleistet ist. Neben der Auskultation hat hier v. a. die nichtinvasive Untersuchung des Patienten mittels der Echokardiographie oder Dopplerechokardiographie die Diagnosestellung wesentlich erleichtert und das Verständnis einer diastolischen Funktionsstörung als Ursache der Herzinsuffizienz klar dargelegt.

Ursachen einer Störung der diastolischen Füllung des Herzens

AV-Klappen:	– Mitralstenose
	– Trikuspidalstenose;
Endokard:	– Endokardfibrose;
Perikard:	– konstriktive Perikarditis;
Myokard:	– Amyloidose,
	– Hämosiderose,
	– Speicherkrankheiten,
	– interstitielle Fibrose,
	– Ischämie,
	– Hypertrophie,
	– verminderte Myosin-ATPase.

Schwieriger ist die Diagnose zu stellen, wenn als Ursache der diastolischen Füllstörung nicht Veränderungen der Klappen auslösend sind, sondern Veränderungen, die das Endokard, das Myokard und das Perikard betreffen. Auch bei diesen Situationen vermag die Echokardiographie wertvolle Hilfe zu leisten. So kann der Verdacht auf das Vorliegen einer Endokardfibrose infolge einer Löffler-Erkrankung in der Regel mit Hilfe der Echokardiographie geäußert werden. Die Herzinsuffizienz bei diesem Krankheitsbild resultiert aus der Unfähigkeit des linken Ventrikels, während der Diastole ausreichend Volumen in das von der Endokardfibrose ausgekleidete Cavum aufzunehmen. Auch bei der konstriktiven Perikarditis ist neben dem Nachweis einer Verkalkung des Herzschattens im Röntgenbild die Echokardiographie ein sicheres und wertvolles diagnostisches Hilfsmittel, die diastolische Einflußbehinderung zu erkennen. Ähnliches gilt für die Tamponade, die durch einen Perikarderguß zustande kommt. Die funktionelle Bedeutung der Einflußbehinderung läßt sich hier sehr viel besser aus der Echokardiographie als aus indirekten klinischen Zeichen ableiten, da bei einem großen Teil der Patienten mit punktionswürdigem Perikarderguß das so hervorgehobene Zeichen der Halsvenenstauung fehlen kann.

Systemerkrankungen, die indirekt auch das Myokard betreffen, wie die Amyloidose, die Hämosiderose und andere Speicherkrankheiten, können zur Ablagerung von Material im Interstitium des Myokards bzw. subendokardial oder subepikardial führen. Diese Ablagerungen führen zu einer zunehmenden Versteifung des Ventrikels, womit sich das Bild einer restriktiven Kardiomyopathie ergibt.

Das eigentliche Problem in der Erkennung einer diastolischen Funktionsstörung bei der Herzinsuffizienz stellen aber andere, klinisch häufige Krankheitsbilder dar. Das erste Krankheitsbild tritt im Rahmen einer koronaren Herzerkrankung auf und wird in der Regel ausgelöst durch eine passagere myokardiale Ischämie. Im Gegensatz zu einem kompletten Verschluß einer Koronararterie mit vorwiegender Beeinträchtigung der systolischen Funktion führt eine höhergradige Ischämie eines Myokardareals zu einer vorwiegend diastolischen Funktionsstörung. Erste invasive Messungen ließen erkennen, daß Patienten mit einer ausgeprägten koronaren Herzerkrankung während eines Angina-pectoris-Anfalls ausgeprägte Anstiege der enddiastolischen linksventrikulären Drücke aufwiesen, die nach Anfallsende wieder zurückgingen. Für das Verständnis des Mechanismus einer erhöhten diastolischen Steifigkeit während eines Angina-pectoris-Anfalls waren tierexperimentelle Untersuchungen wertvoll, in denen mit Hilfe eines Photoproteins (Äquorin) intrazelluläre Kalziumkonzentrationen gemessen wurden [3]. Dabei zeigte sich, daß im Rahmen einer Hypoxie durch eine koronare Minderperfusion die Kalziumkonzentrationen intrazellulär in den Myozyten während der Diastole stark angestiegen waren und parallel dazu auch der linksventrikuläre enddiastolische Druck. Prinzipiell gibt es 2 Möglichkeiten, die erhöhten intrazellulären Kalziumkonzentrationen in der Diastole während einer Ischämie zu erklären:

1. erhöhter Kalziuminflux über das Sarkolemm (möglicherweise über den langsamen Kalziumkanal oder den Natrium-Kalzium-Exchanger),
2. gestörte Sequestrierung des Kalziums in der Diastole, das während der Systole freigesetzt worden war.

Diese diastolische Kalziumsequestrierung ist energie-(ATP-)abhängig und ist Voraussetzung für die diastolische Relaxation. Bei Energiemangel kann Kalzium während der Diastole nicht oder nur ungenügend in das sarkoplasmatische Retikulum sequestriert werden und führt somit zu einer erhöhten diastolischen Steifigkeit des linken Ventrikels.

Neben der myokardialen Ischämie als Ursache einer diastolischen Dysfunktion kommt klinisch v. a. die Hypertrophie des linken Ventrikels in Betracht. Unabhängig davon, ob es sich um eine hypertrophe Kardiomyopathie, um eine Aortenstenose oder um einen hypertrophierten linken Ventrikel als Folge einer lang bestehenden Hypertonie handelt, all diese Zustände sind gekennzeichnet durch eine erhöhte Steifigkeit des linken Ventrikels. Bei der hypertrophen Kardiomyopathie ist nicht nur die Wanddickenzunahme in umschriebenen Arealen des linken Ventrikels Ursache der diastolischen Funktionsstörung, sondern auch eine veränderte Zusammensetzung der myokardialen Textur. Der normale Bindegewebsanteil im Myokard beträgt ca. 5% und steigt bei der hypertrophen Kardiomyopathie auf über 20% an [12]. Gleichzeitig ist dieses Krankheitsbild gekennzeichnet durch eine regellose Anordnung der Myofibrillen, ein sog. „disarray" [9]. Interessanterweise ist bei dieser Erkrankung nicht nur für die Myozyten des betroffenen linken Ventrikels, sondern auch für nichthypertrophierte Vorhofmuskelzellen und sogar Zellen der glatten Gefäßmuskulatur eine gestörte Kalziumhomöostase beschrieben worden [7, 13]. Es ist unklar, ob eine primäre Störung des Kalziumhaushalts Ursache dieser Erkrankung ist, oder ob neben anderen Störungen bei dieser Erkrankung eben auch Veränderungen der intrazellulären Kalziumhomöostase auftreten. Die bislang übliche Behandlung dieses Krankheitsbildes ist eine Domäne der Kalziumantagonisten vom Typ des Verapamils. Neben einer Störung der intrazellulären Kalziumhomöostase liegt bei diesem Krankheitsbild häufig noch eine Veränderung der kleinen intramyokardialen Arterien im Sinne einer „small vessel disease" vor [10]. Diese Veränderung der kleinen Gefäße zusammen mit einer erhöhten extravaskulären Komponente des Koronarwiderstandes führen zu wiederholten myokardialen Ischämien, die ihrerseits eine erhöhte diastolische Steifigkeit bedingen und somit die diastolische Dysfunktion weiter verstärken können. Dieser zweite Mechanismus kann durch die Gabe von β-Blockern reduziert werden, die auch häufig bei diesem Krankheitsbild eingesetzt werden. Allerdings verhindern β-Blocker einen positiven Katecholamineffekt auf die diastolische Relaxation: so führt Isoproteronol bei Patienten mit einer hypertrophen Kardiomyopathie zwar zu einer myokardialen Ischämie, die diastolische Druck-Volumen-Kurve wird allerdings im Sinne einer verbesserten diastolischen Compliance (Verschiebung nach rechts und unten) verändert, und die enddiastolischen Drücke steigen auch nicht an [11].

Auch bei dem Bild der Aortenstenose ist das Auswurfvolumen in kritischer Weise abhängig von dem während der Diastole in den steifen linken Ventrikel eingeflossenen Volumen. Dementsprechend führen Medikamente, die die Vorlast bei diesem Krankheitsbild senken (wie Nitrate und Diuretika) bei großzügigem Einsatz sehr leicht zu einer ausgeprägten klinischen Verschlechterung des Krankheitsbildes bis hin zum Bild eines kardiogenen Schocks.

Am besten untersucht und verstanden ist wahrscheinlich die linksventrikuläre Hypertrophie im Rahmen einer länger bestehenden arteriellen Hypertonie. Therapeutische Ansätze gehen in letzter Zeit nicht nur von dem Ziel aus, den arteriellen Blutdruck wieder auf das Normalmaß zu reduzieren, sondern auch eine Regression der linksventrikulären Muskelmasse herbeizuführen, und somit eine normale diastolische Funktion des steifen linken Ventrikels wiederherzustellen. Die heutzutage auf dem Markt befindlichen antihypertensiven Medikamente sind in unterschiedlicher Weise dazu fähig, eine Rückbildung der Hypertrophie bei gleich stark ausgeprägter Drucksenkung einzuleiten. So weisen Diuretika und direkte Vasodilatatoren, wie Minoxidil und Hydralazin, zwar eine ähnlich gute Drucksenkung auf, wie sie auch mit β-Blockern oder ACE-Hemmern erreicht werden kann; unter diesen Medikamenten wird aber keine Regression der linksventrikulären Muskelmasse beobachtet. Im Gegensatz dazu konnte bei der Gabe von ACE-Hemmern und β-Blockern mit der Drucksenkung auch einer Verminderung der linksventrikulären Muskelmasse und eine Verbesserung des diastolischen mitralen Einstromprofils beobachtet werden.

Tierexperimentelle Befunde mit einer Konstriktion der Aorta oberhalb der beiden Nierenarterien weisen auf die Beteiligung humoraler Regulationsmechanismen an der Entstehung bzw. an der Rückbildung der linksventrikulären Hypertrophie hin. In diesem Modell konnte gezeigt werden, daß mit hämodynamisch nicht wirksamen Dosen des ACE-Hemmers (Blutdruck blieb unverändert) eine Regression der linksventrikulären Hypertrophie eingeleitet wird [4]. Dieser Befund macht wahrscheinlich, daß neben dem mechanistischen Prinzip (nach dem der Druck bzw. die Wandspannung ein Stimulus für das Dickenwachstum des linken Ventrikels darstellt) auch humorale Faktoren verantwortlich sind. Angiotensin II ist dabei wahrscheinlich nicht nur für das Wachstum der Myozyten verantwortlich, sondern auch für die Proliferation des kardialen Interstitiums mit vorwiegender Zunahme des Kollagen III [1]. Inwieweit eine langfristige Stimulation kardialer α_1-Adrenorezeptoren durch Noradrenalin auch beim Menschen zu einem Wachstum des Myokards beiträgt, ist bislang noch nicht geklärt.

Patienten mit dilatativer Kardiomyopathie werden in der Regel als Beispiel für eine typische systolische Funktionsstörung als Ursache der Herzinsuffizienz herangezogen. Doch auch bei diesem Krankheitsbild liegt neben der systolischen Funktionsstörung eine diastolische Funktionsstörung vor. Der zuvor für die myokardiale Ischämie beschriebene Mechanismus der energieabhängigen Kalziumsequestrierung in der Diastole ist auch bei diesem Krankheitsbild vorhanden. Zum einen läßt sich jedes insuffiziente Herz als ein Herz beschreiben, das sich im Energiemangel befindet und somit nicht ausreichend Energiereserven in der Diastole zur Verfügung stellt, um die Kalziumhomöostase zu gewährleisten. Zum anderen zeigen zumindest tierexperimentelle Untersuchungen, daß es bei länger bestehender Herzinsuffizienz einen „shift" in der Expression von Isoformen des kardialen Myosins hin zu fetalen Formen gibt. Die Expression von V-III-(β-) schweren Myosinketten ist verbunden mit einer niedrigen Myosin-ATPase-Aktivität. Die verminderte Geschwindigkeit der Kraftentfaltung dieser Myosinkette kann zwar als energiesparender adaptativer Vorgang gewertet werden, die verminderte Kalziumsequestrierung in der Diastole führt aber schnell zu kritischen Situationen. Falls mit ansteigender Herzfrequenz – wie sie ja bei Patienten mit Herzinsuffizienz häufig zu beobachten ist – die Zeitdauer für die Diastole immer kürzer wird, reicht die verminderte Myosin-ATPase-Aktivität nicht mehr aus, um die freie intrazelluläre Kalziumkonzentration zu senken. Folge davon ist eine erhöhte intrazelluläre Kalziumkonzentration während der Diastole und damit eine Zunahme der diastolischen Steifigkeit. Deshalb sind therapeutische Interventionen, die unabhängig von ihrem Ansatzpunkt allein eine Reduktion einer erhöhten Herzfrequenz bei der Herzinsuffizienz bewirken, ein wichtiger Schritt für die klinische Besserung des Patienten.

Methoden, mit denen eine diastolische Funktionsstörung erkannt werden kann

Die zuvor beschriebene Störung der intrazellulären Kalziumhomöostase während der Diastole, die zudem nicht kontinuierlich vorhanden sein muß, stellt ein diagnostisches Problem dar. So schnell und sicher diastolische Füllungsstörungen aufgrund von AV-Klappenstenosen nichtinvasiv zu diagnostizieren sind, so unsicher ist der bislang verfügbare Methodenschatz, um eine diastolische Funktionsstörung auf dem Boden einer passageren diastolischen Kalziumüberladung zu erkennen. Allein für die Echokardiographie sind 20 verschiedene Parameter beschrieben worden, die zur Erkennung einer diastolischen Funktionsstörung beitragen sollen. Mindestens ebensoviele daraus abgeleitete Größen gibt es noch [6]. Aus dieser großen Zahl von nichtinvasiven Versuchen, die diastolische Funktionsstörung zu erfassen, wird erkenntlich, daß keine dieser Methoden allein ausreichend ist, um die diastolische Dysfunktion wirklich zu beschreiben. Am weitesten gebräuchlich ist heute das Verhältnis von früher und später Füllung des linken Ventrikels im mitralen Einstromprofil.

Eine wirklich exakte Beschreibung der diastolischen Dysfunktion kann bislang somit nur mit invasiven Methoden geschehen. Die Registrierung einer Druck-Volumen-Beziehung mittels eines Tipkatheters im linken Ventrikel ermöglicht die genaue Charakterisierung der diastolischen Funktionsstörung [5].

Literatur

1. Chapmann D, Weber KT, Eghballi M (1989) Regulation of fibrillar collagen types I and III and basement membrane type IV collagen gene expression in hypertrophied rat myocardium. Circ Res 64:1041–1050
2. Dougherty AH, Naccarelly GV, Gray EL, Hicks CH, Goldstein RA (1984) Congestive heart failure with normal systolic function. Am J Cardiol 54:778–782
3. Kihara Y, Grossman W, Morgan JP (1989) Direct measurements of changes in intracellular calcium transients during hypoxia, ischemia, and reperfusion of the intact mammalian heart. Circ Res 65:1029–1044
4. Linz W, Schölkens BA, Ganten D (1989) Converting enzyme inhibition specifically prevents the development and induces regression of cardiac hypertrophy in rats. Clin Exp Hypertens 7:1325–1350A11 (abstr)
5. Little WC, Downes ThR, Applegate RJ (1990) Invasive evaluation of left ventricular diastolic performance. Herz 15:362–376
6. Muscholl M, Denning K, Kraus F, Rudolph W (1990) Echokardiographische und Doppler-echokardiographische Charakterisierung der linksventrikulären diastolischen Funktion. Herz 15:377–392
7. Sax FL, O'Gara P, Epstein SE (1987) Forearm vasodilator response of patients with hypertrophic cardiomyopathy: Evidence of a diffuse disorder of vasculator smooth muscle. J Am Coll Cardiol 9:230A (abstr)
8. Soufer R, Wohlgelertner D, Vita NA et al. (1985) Intact systolic left ventricular function in clinical congestive heart failure. Am J Cardiol 55:1032–1036
9. Sutton MJ, Lie JT, Anderson KR, O'Brien PC, Frye RL (1990) Histopathological specificity of hypertrophic obstructive cardiomyopathy. Myocardial fibre disarray and myocardial fibrosis. Br Heart J 44:433–443
10. Tanaka M, Fujiwara H, Onodera T et al. (1987) Quantitative analysis of narrowings of intramyocardial small arteries in normal hearts, hypertensive hearts, and hearts with hypertrophic cardiomyopathy. Circulation 75:1130–1139
11. Udelson JE, Cannon RO III, Bacharach SL, Rumble TF, Bonow RO (1989) β-Adrenergic stimulation with isoproterenol enhances left ventricular diastolic performance in hypertrophic cardiomyopathy despite potentiation of myocardial ischemia. Comparison to rapid atrial pacing. Circulation 79:371–382
12. Unverferth DV, Baker PB, Pearce LI, Lautman J, Roberts WC (1987) Regional myocyte hypertrophy and increased interstitial myocardial fibrosis in hypertrophic cardiomyopathy. Am J Cardiol 59:932–936
13. Wagner JÅ, Sax FL, Weisman HF et al. (1989) Calcium-antagonist receptors in atrial tissue of patients with hypertrophic cardiomyopathy. N Engl J Med 320:755–761

Pathophysiologie – Hämodynamik und Reflexe/Renin-Angiotensin-Aldosteron-System/Vasopressin-System

Überblick für die Praxis

Die kompensatorische Antwort auf eine akute Reduktion der myokardialen Pumpleistung ist uniform und führt zunächst zu einer Erhöhung von Vorlast und myokardialer Kontraktilität. Wenige Tage später beginnt sich eine myokardiale Hypertrophie mit oder ohne Dilatation des Herzens zu entwickeln (Katz 1990; Braunwald 1988). Durch diese Mechanismen wird zunächst eine stabile Phase der Kompensation erreicht. Dauert die myokardiale Schädigung an und/oder überschreitet diese die Kapazität der Kompensationsmechanismen, kommt es zur kardialen Dekompensation. Die Gegenregulation, die initial zur Aufrechterhaltung einer adäquaten Perfusion vitaler Gewebe notwendig war, führt dann zu einem Circulus vitiosus mit progredienter Herzinsuffizienz. Ein kurzzeitiger Abfall des Herzzeitvolumens kann in der Regel kompensiert werden, während eine anhaltende Reduktion häufig nach einer Phase der Kompensation eine weitere Abnahme der myokardialen Pumpleistung hervorruft (Braunwald 1988).

Kardiale Kompensationsmechanismen:

- Frank-Starling-Mechanismus,
- erhöhte sympathische Aktivität,
- Reduktion des Vagustonus,
- myokardiale Hypertrophie und Dilatation,
- Aktivierung humoraler vasokonstriktorischer Systeme.

Änderungen der Barorezeptoren im Hoch- und Niederdrucksystem führen bei der Herzinsuffizienz zu einer verminderten zentralen sympathischen Inhibition und somit zu einem erhöhten Sympathikustonus. Gleichzeitig ist der parasympathische Tonus vermindert. Reflektorische Änderungen der Herzfrequenz sind vermindert, während die Reflexkontrolle des Blutdrucks erhalten bleibt.

Eine Aktivierung des Reninsystems ist am Entstehen der Herzinsuffizienz kausal beteiligt, denn eine Hemmung dieses Systems führt bei ca. 80% der Patienten mit schwerer Herzinsuffizienz zu einer Verbesserung von Symptomen der Herzinsuffizienz und bei Patienten in der NYHA Klasse IV zu einer Verlängerung der Überlebenszeit. Möglicherweise ist das Reninsystem auch in früheren Stadien der Herzinsuffizienz bedeutsam. Erste Hinweise dafür resultieren aus 2 Studien, die zeigten, daß ACE-Hemer die progrediente Ventrikeldilatation nach Myokardinfarkt verhindern können. Außerdem ist eine Mitwirkung von Angiotensin II an der myokardialen Hypertrophie und damit an der Entwicklung einer Herzinsuffizienz wahrscheinlich. Bis zu 33% aller Patienten mit Herzinsuffizienz weisen erhöhte Vasopressinspiegel im Plasma auf. Ein für eine vorliegende Osmolalität erhöhter Vasopressinspiegel wird durch ACE-Hemmer normalisiert. Die hämodynamische Bedeutung erhöhter Vaspopressinspiegel ist allerdings noch nicht klar. Die Anwendung eines vaskulären Vasopressinantagonisten zeigte – bei einer geringen Patientenzahl mit erhöhtem Vasopressinspiegel – eine Verbesserung der Hämodynamik mit Abnahme des Gefäßwiderstands und Zunahme des Herzzeitvolumens. Um die Bedeutung von Vasopressin abschließend beurteilen zu können, sind allerdings weitere Untersuchungen an größeren Patientenkollektiven notwendig.

Pathophysiologie – Hämodynamik und Reflexe

K. J. Osterziel

Hämodynamik

Bei einem Abfall des Herzzeitvolumens spielen 3 gegenregulatorische Mechanismen eine wichtige Rolle

1. Zunahme der Vorlast (Frank-Starling-Mechanismus)

In mehreren Tierversuchen kommt es durch eine akute Abnahme des Herzzeitvolumens zu einem Abfall des arteriellen Drucks, der zu einer Stimulation des sympathischen Nervensystems, des Reninsystems und in einigen Fällen zu einer Stimulation der Vasopressinfreisetzung führt [31, 41, 51, 54, 68, 70]. Die renale Ausscheidung von Natrium wird durch einen erhöhten renalen Sympathikotonus, durch Angiotensin II und den hohen Aldosteronspiegel drastisch reduziert. Es kommt gleichfalls zu einer vermehrten Rückresorption von Wasser, die durch einen erhöhten Vasopressinspiegel noch begünstigt wird. Innerhalb weniger Tage nimmt das Plasmavolumen so zu, daß ein neues Gleichgewicht entsteht, das wiederum zu einer Reduktion der Aktivität des Reninsystems führt [68]. Die vermehrte Salz- und Wasserretention und eine Erhöhung des Venentonus durch Angiotensin II und Katecholamine bewirken eine Zunahme des venösen Drucks und damit der Vorlast. Der erhöhte atriale Druck führt zu einem höheren linksventrikulären Füllungsdruck, der wiederum zu einer größeren Vordehnung der Sarkomere führt. Bei einer Sarkomerlänge zwischen 2,05 und 2,25 nm liegt eine optimale Überlappung von dünnen und dicken Myofilamenten vor, so daß die Spannungsentwicklung während der Ventrikelsystole maximal ist. Die Konsequenz der größeren Vordehnung des Herzens ist eine Zunahme des zuvor reduzierten Schlagvolumens (Abb. 1) [6, 7].

2. Relative Zunahme der Kontraktilität

Kontraktilität ist synonym zu dem Ausdruck „Inotropie" und bezeichnet die von Vor- und Nachlast unabhängige myokardiale Pumpleistung. Die Kontraktilität des gesunden Herzens wird v. a. durch die efferente sympathische Aktivität geregelt und kann durch Änderungen des Sympathikotonus schnell den Erfordernissen angepaßt werden. Bei Herzinsuffizienz ist die Kontraktilität aufgrund von Verlust an funktionsfähigen Myozyten vermindert. Die erhöhte efferente sympathische

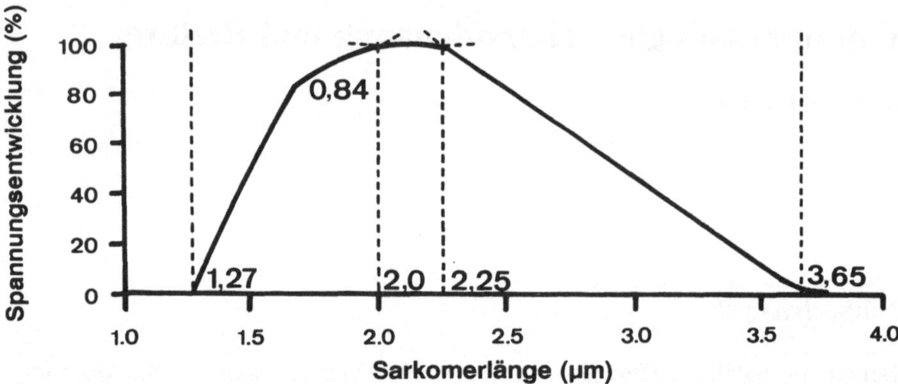

Abb. 1. Schematische Beziehung zwischen der maximal entwickelten Spannung von Herzmuskelzellen und der Sarkomerlänge

Aktivität und die vermehrte Freisetzung von Katecholaminen aus dem Nebennierenmark führen zu einer relativen Zunahme der Kontraktilität (Abb. 2). Daneben führt eine Erhöhung der Herzfrequenz ebenfalls zu einer, allerdings geringen Zunahme der Inotropie [6]. Die Aktivierung des sympathischen Nervensystems stellt also den zweiten wichtigen Kompensationsmechanismus nach einem Abfall des Schlagvolumens dar.

3. Myokardiale Hypertrophie

Innerhalb weniger Tage bis Wochen nach einer myokardialen Schädigung mit Abfall des Herzzeitvolumens oder bei chronischer Druck- oder Volumenbelastung entwickelt sich eine myokardiale Hypertrophie, die zu einer erwünschten Reduktion der zuvor erhöhten Wandspannung auf normale Werte führt [6]. Die myokardiale Hypertrophie bewirkt jedoch auch eine nicht erwünschte Abnahme der Kontraktilität. Zwei Parameter der Kontraktilität, nämlich die maximale Spannungsentwicklung und die maximale Verkürzungsgeschwindigkeit des isolierten Herzmuskels, ändern sich in charakteristischer Weise im zeitlichen Verlauf der Entwicklung von Hypertrophie und Herzinsuffizienz [30, 63]. Initial ist nur die maximale Verkürzungsgeschwindigkeit des isolierten Muskels vermindert, die maximale Spannungsentwicklung ist noch nicht supprimiert. Es folgt eine Phase, in der auch die maximale Spannungsentwicklung des isolierten Muskels vermindert ist (Abb. 3) [30, 63]. Bei der Entwicklung einer Herzinsuffizienz sind beide Parameter der Kontraktilität weiter reduziert, auch wenn das Herzzeitvolumen in Ruhe durch eine Dilatation und Myokardhypertrophie noch aufrecht erhalten werden kann (vgl. Abb. 2). Ausdruck der verminderten Kontraktilität ist in diesem Stadium eine in Ruhe schon verminderte linksventrikuläre Ejektionsfraktion und eine Abnahme des maximal erreichbaren Herzzeitvolumens unter Belastung.

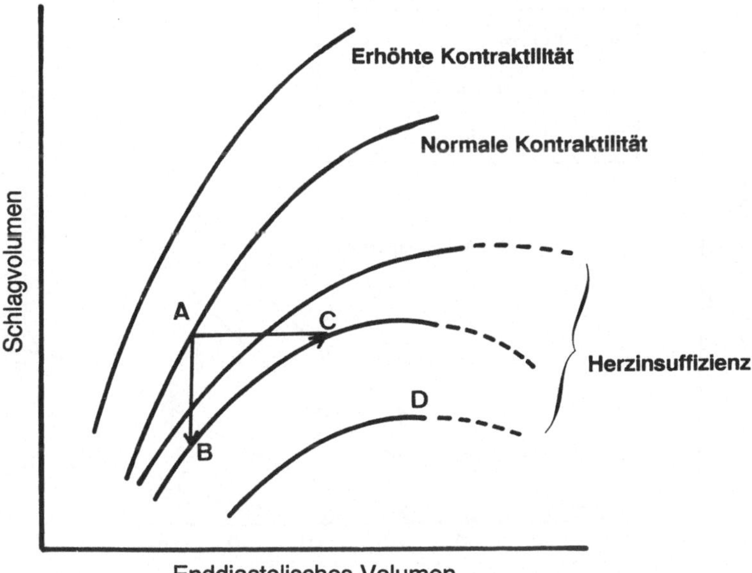

Abb. 2. Schematische Darstellung des Einflusses der Kontraktilität auf das Schlagvolumen in Abgängigkeit von der Vorlast. Ein bestimmtes enddiastolisches Volumen führt bei normaler Kontraktilität zu dem Schlagvolumen *(A)*. Sinkt die Kontraktilität, so fällt das Schlagvolumen ab *(B)*. Nur durch eine erhöhte Vorlast ist ein gleich großes Schlagvolumen zu erreichen *(C)*. Bei einem progredienten Abfall der Kontraktilität *(D)* nimmt die Vorlast weiter zu, ein normales Schlagvolumen wird jedoch nicht mehr erreicht. Das Herzzeitvolumen wird jetzt durch eine höhere Herzfrequenz nahezu konstant gehalten

Im zeitlichen Verlauf der Hypertrophie kommt es schon nach 4 Wochen zu einer Zunahme von Kollagen und später zu Nekrosen von Myozyten, so daß die resultierende progrediente Abnahme der Kontraktilität zu einer weiteren Dilatation führt und schließlich in eine manifeste Herzinsuffizienz mit den Zeichen einer verminderten myokardialen Pumpleistung schon in Ruhe mündet [33, 69].

Die Kontraktilität nimmt demnach mit der Entwicklung der myokardialen Hypertrophie progredient ab und stellt somit nur für eine gewisse Zeit einen Kompensationsmechanismus dar, der letztendlich in einem Circulus vitiosus mit der Entwicklung einer Herzinsuffizienz endet.

Die verminderte Kontraktilität des hypertrophierten Herzens beruht auf mehreren Gründen [6, 33, 69]: Aufgrund der verlängerten Diffusionsstrecke von den Kapillaren zu den Muskelzellen und der relativ niedrigeren Zahl von Mitochondrien liegt ein chronisches Energiedefizit vor. Eine Änderung in der intrazellulären Verteilung von Kalzium mit einer Akkumulation in den Mitochondrien und einer verminderten Speicherung im sarkoplasmatischen Retikulum aufgrund einer verminderten sarkoplasmatischen ATPaseaktivität führt zu einer reduzierten Kalziumfreisetzung und somit zu einer reduzierten Inotropie während der Kontraktion. Zusätzlich scheint eine veränderte Genexpression eine pathophysiologische

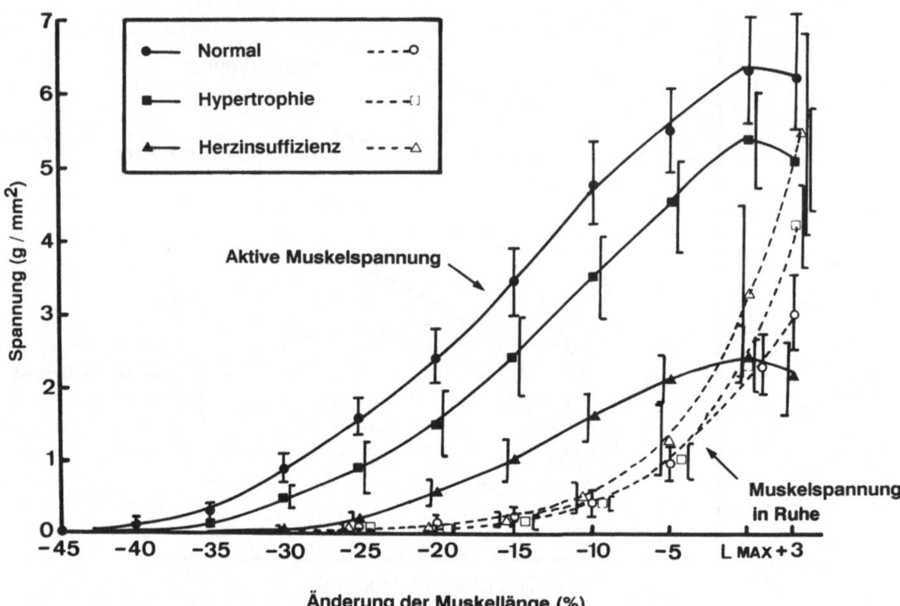

Abb. 3. Einfluß von rechtsventrikulärer Hypertrophie und Herzinsuffizienz auf die Spannungsentwicklung des isolierten Katzenpapillarmuskels. Dargestellt ist die Abhängigkeit der Muskelspannung in Ruhe und bei Kontraktion von der initialen Muskellänge (angegeben in prozentualer Änderung der maximalen Länge L_{max})

Rolle zu spielen. Es liegt eine Aktivierung von Protoonkogenen (c-fos und c-myc), die die Zellproliferation und -differenzierung regulieren, vor. Die Hypertrophie führt auch zu einer veränderten myokardialen Struktur mit embryonalen Isoformen myokardialer kontraktiler Proteine mit einem Myosin (V_3) mit verminderter ATPaseaktivität sowie von embryonalem Kollagen (Typ III). Weitere Änderungen in der Zusammensetzung und Funktion von Proteinen des hypertrophierten Myozyten sind aufgrund molekularbiologischer Methoden in naher Zukunft zu erwarten.

Reflexe

Die Herzinsuffizienz führt auch zu einer veränderten Funktion der kardiopulmonalen und arteriellen Barorezeptoren [1, 4, 29, 37]. Unter normalen Bedingungen bewirken diese Rezeptoren über vagale und glossopharyngeale Afferenzen eine zentrale Inhibition des efferenten sympathischen Tonus, der Renin- und Vasopressinsekretion [29]. Aufgrund einer erhöhten atrialen Compliance und morphologischer Änderungen mit Verlust der terminalen Aufzweigungen der Rezeptoren kommt es bei der Herzinsuffizienz zu einer verminderten Sensitivität der kardiopulmonalen Barorezeptoren [27, 71]. Diese führt zu einer verminderten tonischen

Inhibition des Vasomotorenzentrums (Abb. 4). Die Folge ist eine erhöhte sympathische Aktivität, die zu einer Steigerung von Inotropie und Herzfrequenz führt [6, 29]. Die erhöhte Herzfrequenz ist aber auch z. T. auf eine gleichzeitige Reduktion des parasympathischen Tonus zurückzuführen [18]. Die veränderte autonome Aktivität führt zu einer Vasokonstriktion mit Umverteilung des Herzzeitvolumens, so daß die Durchblutung vitaler Organe wie Herz und Gehirn erhalten

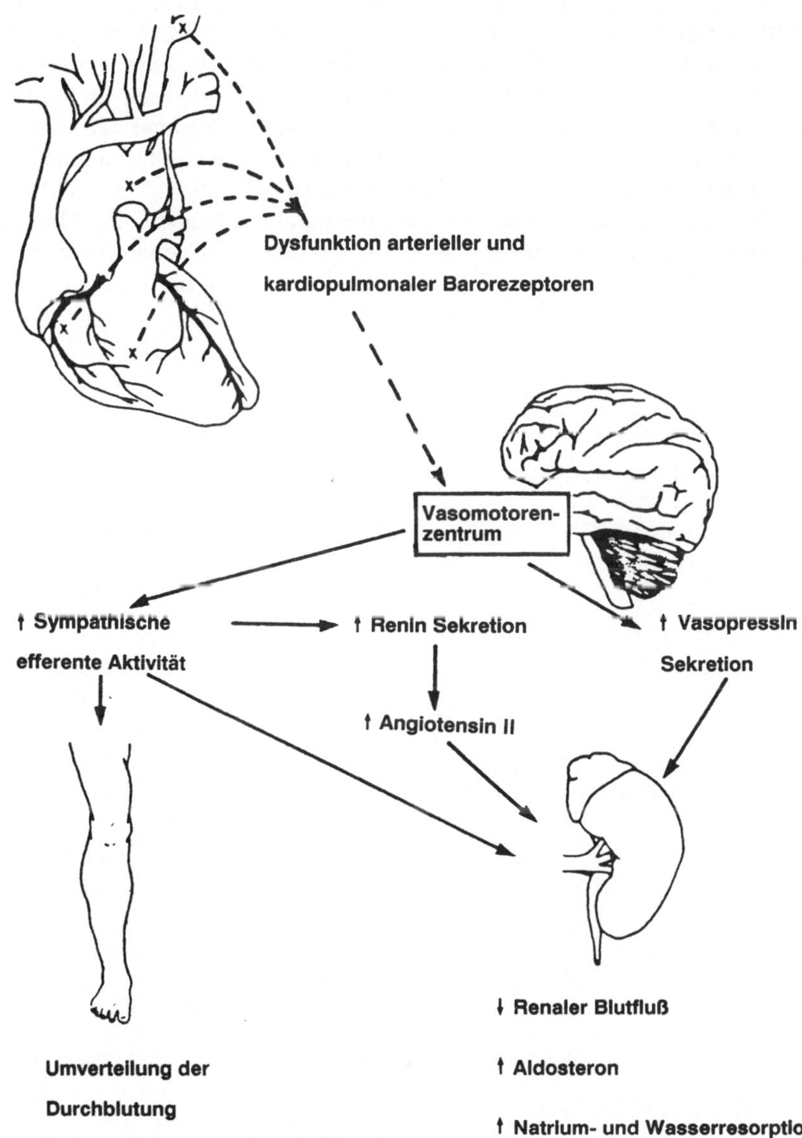

Abb. 4. Auswirkungen einer verminderten tonischen Inhibition des Vasomotorenzentrums durch Barorezeptoren bei Herzinsuffizienz

bleibt, während die mesenteriale und renale Durchblutung sowie die Durchblutung von Extremitäten und Haut vermindert wird. Bei einem geringen Schweregrad der Herzinsuffizienz treten diese Veränderungen nur während körperlicher Aktivität auf. Mit zunehmendem Schweregrad ist die Umverteilung des Herzzeitvolumens bereits in Ruhe zu beobachten [6].

Reflektorische Änderungen der autonomen Aktivität sind ebenfalls verändert. Orthostase führt bei Gesunden zu einer reflektorischen Sympathikusaktivierung mit Steigerung der Herzfrequenz und des Unterarmgefäßwiderstandes. Bei Herzinsuffizienten ist die Reflexantwort in Abhängigkeit vom Schweregrad der Herzinsuffizienz abgeschwächt bis aufgehoben [25, 29]. Die maximal erreichbare Herzfrequenz unter Belastung ist bei herzinsuffizienten Patienten im Vergleich zu Gesunden ebenfalls vermindert. Die reflektorische Abnahme der Herzfrequenz ist bei Patienten mit Herzinsuffizienz gleichfalls um so stärker abgeschwächt, je größer der Schweregrad der Herzinsuffizienz ist [44]. Die reflektorische Regulation des arteriellen Drucks scheint jedoch erhalten zu bleiben [45]. Die Kontrolle der Herzfrequenz normalisiert sich bereits 2 Wochen nach einer Herztransplantation, so daß am ehesten neurohumorale Veränderungen für die zuvor verminderten arteriellen Baroreflexe verantwortlich erscheinen [21].

Literatur s. S. 109–112

Pathophysiologie –
Renin-Angiotensin-Aldosteron-System

K. J. Osterziel

Das Reninsystem spielt bei der Pathogenese der Herzinsuffizienz eine wesentliche kausale Rolle. Das endokrine Reninsystem regelt die Bildung des zirkulierenden Angiotensin II. Renin ist ein proteolytisches Enzym und wird in den juxtaglomerulären Zellen synthetisiert. Die aktive Form von Renin spaltet aus dem in der Leber gebildeten Angiotensinogen das Dekapeptid Angiotensin I ab. Dieses wird wiederum durch das Angiotensin-I-Konversionsenzym, das v. a. im Endothel der Lungengefäße vorliegt, in das wirksame Oktapeptid Angiotensin II überführt. Angiotensin II stimuliert die Aldosteronsynthese und -sekretion und bewirkt selbst eine Hemmung der Reninsekretion (Abb. 5). Neben dem endokrinen Reninsystem existieren lokale Reninsysteme im Herzen, glatten Gefäßmuskel, Nebennierenmark, Gehirn und vielen anderen Organen [17, 32]. Diese lokalen Reninsysteme sind mit dem endokrinen Reninsystem eng verbunden. Das Reninsystem stellt also nicht nur ein humorales System dar, sondern es besitzt auch bedeutsame zelluläre Wirkungen [17, 36, 50].

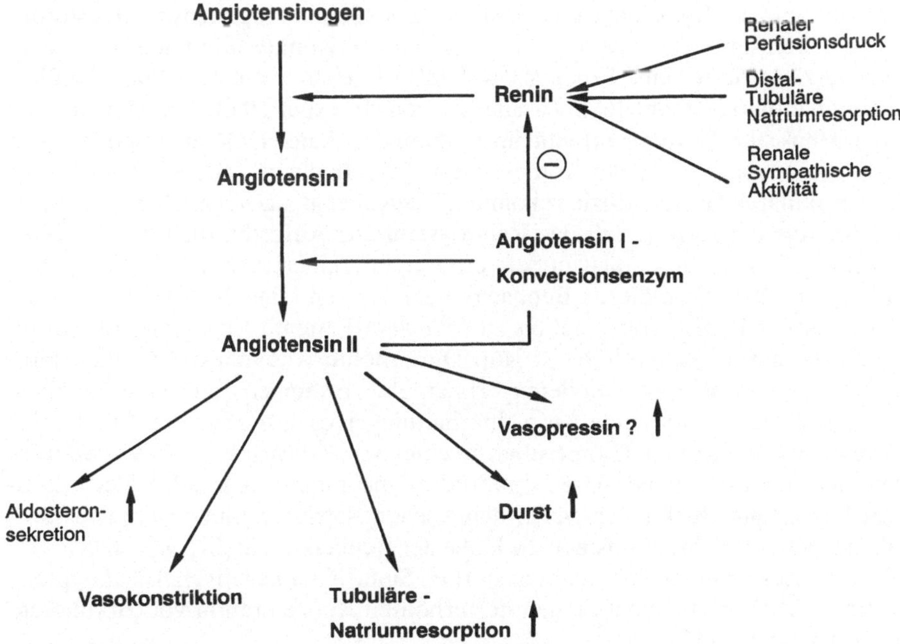

Abb. 5. Schematische Darstellung des Renin-Angiotensin-Systems

Zunächst soll die Bedeutung des endokrinen Reninsystems beschrieben werden. Die Sekretion von Renin aus juxtaglomerulären Zellen wird im wesentlichen über 3 Mechanismen geregelt:
1. Intrarenale Barorezeptoren in der afferenten Arteriole. Sie führen zu einer Zunahme der Reninsekretion, wenn der renale Perfusionsdruck sinkt.
2. Macula densa. Eine Abnahme des Natriumchloridtransportes im distalen Tubulus an der Macula densa führt zu einer vermehrten Reninfreisetzung.
3. Sympathische Nerven zur Niere. Sie beeinflussen direkt die Reninsekretion. Die sympathische Reninfreisetzung wird dabei von den arteriellen und kardiopulmonalen Barorezeptoren tonisch inhibiert [4, 37].

Eine gleichzeitige verminderte Inhibition sowohl von Hoch- als auch Niederdruckrezeptoren ist für eine Zunahme der Reninsekretion notwendig [4, 20, 29]. Die verminderte tonische Inhibition des Vasomotorenzentrums bei Herzinsuffizienz führt zu einer gesteigerten Reninfreisetzung über das sympathische Nervensystem [29].

Mehrere Tierexperimente belegen die Rolle des Reninsystems bei der Entwicklung einer Herzinsuffizienz [51, 68]. Watkins verwendete eine experimentelle Konstriktion der V. cava inferior als Modell für eine Linksherzinsuffizienz. Der Blutdruckabfall führte initial zu einer Aktivierung des Reninsystems mit einem steilen Anstieg von Renin und Aldosteron. Auf diese Weise wurde der Blutdruckabfall schnell durch die vasokonstriktorische Wirkung des hohen Angiotensin-II-Spiegels nahezu ausgeglichen. In den darauffolgenden Tagen kam es aufgrund einer verminderten renalen Wasser- und Natriumexkretion zu einer Zunahme des Plasmavolumens. Innerhalb weniger Tage wurde ein Stadium der Kompensation erreicht, und der Blutdruck und die Aktivität des Renin-Angiotensin-Aldosteron-Systems kehrten wieder auf Ausgangswerte zurück. Konnte aufgrund einer schweren Herzinsuffizienz eine Kompensation nicht erreicht werden, so blieb die Plasmareninaktivität erhöht [68]. Parallel zu den tierexperimentellen Modellen ist beim Menschen die Reninaktivität im Stadium der akuten Dekompensation höher als während einer Phase der Kompensation [67]. In einem anderen Modell einer biventrikulären Herzinsuffizienz konnten Riegger et al. nach schneller ventrikulärer Stimulation zeigen, daß das Reninsystem zur Aufrechterhaltung des Blutdrucks und damit wesentlich zu dem erhöhten peripheren Gefäßwiderstand beiträgt [54]. Parallel zu diesen Beobachtungen zeigten klinische Studien, daß die Aktivität des Reninsystems bei bis zu 85% aller Patienten mit schwerer chronischer Herzinsuffizienz erhöht ist [46]. Die erhöhte Aktivität des Reninsystems bewirkt vergleichbar mit den tierexperimentellen Befunden durch eine Zunahme des Gefäßwiderstandes eine Aufrechterhaltung eines ausreichenden Blutdrucks. Angiotensin II führt am Glomerulum zu einer Vasokonstriktion des Vas efferens und hält somit die glomeruläre Filtrationsrate bei niedrigem renalem Perfusionsdruck konstant [28, 47]. Neben der diätetischen Natriumzufuhr bestimmen alle 3 oben angeführten Mechanismen die Höhe der Reninaktivität [29]. Zusätzlich wird die Reninsekretion durch Angiotensin II im Sinne einer negativen Rückkopplung vermindert. Die Hauptwirkungen der erhöhten Konzentration von zirkulierendem Angiotensin II sind:

direkte systemische Vasokonstriktion, Erhöhung des sympathischen Tonus durch vermehrte Noradrenalinfreisetzung an sympathischen Synapsen, Flüssigkeits- und Natriumretention durch Stimulation von Durst, der Aldosteronsynthese und der Vasopressinsekretion (Abb. 5) [15, 19, 23, 46].

Erst als Hemmstoffe des Angiotensin-II-Konversionsenzyms (ACE-Hemmer) am Menschen eingesetzt werden konnten, zeigte sich die große klinische Bedeutung des Reninsystems für die Entwicklung der Herzinsuffizienz. Bei nahezu 80% aller Patienten mit schwerer Herzinsuffizienz konnte nach einer Hemmung des Reninsystems eine symptomatische und hämodynamische Verbesserung in Ruhe und bei körperlicher Belastung beobachtet werden. Es kam sogar zu einer Zunahme der maximalen körperlichen Belastbarkeit [3, 9, 14, 34, 66].

Wahrscheinlich ist das Reninsystem sogar an der Progression der Herzinsuffizienz beteiligt. Eine Therapie mit dem ACE-Hemmer Captopril führte bei Ratten nach Myokardinfarkt zu einer längeren Überlebenszeit [48]. Erste Daten am Menschen gehen in dieselbe Richtung, denn ACE-Hemmer vermindern die progrediente Ventrikeldilatation und damit die Entwicklung einer Herzinsuffizienz nach Myokardinfarkt [49, 62]. Bei Patienten mit Herzinsuffizienz, die bereits in Ruhe symptomatisch und damit der funktionellen Klasse IV der NYHA zuzuordnen sind, konnte bereits gezeigt werden, daß eine Hemmung des Reninsystems zu einer verminderten Progression der Erkrankung führt (vgl. Abb. 3) [10]. Der genaue Mechanismus, durch den die Progression der Erkrankung vermindert wird, ist allerdings noch nicht bekannt. Möglicherweise spielen dabei nicht hämodynamische, sondern zelluläre Wirkungen des Reninsystems eine Rolle. Eine Hemmung des Reninsystems kann sowohl die Entwicklung einer Myokardhypertrophie verhindern als auch zu einer Regression einer bereits bestehenden Hypertrophie führen [16, 22, 26, 35, 42, 60]. Diese Wirkung scheint unabhängig von einer Änderung der Hämodynamik und somit Folge einer Hemmung des lokalen kardialen Reninsystems zu sein [22, 35]. Betrachtet man die Entwicklung einer Myokardhypertrophie als ein Vorstadium der Herzinsuffizienz, so ergeben sich aus den vorliegenden Befunden Hinweise dafür, daß nach einer myokardialen Schädigung mit Abnahme der Pumpleistung die Progression der Erkrankung von lokalen Wirkungen des Reninsystems beeinflußt werden kann.

Literatur s. S. 109

Pathophysiologie – Vasopressin-System

K. J. Osterziel

Bis zu 33% aller Patienten mit Herzinsuffizienz weisen erhöhte Vasopressinspiegel im Plasma auf. Ein für eine vorliegende Osmolalität erhöhtes Vasopressin wird durch ACE-Hemmer normalisiert. Die hämodynamische Bedeutung erhöhter Vasopressinspiegel ist allerdings noch nicht klar. Die Anwendung eines vaskulären Vasopressinantagonisten zeigte – bei einer geringen Patientenzahl mit erhöhtem Vasopressinspiegel – eine Verbesserung der Hämodynamik mit Abnahme des Gefäßwiderstandes und Zunahme des Herzzeitvolumens. Um die Bedeutung von Vasopressin abschließend beurteilen zu können, sind Untersuchungen an größeren Kollektiven notwendig.

Vaspressin wird als Prohormon in den Nuclei supraoptici und paraventriculares des Hypothalamus gebildet und neuronal in den Hinterlappen der Hypophyse transportiert [58, 59]. Während des Transportes erfolgt die Bildung des biologisch aktiven Vasopressin aus dem Prohormon. Die Sekretion von Vasopressin wird prinzipiell über 2 Mechanismen geregelt, nämlich die Osmolalität und das Blutvolumen. Wahrscheinlich kann Angiotensin II zusätzlich die Vasopressinsekretion stimulieren [5, 8, 11]. Eine Zunahme der Osmolalität führt zu einer vermehrten Freisetzung von Vasopressin, während eine Abnahme die Sekretion hemmt [61]. Die Regulation über die Osmolalität ist sehr sensitiv, da schon geringe Änderungen der Osmolalität große Änderungen der Vasopressinfreisetzung bewirken. Im Gegensatz dazu ist die Regulation über das Blutvolumen nicht sehr empfindlich. Erst eine Abnahme des Blutdrucks von mehr als 15 mm Hg führt zu einem meßbaren Anstieg von Vasopressin. Über diesen Mechanismus können aber Vasopressinkonzentrationen, die weit über der maximalen antidiuretischen Wirksamkeit liegen, erreicht werden. Ähnlich wie für die Reninsekretion üben kardiopulmonale und arterielle Barorezeptoren eine tonische Inhibition auf die Sekretion von Vasopressin aus (vgl. Abb. 4); [29, 37, 57].

Vasopressin wirkt auf 2 verschiedene Rezeptoren: V_1-Rezeptoren finden sich v. a. in Blutgefäßen und in der Leber. V_2-Rezeptoren kommen auf Tubuluszellen der Niere vor [39]. Die physiologische Wirkung von Vasopressin liegt in einer Regulation der renaltubulären Wasserresorption über eine Stimulation einer cAMPabhängigen Proteinkinase [40]. Am Gefäßmuskel bewirkt Vasopressin eine Konstriktion, die schon bei physiologischen Vasopressinkonzentrationen auftreten kann. Der Blutdruck steigt allerdings erst bei hohen Vasopressinspiegeln [12]. Dies ist auf eine Sensibilisierung des arteriellen Baroreflexes zurückzuführen. Eine Zunahme des Gefäßwiderstandes durch Vasopressin bewirkt eine reflektorische Abnahme des Sympathikotonus, so daß nur geringe Änderungen des Blutdrucks gemessen werden können [12].

In mehreren experimentellen Modellen der Herzinsuffizienz ist der Vasopressinspiegel erhöht [52, 55, 56, 64]. Der Vasopressinspiegel ist für die vorliegende Osmolalität inadäquat erhöht, so daß wahrscheinlich eine Stimulation von Vasopressin über Barorezeptoren vorliegt [52]. Dabei spielen verminderte afferente Impulse aus den Barorezeptoren des Hoch- und Niederdrucksystems die gleiche Rolle wie bei der Regulation der sympathischen Aktivität und der Reninsekretion: Eine verminderte tonische Inhibition über Barorezeptoren führt zu einer erhöhten Vasopressinsekretion. Die Bedeutung der erhöhten Vasopressinspiegel ist jedoch noch nicht ganz klar. Bei einem Modell mit 3fach erhöhten Vasopressinwerten führte die Blockade der vaskulären Vasopressinwirkungen nicht zu einer Änderung der Hämodynamik [55]. Im Gegensatz dazu führte bei Rechtsherzinsuffizienz ein V_1-Antagonist zu einer Abnahme des Gefäßwiderstandes und einer Zunahme des Herzzeitvolumens [56, 64].

Bei Patienten mit leichter Herzinsuffizienz finden sich normale Vasopressinspiegel [38]. Jedoch weisen bis zu 30% aller Patienten mit schwerer Herzinsuffizienz (NYHA III und IV) erhöhte Vasopressinkonzentrationen auf [2, 24, 53]. Liegt eine Hyponatriämie vor, so findet man sogar bei ca. 80% aller Patienten erhöhte Vasopressinwerte [65]. Riegger et al. erklärten die für die Osmolalität zu hohen Vasopressinkonzentrationen über verminderte afferente Signale aus arteriellen Barorezeptoren [53]. Ein wesentlicher Beitrag von Afferenzen aus Niederdruckrezeptoren konnte jedoch nicht ausgeschlossen werden. In 2 Studien wurden die hämodynamischen Wirkungen von Vasopressin mittels eines selektiven vaskulären Antagonisten (V_1-Antagonisten) untersucht [14, 43]. Der V_1-Antagonist führte bei normalen Vasopressinkonzentrationen zu keinen signifikanten Änderungen der Hämodynamik. Creager et al. fanden bei 3 Patienten erhöhte Vasopressinspiegel. Bei diesen Patienten führte der V_1-Antagonist zu einer Abnahme des Blutdrucks und des peripheren Gefäßwiderstandes sowie zu einer Zunahme des Herzzeitvolumens [14]. Bei einem Patienten mit stark erhöhtem Vasopressinspiegel kam es zu einem ausgeprägten Abfall des Widerstandes und zu einer gefährlichen Hypotonie. Dieser Patient verstarb kurze Zeit später an irreversiblem Herzversagen [43]. Besondere Vorsicht ist deshalb bei der Anwendung von Vasopressinantagonisten bei Patienten mit schwerster Herzinsuffizienz geboten.

Vasopressin scheint demnach bei einigen Patienten mit Herzinsuffizienz an der Aufrechterhaltung des Blutdrucks durch Vasokonstriktion beteiligt zu sein. Da bisher allerdings nur eine geringe Zahl von Patienten untersucht wurde, sollten vor einer endgültigen Beurteilung weitere Studien an größeren Patientenkollektiven abgewartet werden.

Literatur zu Pathophysiologie – Hämodynamik und Reflexe/Renin-Angiotensin-Aldosteron-System/Vasopressin-System

1. Abboud FM, Thames MD (1983) Interaction of cardiovascular reflexes in circulatory control. In: Shepherd JT et al. (eds) The cardiovascular system III. Waverly, Baltimore (Handbook of physiology, pp 675–753)

2. Anand IS, Ferrari R, Kalra GS, Wahi PL, Poole-Wilson PA, Harris PC (1989) Edema of cardiac origin. Studies of body water and sodium, renal function, hemodynamic indexes, and plasma hormones in untreated congestive heart failure. Circulation 80:299–305
3. Atkinson AB, Robertson JIS (1979) Captopril in the treatment of clinical hypertension and cardiac failure. Lancet 836–839
4. Bishop VS, Malliani A, Thoren P (1983) Cardiac mechanoreceptors. In: Shepherd JT et al. (eds) The cardiovascular system III. Waverly, Baltimore (Handbook of physiology, pp 497–555)
5. Bonjour JP, Malvin RL (1970) Stimulation of ADH release by the reninangiotensin system. Am J Physiol 218:1555–1559
6. Braunwald E (1988) Pathophysiology of heart failure. In: Braunwald E (ed) Heart disease. Saunders, Philadelphia PA, pp 426–448
7. Braunwald E, Sonnenblick EH, Ross J (1988) Mechanisms of cardiac contraction and relaxation. In: Braunwald E (ed) Heart disease. Saunders, Philadelphia PA, pp 383–425
8. Brunner DB, Burnier HR (1983) Plasma vasopressin in rats: effect of sodium, angiotensin and catecholamines. Am J Physiol 244:H259–H265
9. Cannon PJ (1983) A placebo-controlled trial of captopril in refractory chronic congestive heart failure. J Am Coll Cardiol 2:755–763
10. CONSENSUS Trial Study Group (1987) Effects of enalapril on mortality in severe congestive heart failure. N Engl J Med 316:1429–1435
11. Cowley AW, Switzer SJ, Skeleton MM (1981) Vasopressin, fluid and electrolyte response to chronic angiotensin II infusion. Am J Physiol 240:R130–R138
12. Cowley AW, Qillen ED, Skelton MM (1983) Role of vasopressin in cardiovascular regulation. Fed Proc 42:No 15
13. Craeger MA, Massie BM, Faxon DP et al. (1985) Acute and long-term effects of enalapril on the cardiovascular response to exercise and exercise tolerance in patients with congestive heart failure. J Am Coll Cardiol 6:163–170
14. Creager MA, Faxon DP, Cutler SS et al. (1986) Contribution of vasopressin to vasoconstriction in patients with congestive heart failure: Comparison with the reninangiotensin system and the sympathetic nervous system. J Am Coll Cardiol 7:758–766
15. Distler A (1988) Hemmstoffe des Angiotensin-Conversionsenzyms (ACE-Hemmer). Dtsch Ärztebl 44:3071–3073
16. Dunn FG, Oigman W, Ventura HO, Messerli FH, Kobrin I, Frohlich ED (1984) Enalapril improves systemic and renal hemodynamics and allows regression of left ventricular mass in essential hypertension. Am J Cardiol 53:105–108
17. Dzau VJ (1988) Circulating vs localrenin-angiotensin system in cardiovascular homeostasis. Circulation [Suppl I] 77:I-4–I-13
18. Eckberg DL, Drabinsky M, Braunwald E (1971) Defective cardiac parasympathetic control in patients with heart disease. N Engl J Med 285:877–883
19. Edwards CRW, Padfield PL (1985) Angiotensin-converting enzyme inhibitors: Past, present, and bright future. Lancet 30–34
20. Egan B, Fitzpatrick A, Julius S (1987) The heart and the regulation of renin. Circulation [Suppl I] 75:I-130–I-133
21. Ellenbogen KA, Mohanty PK, Szentpetery S, Thames MD (1989) Arterial baroreflex abnormalities in heart failure. Reversal after orthotopic cardiac transplantation. Circulation 79:51–58
22. Foult JM, Tavolaro O, Antony I, Nitenberg A (1988) Direct myocardial and coronary effects of enalaprilat in patients with dilated cardiomyopathy: Assessment by a bilateral intracoronary infusion technique. Circulation 77:337–344
23. Francis GS (1988) Neuroendocrine manifestations of congestive heart failure. Am J Cardiol 62:9A–13A
24. Goldsmith SR, Francis GS, Cowley AW, Levine TB, Cohn JN (1983) Increased plasma arginine vasopressin levels in patients with congestive heart failure. J Am Coll Cardiol 6:49–52
25. Goldstein RE, Beiser GD, Stampfer M, Epstein SE (1975) Impairment of autonomically mediated heart rate control in patients with cardiac dysfunction. Circ Res 36:571–578

26. Grandi AM, Venco A, Barzizza F, Casadei B, Marchesi E, Finardi G (1989) Effect of enalapril on left ventricular mass and performance in essential hypertension. Am J Cardiol 63:1093–1097
27. Greenberg TT, Richmond WT, Stocking RA, Gupta PD, Meehan JP, Henry JP (1973) Impaired atrial receptor responses in dogs with heart failure due to tricuspid insufficiency and pulmonary artery stenosis. Circ Res 32:424–433
28. Hall JE, Guyton AC, Jackson TE, Coleman TG, Lohmeier TE, Trippodo NC (1977) Control of glomerular filtration rate by renin-angiotensin system. Am J Physiol 233:F366–F372
29. Hirsch AT, Dzau VJ, Creager MA (1987) Baroreceptor function in congestive heart failure: Effect on neurohumoral activation and regional vascular resistance. Circulation [Suppl IV] 75:IV36–IV48
30. Hoffman H, Covell J (1984) Relationship between ejection phase indices of performance and myocardial function during the development of pressure overload hypertrophy. Am Heart J 107:738–744
31. Ischikawa I, Pfeffer JM, Pfeffer MA, Hostetter TH, Brenner BM (1984) Role of angiotensin II in the altered renal function of congestive heart failure. Circ Res 55:669–675
32. Jin M, Wilhelm MJ, Lang RE, Lindpainter K, Ganten D (1988) Endogenous tissue renin-angiotensin systems. From molecular biology to therapy. Am J Med [Suppl 3 A] 84:28–36
33. Katz AM (1990) Cardiomyopathy of overload. A major determinant of prognosis in congestive heart failure. N Engl J Med 322:100–110
34. Kramer BL, Massie BM, Topic N (1983) Controlled trial of captopril in chronic heart failure: A rest and exercise hemodynamic study. Circulation 67:807–816
35. Kromer EP, Riegger GAJ (1988) Effects of long-term angiotensin converting enzyme inhibition on myocardial hypertrophy in experimental aortic stenosis in the rat. Am J Cardiol 62:161–163
36. Lindpainter K, Jin M, Wilhelm MJ, Suzuki F (1988) Intracardiac generation of angiotensin and its physiologic role. Circulation [Suppl I] 77:I-18–I-23
37. Mancia G, Mark AL (1983) Arterial baroreflexes in humans. In: Shepherd JT et al. (eds) The cardiovascular system III. Waverly, Baltimore (Handbook of physiology, pp 755–813)
38. Manthey J, Dietz R, Hackenthal E et al. (1984) Linksventrikuläre Funktion und Aktivität vasopressorischer Systeme bei Patienten mit chronischer Herzinsuffizienz. Z Kardiol 73:279–288
39. Michell RH, Kirk C, Billah MM (1979) Hormonal stimulation of phosphoinositol breakdown with particular reference to the heaptic effects of vasopressin. Biochem Soc Trans 7:861–865
40. Morel F (1981) Sites of hormone action in the mammalian nephron. Am J Physiol 240.F159–F164
41. Morris BJ, Davis JO, Zatzman ML, Williams GM (1977) The renin-angiotensin-aldosterone system in rabbits with congestive heart failure produced by aortic constriction. Circ Res 40:275–282
42. Nakashima Y, Fouad FM, Tarazi RC (1984) Regression of left ventricular hypertrophy from hypertension by enalalpril. Am J Cardiol 53:1044–1049
43. Nicod P, Waeber B, Bussin J-P et al. (1985) Acute hemodynamic effect of a vascular antagonist of vasopressin in patients with congestive heart failure. Am J Cardiol 55:1043–1047
44. Osterziel KJ, Dietz R, Schmid W, Kübler W (1988) Reflektorische Regulation der Herzfrequenz bei herzinsuffizienten Patienten. Z Kardiol 77:576–581
45. Osterziel KJ, Dietz R, Schnmid W, Mikulaschek K, Kübler W (1989) ACE Inhibitors improve vagal reactivity in patients with heart failure. Eur Heart J [Suppl] 10:228
46. Packer M (1985) Is the renin-angiotensin system really unnecessary in patients with severe chronic heart failure: The price we pay for interfering with evolution. J Am Coll Cardiol 6:171–173
47. Packer M (1987) Why do the kidneys release renin in patients with congestive heart failure? A nephrocentric view of converting-enzyme inhibition. Am J Cardiol 60:179–183
48. Pfeffer MA, Pfeffer JM, Steinberg C, Finn P (1985) Survival after an experimental myocardial infarction: beneficial effects of long-term therapy with captopril. Circulation 72:406–412
49. Pfeffer MA, Lamas GA, Vaughan DE, Parisi AF, Braunwald E (1988) Effect of captopril on progressive ventricular dilatation after anterior myocardial infarction. N Engl J Med 319:80–86

50. Re R, Rovigatti U (1988) New approaches to the study of the cellular biology of the cardiovascular system. Circulation [Suppl I] 77:I-14–I-17
51. Riegger AJG (1985) Neurohumoral vasoconstrictor systems in heart failure. Eur Heart J 6:479–489
52. Riegger AJG, Liebau G (1982) The renin-angiotensin-aldosterone system, antidiuretic hormone and sympathetic nerve activity in an experimental model of congestive heart failure in the dog. Clin Sci 62:465–469.
53. Riegger AJG, Liebau G, Kochsiek K (1982) Antidiuretic hormone in congestive heart failure. Am J Med 72:49–52
54. Riegger GAJ, Liebau G, Holzschuh M, Witkowsky D, Steilner H, Kochsiek K (1984) Role of the renin-angiotensin system in the development of congestive heart failure in the dog as assessed by chronic converting-enzyme blockade. Am J Cardiol 53:614–618
55. Riegger AJG, Liebau G, Bauer E, Kochsiek K (1985) Vasopressin and renin in high output heart failure of rats: Hemodynamic effects of elevated plasma hormone levels. J Cardiovasc Pharmacol 7:1–5
56. Riegger AJG, Albert M, Kochsiek K (1988) Cardiovascular effects of AVP and ANG in experimental pulmonic stenosis in rats. Am J Physiol 254:H438–H442
57. Robertson GL (1986) Osmotic and hemodynamic control of vasopressin: Functional and anatomical relationships. Adv Physiol Sci 11:537–546
58. Russel JT, Brownstein MJ, Gainer H (1981) Time course of appearance and relese of cysteine-labelled neurophysins and peptides in the neurohypophysis. Brain Res 205:299–311
59. Sachs H, Portanova R, Haller EW, Share L (1987) Cellular process concerned with vasopressin biosynthesis, storage and release. In: Stutinsky F (ed) Neurosecretion. Springer, Berlin Heidelberg New York Tokyo
60. Schmieder RE, Messerli FH, Garavaglia GE, Nunez B, MacPhee AA, Re RE (1988) Does the renin-angiontensin-aldosterone system modify cardiac structure and function in essential hypertension? Am J Med [Suppl 3A] 84:136–139
61. Schrier RW, Berl T, Anderson RJ (1979) Osmotic and nonosmotic control of vasopressin release. Am J Physiol 236:F321–F332
62. Sharpe N, Murphy J, Smith H, Hannan S (1988) Treatment of patients with symptomless left ventricular dysfunction after myocardial infarction. Lancet 8580:255–259
63. Spann JF, Buccino RA, Sonnenblick EH, Braunwald E (1967) Contractile state of cardiac muscle obtained from cats with experimentally produced ventricular hypertrophy. Circ Res 21:341–348
64. Stone CK, Chang-seng L, Naoaki I, Sakamoto S, Sladek C, Hood WB (1988) Short-term hemodynamic effects of vasopressin V1-receptor inhibition in chronic right-sided congestive heart failure. Circulation 78:1251–1259
65. Szatalowicz VL, Arnold PE, Chaimovitz C, Bichet D, Berl T, Schrier RW (1981) Radioimmunoassay of plasma arginine vasopressin in hyponatremic patients with congestive heart failure. N Engl J Med 305:263–269
66. Todd PAR, Heel RC (1986) Enalapril: A review of its pharmacodynamic and pharmacokinatic properties, and therapeutic use in hypertension and congestive heart failure. Drugs 31:198–248
67. Verdecchia P, Schillaci G, Guerrieri M, Gatteschi C, Benemio G, Boldrini F, Porcellati C (1990) Circadian blood pressure changes and left ventricular hypertrophy in essential hypertension. Circulation 81:528–536
68. Watkins L, Burton JA, Haber E, Cant JR, Smith FW, Barger AC (1976) The renin-angiotensin-aldosterone system in congestive failure in conscious dogs. J Clin Invest 57:1606–1617
69. Weber KT, Janicki JS, Shroff SG, Pick R, Chen RM, Bashey RI (1988) Collagen remodeling of the pressure-overloaded, hypertrophied nonhuman primate myocardium. Circ Res 62:757–765
70. Wilson JR, Douglas P, Hickey WF, Lanoce V, Ferraro N, Muhammad A, Reichek N (1987) Experimental congestive heart failure produced by repid ventricular pacing in the dog: Cardiac effects. Circulation 75:857–867
71. Zucker IH, Earle A, Gilmore J (1977) The mechanism of adaptation of left atrial stretch receptors in dogs with chronic heart failure. J Clin Invest 60:323–331

Überblick für die Praxis

Der in der biologisch aktiven, zirkulierenden Form aus 28 Aminosäuren beste-hende atriale natriuretische Faktor (ANF) wird überwiegend in atrialen Kardio-myozyten synthetisiert und gespeichert. Als bedeutendster Stimulus für die Frei-setzung von ANF aus dem Herzen wird die kardiale Wandspannung angesehen.

ANF besitzt potente diuretische, natriuretische und vasodilatatorische Eigen-schaften. Darüber hinaus vermindert ANF die Aktivität des Renin-Angiotensin-Systems, reduziert die Sekretion von Aldosteron und Vasopressin und hemmt die reflektorische Aktivierung des peripheren Sympathikus. ANF vereinigt somit eine Kombination von Eigenschaften, die denen entsprechen, welche nach dem derzei-tigen Konzept der Behandlung der Herzinsuffizienz durch eine medikamentöse Therapie angestrebt werden:

Eigenschaften von ANF:	*Vergleichbare medikamentöse Therapie:*
– Steigerung von Diurese und Natriurese,	Schleifendiuretika,
– Vasodilatation,	Nitroprussidnatrium,
– Hemmung des Renin-Angiotensin-Systems,	ACE-Hemmer,
– Hemmung der Aldosteronsekretion,	Spironolacton,
– Hemmung des Sympathikus.	ACE-Hemmer.

Die Wirkungen von ANF werden nach Bindung an spezifische Rezeptoren und Aktivierung der partikulären Guanylatzyklase über Bildung von cGMP vermit-telt. Durch Endopeptidasen wird das zirkulierende ANF in eine biologisch unwirksame Form überführt. Die Halbwertszeit von ANF liegt zwischen 1–2 min.

ANF bei Herzinsuffizienz

Aufgrund erhöhter kardialer Füllungsdrücke kommt es bei Herzinsuffizienz zu einer gesteigerten atrialen sowie gegenüber Herzgesunden auch quantitativ bedeutsamen ventrikulären Synthese und Freisetzung von ANF. Die bei akuter und chronischer Herzinsuffizienz deutlich erhöhten Plasmakonzentrationen von ANF reichen jedoch nicht aus, um die bei der Herzinsuffizienz eingeschränkte

Volumenregulationsreserve zu normalisieren und die Aktivierung vasokonstriktorischer Systeme zu neutralisieren. Die in tierexperimentellen Modellen der Herzinsuffizienz nach Gabe von monoklonalen Antikörpern gegen ANF zu beobachtende Verschlechterung der Flüssigkeits- und Elektrolythomöostase sowie der hämodynamischen Situation macht jedoch eine stabilisierende Rolle des Peptids in der Herzinsuffizienz wahrscheinlich.

Die Wirksamkeit einer Erhöhung der Plasmakonzentrationen von ANF (z. B. durch exogene Applikation oder nach Hemmung des enzymatischen Abbaus) bei Patienten mit Herzinsuffizienz läßt an therapeutische Einsatzmöglichkeiten denken. Die Höhe der Plasmakonzentrationen von endogenem ANF ist darüber hinaus nicht nur von prognostischer Bedeutung, sondern erlaubt zumindest im Einzelfall eine Abschätzung von Krankheitsverlauf und Therapieerfolg.

Pathophysiologie – ANF-System

M. Haass

Den zahlreichen bei Herzinsuffizienz stimulierten vasopressorischen Systemen steht als bedeutsamer endogener Gegenspieler der atriale natriuretische Faktor (ANF) gegenüber.

Untersuchungen von Gauer et al. wiesen bereits in den 50er und 60er Jahren auf die Bedeutsamkeit der Herzvorhöfe für die Flüssigkeitshomöostase hin (Gauer u. Henry 1963). Den Herzvorhöfen wurde aufgrund von dort lokalisierten Niederdruckbarorezeptoren die Fähigkeit zugeschrieben, die Höhe des intravasalen Blutvolumens zu registrieren (im Originaltext "to sense the fullness of the blood stream") und somit die Funktionsleistung der Niere über die Höhe der kardialen Füllungsdrücke zu modulieren. Die Existenz eines schon damals postulierten zirkulierenden natriuretischen Hormons wurde erst 1981 durch de Bold et al. belegt.

Der aus Vorhofgewebe isolierte atriale natriuretische Faktor (ANF) wird zunächst als Prohormon (hANF 1–126) synthetisiert und als solches in atrialen Granula gespeichert. Als bedeutendster Stimulus für die Freisetzung von ANF aus den Vorhöfen gilt die Vorhofdehnung. Ein spezifischer neuronaler oder humoraler Regulationsmechanismus der kardialen ANF-Freisetzung wurde bislang nicht beschrieben. Auf welche Weise der mechanische Dehnungsreiz in eine Freisetzung des Peptids umgesetzt wird, ist bislang ebenso wie die Rolle des Kalziums umstritten. Während der Freisetzung entsteht durch enzymatische Spaltung das aktive, aus 28 Aminosäuren bestehende ANF (hANF 99–126). Die Halbwertszeit des Peptids in der Zirkulation beträgt aufgrund einer raschen, insbesondere renalen Elimination sowie eines effektiven enzymatischen Abbaus durch Endopeptidasen ca. 1–2 min, was sich in einer hohen arteriovenösen Differenz der Plasma-ANF-Konzentrationen ausdrückt. Zu den wichtigsten Zielorganen für zirkulierendes ANF zählen die Niere, die Nebenniere und das Gefäßsystem (Abb. 1). Durch afferente Vasodilatation glomerulärer Arteriolen bei gleichzeitiger efferenter Vasokonstriktion induziert ANF bei unverändertem glomerulärem Plasmafluß einen Anstieg der glomerulären Filtrationsrate (GFR). Darüber hinaus wird ein direkter Angriffspunkt an den distalen Sammelrohren der Niere mit konsekutivem Anstieg der relativen Natriumexkretion diskutiert. Zu einer anhaltenden Steigerung des renalen Blutflusses scheint es durch ANF nicht zu kommen. Zirkulierendes Aldosteron wird einerseits durch einen direkten Angriffspunkt von ANF an der Nebenniere, andererseits durch eine ANF-induzierte Hemmung der Reninfreisetzung aus juxtaglomerulären Zellen vermindert. ANF hemmt die Freisetzung von Vasopressin und die Sympathikusaktivität. Darüber hinaus stellt ANF einen potenten Vasodilatator dar, der nicht nur am arteriellen Schenkel angreift,

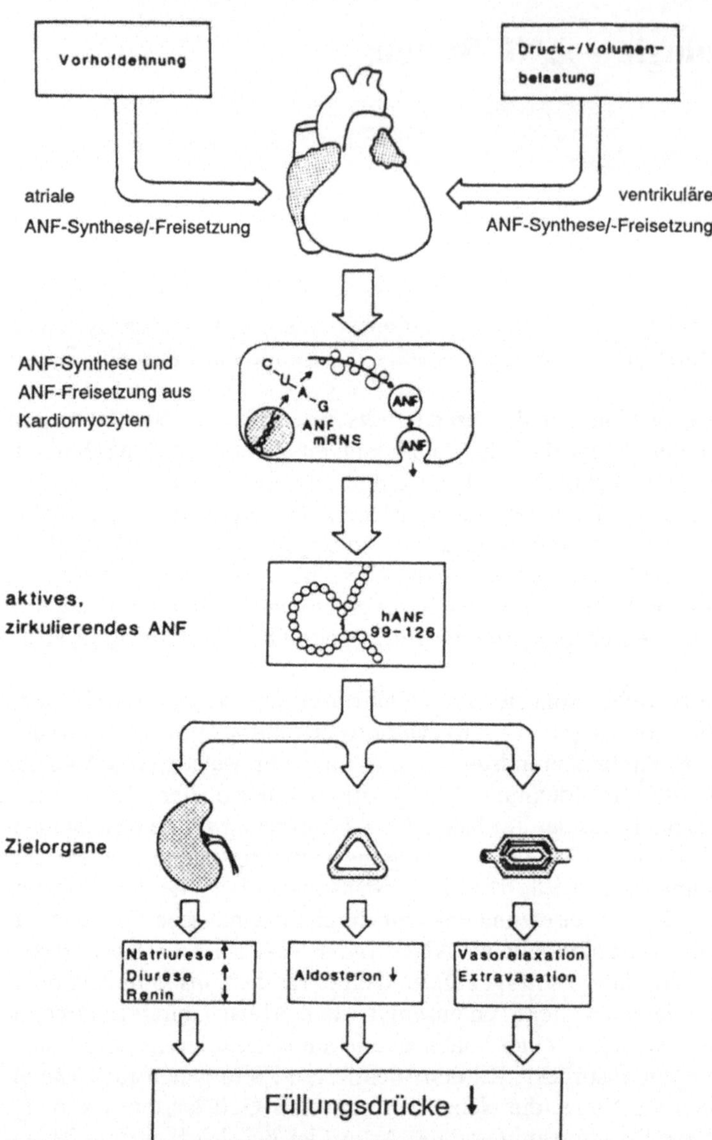

Abb. 1. Das kardiale ANF-System und seine Regulation. Kardiale ANF-Synthese und ANF-Freisetzung werden durch die Höhe der kardialen (atrialen und ventrikulären) Wandspannung moduliert. Durch Interaktion mit den Zielorganen, wie Niere, Nebennierenrinde und Gefäßsystem, induziert zirkulierendes ANF eine Verminderung der kardialen Füllungsdrücke und damit eine Hemmung der eigenen Synthese und Freisetzung aus dem Herzen im Sinne eines negativen Rückkopplungsmechanismus.

sondern auch durch Zunahme der venösen Kapazität („venous pooling") die Vorlast vermindert. Ob letzteres möglicherweise auf eine Nettoabnahme der kapillären Flüssigkeitsbilanz infolge ANF-induzierter Plasmaextravasation mit hierdurch vermindertem „venous return" zurückzuführen ist, ist momentan noch nicht ausreichend geklärt.

Die Wirkung von ANF wird durch einen spezifischen, sog. A-Rezeptor vermittelt, welcher mit der partikulären Guanylatzyklase als Second-messenger-System gekoppelt ist. Daneben wurde ein kleinerer, sog. C-Rezeptor beschrieben, der nicht an die Guanylatzyklase gekoppelt ist, relativ unspezifisch auch Abbauprodukte von ANF bindet und möglicherweise eine Clearancefunktion besitzt.

Zur eingehenden Lektüre seien die angeführten Übersichtsartikel empfohlen (Ballermann u. Brenner 1986; Dietz et al. 1991; Goetz 1988; Needleman et al. 1989; Zeidel u. Brenner 1987).

Man könnte nun vermuten, daß die eingeschränkte Volumenregulationsreserve bei Patienten mit Herzinsuffizienz auf eine inadäquate ANF-Sekretion zurückzuführen ist. In zahlreichen Untersuchungen konnte jedoch gezeigt werden, daß unabhängig von Art und Dauer der zugrundeliegenden kardialen Erkrankung die Plasma-ANF-Konzentrationen sowohl in Ruhe als auch unter Belastungsbedingungen eine unveränderte Beziehung zu den kardialen Füllungsdrücken bzw. der Vorhofgröße aufweisen (Übersicht bei Dietz et al. 1991). Auch bei chronischer Herzinsuffizienz steht die Freisetzung von ANF aus den Herzvorhöfen in direkter Beziehung zu der rechts- bzw. linksatrialen Wandspannung (Abb. 2; Haass et al. 1988a). Die bei chronischer Stimulation erhöhten Plasma-ANF Konzentrationen werden jedoch nicht nur durch Steigerung der atrialen ANF-

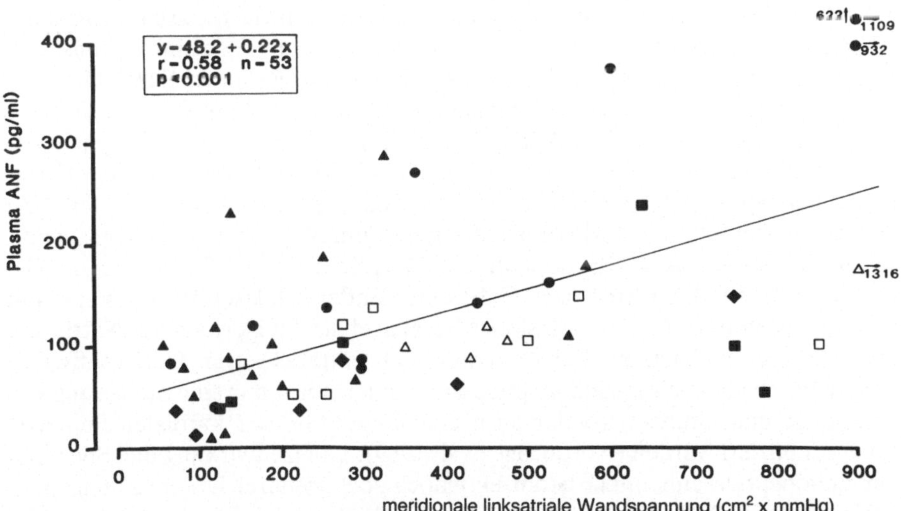

Abb. 2. Abhängigkeit der Plasma-ANF-Spiegel von der Höhe der meridionalen linksatrialen Wandspannung (Vorhofdruck · Vorhofgröße) bei Patienten mit chronischer Herzinsuffizienz und unterschiedlichen kardialen Grunderkrankungen (△ Aorteninsuffizienz; ▲ Aortenstenose; ● dilatative Kardiomyopathie; □ Mitralinsuffizienz; ■ Mitralstenose; ◆ kombinierte Herzklappenerkrankung). (Mod. nach Haass et al. 1988a)

Synthese (Haass et al. 1990) sondern auch durch ventrikuläre ANF-Synthese gewährleistet. (Dietz et al. 1989, 1991). Während bei herzgesunden Patienten zirkulierendes ANF vorwiegend aus beiden Herzvorhöfen stammt, wird durch Druck- und/oder Volumenbelastung der Herzkammern eine ventrikuläre Synthese von ANF induziert, welche einen quantitativ bedeutsamen Beitrag zu den bei Herzinsuffizienz erhöhten Plasma-ANF-Konzentrationen leistet (Yasue et al. 1989). Natriumretention und Ödembildung bei Herzinsuffizienz entstehen somit trotz erhöhter Plasma-ANF-Konzentrationen. Die offenbar unzureichende renale Wirkung von ANF bei Patienten mit Herzinsuffizienz muß somit andere Ursachen haben. Hierzu zählen möglicherweise die Sekretion biologisch nicht oder weniger aktiver Formen von ANF, die „down"-Regulation funktionell gekoppelter ANF-Rezeptoren sowie das Überspielen der Wirkungen von ANF durch gleichzeitige Aktivierung vasopressorischer Systeme. Auch wenn die physiologische Rolle von ANF bei normalen Plasmakonzentrationen des Peptids momentan kontrovers diskutiert wird (Espiner u. Richards 1989, Goetz 1990), weist die Verschlechterung der hämodynamischen Situation sowie der Flüssigkeits- und Elektrolythomöostase nach Applikation von monoklonalen Antikörpern gegen ANF im Tiermodell auf eine funktionelle Bedeutsamkeit von ANF bei der Herzinsuffizienz hin (Awazu et al. 1989). Hierfür sprechen auch erste Ansätze, ANF als Therapeutikum einzusetzen.

Während die systemische Applikation von supraphysiologischen ANF-Konzentrationen aufgrund einer durch ANF verminderten reflektorischen Aktivierung des autonomen Nervensystems sowie des Renin-Angiotensin-Systems zu unerwünschten und teilweise paradoxen Reaktionen, wie z. B. therapiebedürftigen Hypotonien oder fehlender Diuresesteigerung, führt, konnte bei Infusion niedriger, zu auch unter pathophysiologischen Bedingungen nachweisbaren Plasma-ANF-Spiegeln führender ANF-Konzentrationen eine über Tage hinweg konstante Steigerung der Diurese beobachtet werden (Espiner u. Richards 1989). Die Notwendigkeit einer intravenösen Applikation des Peptids limitiert jedoch seine Anwendbarkeit im klinischen Alltag. Mit der Entwicklung auch oral applizierbarer Endopeptidasenhemmer wurde ein erster Schritt zur Erweiterung des therapeutischen Spektrums unternommen. Die Endopeptidasenhemmer rufen eine Steigerung der Plasma-ANF-Konzentrationen durch Hemmung des enzymatischen Abbaus von ANF (Endopeptidase 24.11 oder EC 3.4.24.11) hervor. Bei gesunden Probanden wurde nach Gabe eines Endopeptidasenhemmers eine mit niedrigkonzentrierten ANF-Infusionen vergleichbare Steigerung von Natriurese und Diurese beobachtet. Bei Patienten mit mittelschwerer Herzinsuffizienz konnte durch Gabe eines Endopeptidasenhemmers nicht nur eine Steigerung von Natriurese und Diurese, sonder auch eine Reduktion der kardialen Füllungsdrücke induziert werden (Northridge et al. 1989). Langzeitwirkung und Spezifität der Endopeptidasenhemmer bedürfen jedoch noch weiterer Untersuchungen.

Eine weitere Bedeutung dürfte ANF möglicherweise als Diagnostikum erlangen. Die Höhe der Plasma-ANF-Konzentrationen läßt nicht nur Rückschlüsse auf den Schweregrad der vorliegenden Herzinsuffizienz zu, sondern ist auch von prognostischer Bedeutung (Gottlieb et al. 1989). So weisen Patienten mit deutlich erhöhten Plasma-ANF-Konzentrationen eine signifikant gesteigerte Mortalität

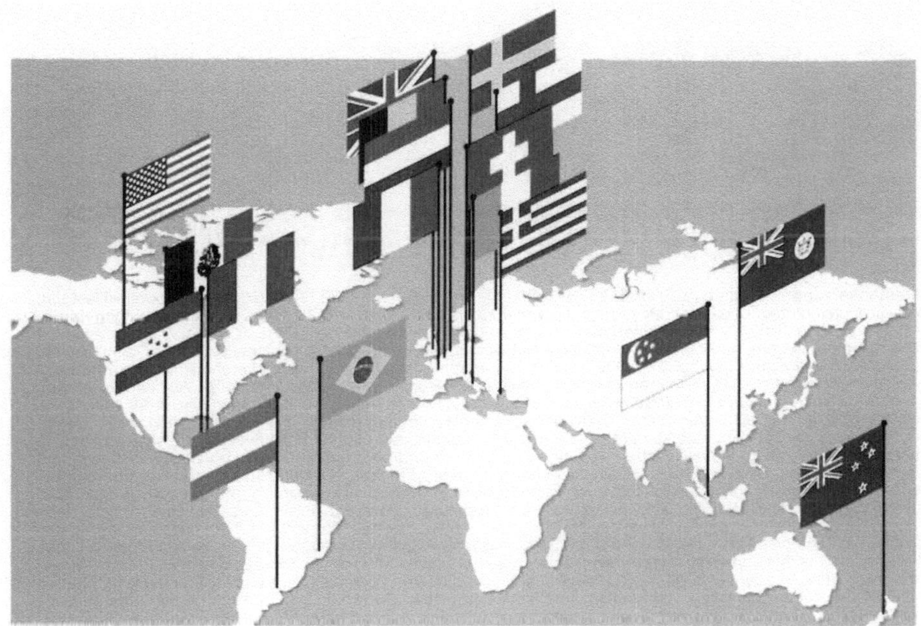

Jetzt auch bei
Herzinsuffizienz

ACERBON®

bei allen Graden der Herzinsuffizienz

● verbessert Belastbarkeit
und Lebensqualität
durch 24 h Herzentlastung

● ausgezeichnete Verträglichkeit

● gute Compliance durch
1 x tägliche Einnahme

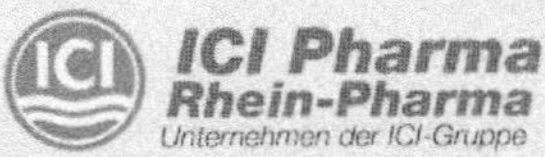

ICI Pharma
Rhein-Pharma
Unternehmen der ICI-Gruppe

ACERBON®

bei allen Graden der Herzinsuffizienz

Zusammensetzung: 1 Tablette ACERBON 2,5/5/10/20 (mit Bruchrille) enthält 2,5/5/10/20 mg Lisinopril. Hilfsstoffe: Mannit, Calciumhydrogenphosphat, Magnesiumstearat. Farbstoff E172 (ACERBON 5/10/20). **Anwendungsgebiete:** Hypertonie, Herzinsuffizienz – in Kombination mit Diuretika und insbesondere bei schwerer Herzinsuffizienz auch mit Digitalis. **Gegenanzeigen:** Lisinoprilüberempfindlichkeit; anamnestisch bekanntes angioneurotisches Ödem; Nierenarterienstenose beidseits oder bei Einzelniere; nach Nierentransplantation; schwere Niereninsuffizienz (Kreatinin-Clearance < 30 ml/min); Dialyse; Mitral- oder Aortenklappenstenose, andere linksventrikuläre Ausflußbehinderungen; primärer Hyperaldosteronismus; Schwangerschaft; Stillzeit; Kinder. Sehr kritische Nutzen-Risiko-Abwägung bei Proteinurie (> 1 g/Tag), schweren Elektrolytstörungen, gestörter Immunreaktion, Kollagenkrankheit, Therapie mit immunsuppressiv wirkenden Medikamenten, Allopurinol, Procainamid, Lithium. **Hinweise:** Vor Therapiebeginn Nierenfunktion überprüfen. Intensive Überwachung von Blutdruck und/oder bestimmten Laborwerten insbesondere zu Therapiebeginn bei Salz- und/oder Flüssigkeitsmangel, eingeschränkter Nierenfunktion, schwerer oder renaler Hypertonie, Patienten > 65 Jahren, schwerer Herzinsuffizienz. **Nebenwirkungen:** <u>Herz-Kreislauf:</u> Gelegentlich Hypotonie (Symptome: Schwindel, Schwächegefühl, Sehstörungen, selten Synkopen; Einzelberichte für ACE-Hemmer: Tachykardie, Palpitationen, Arrhythmien, Brustschmerz, Angina pectoris, Herzinfarkt, TIA, cerebraler Insult), insbesondere bei Therapiebeginn, bei Patienten mit Salz- und/oder Flüssigkeitsmangel (z.B. Diuretikavorbehandlung), mit Herzinsuffizienz, mit schwerer oder renaler Hypertonie, bei Dosiserhöhung von Diuretika oder ACERBON. <u>Niere:</u> Gelegentlich Auftreten oder Verstärkung von Nierenfunktionsstörungen, vereinzelt bis akutes Nierenversagen. Selten vermehrte Proteinurie. <u>Atemwege:</u> Gelegentlich trockener Reizhusten, Bronchitis, selten Atemnot, Sinusitis, Rhinitis, Bronchospasmus, Glossitis, Mundtrockenheit. Vereinzelt Beteiligung von Kehlkopf, Rachen und/oder Zunge bei durch ACE-Hemmer ausgelöstem angioneurotischem Ödem. Gegenmaßnahmen siehe Fach- oder Gebrauchsinformation. <u>Magen-Darm-Trakt:</u> Gelegentlich Übelkeit, Oberbauchbeschwerden, Verdauungsstörungen, selten Erbrechen, Durchfall, Verstopfung, Appetitlosigkeit. Unter ACE-Hemmer-Therapie vereinzelt cholestatischer Ikterus, Leberfunktionsstörung, Hepatitis, Pankreatitis und Ileus. <u>Haut/Gefäße:</u> Gelegentlich allergische Hautreaktionen wie Exanthem, selten Urtikaria, Pruritus sowie angioneurotisches Ödem mit Beteiligung von Lippen, Gesicht und/oder Extremitäten. Einzelfälle von Erythema multiforme und Stevens-Johnson-Syndrom. Hautveränderungen vereinzelt begleitet von Fieber, Myalgien, Arthralgien/Arthritis, Vaskulitiden, Eosinophilie, Leukozytose, erhöhter BSG und/oder erhöhten ANA-Titern. Vereinzelt Diaphorese und Flush. Bei Verdacht auf schwerwiegende Hautreaktion sofort behandelnden Arzt aufsuchen, ggf. ACERBON-Therapie abbrechen. Vereinzelt unter ACE-Hemmer-Therapie psoriasiforme Hautveränderungen, Photosensibilität, Alopezie, Onycholyse, Verstärkung einer Raynaud-Symptomatik. <u>Nervensystem:</u> Gelegentlich Kopfschmerz, Müdigkeit, selten Benommenheit, Depressionen, Schlafstörungen, Impotenz, Parästhesien, Gleichgewichtsstörungen, Muskelkrämpfe, Verwirrtheit, Änderungen der Gemütslage, Ohrensausen, verschwommenes Sehen, Geschmacksveränderungen oder vorübergehender Geschmacksverlust. <u>Laborwerte:</u> Gelegentlich Abfall von Hämoglobinkonzentration, Hämatokrit, Leukozyten- oder Thrombozytenzahl. Selten – insbesondere bei Patienten mit eingeschränkter Nierenfunktion, Kollagenkrankheit oder gleichzeitiger Therapie mit Allopurinol, Procainamid oder immunsuppressiv wirkenden Medikamenten – Anämie, Thrombozytopenie, Neutropenie, Eosinophilie, vereinzelt Agranulozytose oder Panzytopenie. Selten, insbesondere bei Patienten mit Nierenfunktionsstörungen, Anstieg von Serum-Harnstoff, -Kreatinin und -Kalium, Hyponatriämie. Verstärkte Proteinurie. Vereinzelt erhöhte Bilirubin- und Leberenzymwerte. **Hinweise:** Regelmäßige Kontrolle o.g. Laborwerte, insbesondere zu Behandlungsbeginn und bei Risikopatienten (mit Nierenfunktionsstörungen, Kollagenerkrankungen, Behandlung mit immunsuppressiv wirkenden Medikamenten oder Allopurinol, Procainamid) in kurzen Zeitabständen Kontrollen der Serum-Elektrolyt- und -Kreatinin-Konzentrationen sowie des Blutbildes. Bei Auftreten von Symptomen wie Fieber, Lymphknotenschwellungen und/oder Halsentzündung umgehend Untersuchung des weißen Blutbildes. Die Behandlung mit ACERBON bedarf der regelmäßigen ärztlichen Kontrolle. **Verkehrshinweis:** Durch individuell auftretende unterschiedliche Reaktionen kann die Fähigkeit zur aktiven Teilnahme am Straßenverkehr oder zum Bedienen von Maschinen beeinträchtigt werden. Dies gilt in verstärktem Maße bei Behandlungsbeginn und Präparatewechsel sowie im Zusammenwirken mit Alkohol. **Wechselwirkungen:** Bei gleichzeitiger Anwendung von ACE-Hemmern/ ACERBON mit Kochsalz: Abschwächung der Blutdrucksenkung und symptomatischen Verbesserung bei Herzinsuffizienz; Antihypertensiva: verstärkte Blutdrucksenkung (Diuretika!); Analgetika, Antiphlogistika: abgeschwächte Blutdrucksenkung; Kalium, kaliumsparende Diuretika: verstärkte Zunahme der Serum-Kalium-Konzentration; Lithium: Erhöhung der Serum-Lithium-Konzentration (regelmäßige Kontrolle); Alkohol: verstärkte Alkoholwirkung; Narkotika, Anaesthetika: verstärkter Blutdruckabfall (Narkosearzt informieren); Allopurinol, Zytostatika, Immunsuppressiva, systemische Corticoide, Procainamid: Leukopenie.

Dosierung, Art und Dauer der Anwendung: Hinweise: Bei maligner Hypertonie oder schwerer Herzinsuffizienz stationäre Einstellung der ACERBON-Therapie. Insbesondere bei Salz- oder Flüssigkeitsmangel, Herzinsuffizienz, schwerer oder renaler Hypertonie, älteren Patienten übermäßiger Blutdruckabfall zu Therapiebeginn möglich. Möglichst vor Therapiebeginn Salz- und/oder Flüssigkeitsmangel ausgleichen bzw. bestehende Diuretika-Therapie reduzieren oder ggf. absetzen. Bei diesen Patienten Therapiebeginn mit 1 × 2,5 mg morgens. Nach Gabe der ersten Dosis oder Erhöhung der ACERBON- bzw. Schleifendiuretika-Dosierung mindestens 8 Stunden ärztliche Überwachung, um unkontrolliert + auftretende hypotone Reaktionen zu vermeiden. **Hypertonie:** Anfangsdosis 1 × 5 mg morgens, Dosiserhöhung erst nach 3 Wochen, Erhaltungsdosis in der Regel 1 × 10 mg, Maximaldosis 40 mg/Tag. **Herzinsuffizienz:** Zusatztherapie zu Digitalis und Diuretika möglich. Anfangsdosis 1 × 2,5 mg morgens. Schrittweise Dosiserhöhung je nach Ansprechen. Erhaltungsdosis in der Regel 1 × 5 bis 10 mg, Maximaldosis 20 mg/Tag. <u>Mäßige Nierenfunktionseinschränkung</u> (Kreatinin-Clearance 30-60 ml/min bzw. Serumkreatinin > 1,2 bzw. < 1,8 mg/dl) bzw. <u>ältere Patienten (> 65 Jahre):</u> Anfangsdosis 1 × 2,5 mg, Erhaltungsdosis je nach Ansprechen in der Regel 1 × 5 bis 10 mg, Maximaldosis 20 mg/Tag. Einnahme unabhängig von Mahlzeiten morgens auf einmal. Zugabe eines Diuretikums kann Blutdrucksenkung verstärken. **Handelsformen und Preise:** <u>ACERBON 2,5:</u> 30 (N1)/50 (N2)/100 (N3) Tabletten DM 48,94/76,35/141,46. <u>ACERBON 5:</u> 30 (N1)/50 (N2)/100 (N3) Tabletten DM 52,09/81,52/151,22. <u>ACERBON 10:</u> 30 (N1)/50 (N2)/100 (N3) Tabletten DM 55,54/87,04/160,11. <u>ACERBON 20:</u> 30 (N1)/50 (N2)/100 (N3) Tabletten DM 67,45/103,82/198,–. Anstaltspackungen (Stand 3/92). Weitere Informationen enthält die Fach- bzw. Gebrauchsinformation bzw. sind auf Anforderung erhältlich. **Vertrieb: ICI Pharma/ Rhein-Pharma, 6831 Plankstadt bei Heidelberg.**

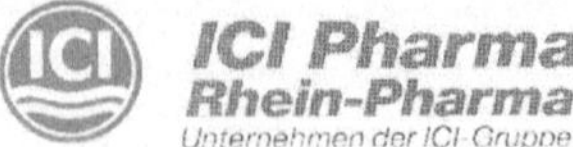

auf (Gottlieb et al. 1989). Es soll jedoch nicht unerwähnt bleiben, daß die Plasma-ANF-Konzentrationen in ausgewählten Kollektiven nicht zuletzt aufgrund der Abhängigkeit von Kochsalzzufuhr und Tageszeit eine hohe Schwankungsbreite aufweisen, so daß eine individuelle Zuordnung von einzelnen Patienten zu bestimmten Stadien der Herzinsuffizienz nur bedingt möglich ist. Die Bestimmung der Plasma-ANF-Konzentrationen erlaubt jedoch im Einzelfall eine Verlaufskontrolle sowie eine nichtinvasive Überprüfung des Therapieerfolgs (Haass et al. 1988b). In Longitudinalstudien konnte darüber hinaus gezeigt werden, daß es unter unterschiedlichen Therapieansätzen parallel zur Verbesserung der körperlichen Leistungsfähigkeit der Patienten zu einer Verminderung der Plasma-ANF-Konzentrationen kommt (Anderson et al. 1988).

Literatur

Anderson JV, Woodruff PWR, Bloom SR (1988) The effect of treatment of congestive heart failure on plasma atrial natriuretic peptide concentration: a longitudinal study. Br Heart J 59:207–211

Awazu M, Imada T, Kon V, Inagami T, Ichikawa I (1989) Role of endogenous atrial natriuretic peptide in congestive heart failure. Am J Physiol 257:R641–R646

Ballermann BJ, Brenner BM (1986) Role of atrial peptides in body fluid homeostasis. Cir Res 58:619–630

Bold AJ de, Borenstein HB, Veress AT, Sonnenberg II (1981) A rapid and potent response to intravenous injection of atrial myocardial extracts in rats. Life Sci 28:89–94

Dietz R, Haass M, Kübler W (1989) Atrial natriuretic factor – its possible role in hypertension and heart failure. Am J Hypertens 2:29S–33S

Dietz R, Haass M, Osterziel KJ (1991) Atrial natriuretic factor and arginine vasopressin. Lea & Febiger, Indianapolis (Progress in cardiology, vol 4/1, pp 113–133)

Espiner EA, Richards AM (1989) Atrial natriuretic peptide: an important factor in sodium and blood pressure regulation. Lancet I:707–710

Gauer OH, Henry JP (1963) Circulatory basis of fluid volume control. Physiol Rev 43:423–481

Goetz KL (1988) Physiology and pathophysiology of atrial peptides. Am J Physiol 254:E1–E15

Goetz KL (1990) Evidence that atriopeptin is not a physiological regulator of sodium excretion. Hypertension 15:9–19

Gottlieb SS, Kukin ML, Ahern D, Packer M (1989) Prognostic importance of atrial natriuretic peptide in patients with chronic heart failure. J Am Coll Cardiol 13:1534–1539

Haass M, Dietz R, Fischer ThA, Lang RE, Kübler W (1988a) Role of right and left atrial dimensions for release of atrial natriuretic peptide in left-sided valvular heart disease and idopathic dilated cardiomyopathy. Am J Cardiol 62:764–770

Haass M, Dietz R, Kübler W (1988b) Hat die Plasma-ANF-Bestimmung eine diagnostische oder prognostische Bedeutung bei Patienten mit Herzvitien? Z Kardiol [Suppl 2] 77:55–60

Haass M, Fischer THA, Hänze J, Saggau W, Lang RE, Dietz R, (1990) Atrial natriuretic peptide mRNA in patients with heart disease. Am J Hypertens 3:234–236

Needleman P, Blaine EH, Greenwald JE, Michener ML, Saper CE, Stockmann PT, Tolunay HE (1989) The biochemical pharmacology of atrial peptides. Annu Rev Pharmacol Toxicol 29:23–54

Northridge DB, Jardine AG, Alabaster CT et al. (1989) Effects of UK 69578: a novel atriopeptidase inhibitor. Lancet II:591–593

Yasue H, Obata K, Okumura K et al. (1989) Increased secretion of atrial natriuretic polypeptide from the left ventricle in patients with dilated cardiomyopathy. J Clin Invest 83:46–51

Zeidel ML, Brenner BM (1987) Actions of atrial natriuretic peptide on the kidney. Semin Nephrol 7:91–97

Überblick für die Praxis

Bei herzinsuffizienten Patienten ist in der Regel die Aktivität des sympathoadrenergen Systems erhöht.

> *Zeichen* des aktivierten Sympathikus:
>
> - klinisches Bild der Patienten (Tachykardie, Blässe, Schweißneigung),
> - erhöhte sympathische neuronale Aktivität und Katecholaminfreisetzung,
> - erhöhte Plasmakatecholamine (Noradrenalin, Adrenalin).

Die Höhe der Plasmakatecholamine korreliert mit dem Schweregrad der Herzinsuffizienz und ist als prognostischer Indikator den hämodynamischen Parametern überlegen.

> Als *Ursachen* der erhöhten sympathischen Aktivität bei Herzinsuffizienz werden diskutiert:
>
> - Störung der Barorezeptorempfindlichkeit und zentraler Kreislaufreflexe,
> - Aktivierung des Sympathikus durch andere vasopressorische Systeme
>   z.B. das Renin-Angiotensin-System),
> - verminderte Elimination der Katecholamine.

Die sympathische Aktivierung kann kurzfristig zur Rekompensation einer schweren Herzinsuffizienz beitragen. Eine längerfristige sympathische Aktivierung gilt aber als wesentlicher Faktor einer Progression der Herzinsuffizienz. Diese Einschätzung beruht auf der Beobachtung, daß eine sympathoadrenerge Aktivierung den Energiemangel der noch aktiven Myokardzellen verstärkt und damit zum weiteren Absterben von Myokardzellen führt. Außerdem gibt es Hinweise, daß die sympathische Stimulation Rhythmusstörungen bei herzinsuffizienten Patienten auslöst und daß sie zur Hypertrophie des Herzmuskels beiträgt.

Therapeutische Implikation

Erste Untersuchungen zeigen günstige Wirkungen einer niedrig dosierten β-Blokkade bei der Herzinsuffizienz.

Pathophysiologie – Adrenerges System: sympathische Aktivität

G. Richardt, A. Schömig

Zusammenfassung

Bei herzinsuffizienten Patienten findet sich eine Aktivierung des sympathoadrenergen Systems. Hinweise auf die Aktivierung dieses zentralen neurohumoralen Systems ergeben sich sowohl aus dem klinischen Bild der Patienten als auch aus der Messung der sympathischen neuronalen Aktivität und der Bestimmung der Katecholaminfreisetzung. Die Höhe der Plasmanoradrenalinkonzentration korreliert mit dem Schweregrad der Herzinsuffizienz und ist als prognostischer Indikator den hämodynamischen Parametern überlegen.

Die Ursachen der erhöhten sympathischen Aktivität bei Herzinsuffizienz sind bisher nicht eindeutig geklärt. Diskutiert werden:
1. eine Störung der Barorezeptorempfindlichkeit und der zentralen Kreislaufreflexe,
2. eine Aktivierung des Sympathikus durch andere vasopressorische Systeme (z. B. das Renin-Angiotensin-System) und
3. eine verminderte Elimination der Katecholamine.

Die sympathische Aktivierung kann kurzfristig zur Rekompensation einer schweren Herzinsuffizienz beitragen. Eine längerfristige sympathische Aktivierung gilt aber als wesentlicher pathophysiologischer Faktor für die Progression der Herzinsuffizienz. Diese Einschätzung beruht auf der Beobachtung, daß eine sympathoadrenerge Aktivierung den Energiemangel der noch aktiven Myokardzellen verstärkt und damit zum weiteren Absterben von Myokardzellen führt. Außerdem gibt es Hinweise, daß die sympathische Stimulation ein wichtiger Faktor in der Genese von Rhythmusstörungen bei herzinsuffizienten Patienten ist und daß sie zur Hypertrophie des Herzmuskels beiträgt.

Erste Untersuchungen zeigen günstige Wirkungen einer niedrig dosierten β-Blockade bei der Herzinsuffizienz.

Einleitung

Das sympathoadrenerge System gilt als Prototyp eines neuroendokrinen Systems. Adrenalin und Noradrenalin sind die wesentlichen postganglionären Übertägerstoffe des Sympathikus.

Adrenalin ist ein Hormon im traditionellen Sinne. Es wird im Nebennierenmark in die Zirkulation freigesetzt und auf diesem Weg zu seinen Zielorganen transportiert. Noradrenalin dagegen wird als Neurotransmitter aus den axonalen Enden der sympathischen postganglionären Neuronen freigesetzt und gelangt direkt an die adrenergen Rezeptoren seiner postsynaptisch gelegenen Effektorzellen.

Die Katecholamine gestatten eine rasche Kommunikation zwischen dem sympathischen Anteil des autonomen Nervensystems und den viszeralen Organen. Sie induzieren hämodynamische und metabolische Reaktionen, die vom Blutdruckanstieg bis zur Glykogenolyse reichen (Cryer 1980). Eine Aktivierung der kardiovaskulären Efferenzen des Sympathikus dient der Anpassung der Kreislauffunktion an einen erhöhten O_2- und Substratbedarf des Organismus.

Die sympathische Stimulation führt zur exozytotischen Freisetzung der Katecholamine aus den Speichergranula in den sympathischen Nervenenden und dem Nebennierenmark. Ihre biologischen Effekte werden aber schnell wieder durch neuronale und extraneuronale Aufnahme beendet. Freisetzung und Elimination der Katecholamine unterliegen dem Einfluß verschiedener endogener Mediatoren und sind Angriffspunkt für pharmakologische Interventionen. Außerdem wird die biologische Wirkung der Katecholamine durch Anzahl und funktionelle Kopplung der adrenergen Rezeptoren beeinflußt.

Radioenzymatische und chromatographische Techniken besitzen mittlerweile eine ausreichende Sensitivität und Spezifität zur Bestimmung physiologischer Katecholaminkonzentrationen in Plasma und Gewebe. Die Verfügbarkeit dieser Techniken hat in den letzten Jahren zahlreiche Studien (in vivo und in vitro) über adrenerge Mechanismen angeregt und gleichzeitig auch breites Interesse an der pathophysiologischen Bedeutung des sympathoadrenergen Systems geweckt.

Zahlreiche Untersucher konnten zeigen, daß herzinsuffiziente Patienten durch eine Aktivierung des sympathoadrenergen Systems charakterisiert sind. Die Ursachen und Folgen der erhöhten sympathischen Aktivität sind aber noch nicht eindeutig geklärt.

Hinweise auf eine Aktivierung des Sympathikus bei der Herzinsuffizienz

Das klinische Bild herzinsuffizienter Patienten ist charakterisiert durch die Zeichen einer erhöhten sympathoadrenergen Aktivierung, denn in der Regel finden sich kalte blasse Extremitäten, eine erhöhte Schweißneigung und eine Tachykardie. Die Orientierung an klinischen Zeichen der sympathischen Stimulation ist aber nicht unproblematisch. So kann zum Beispiel die Tachykardie auch bei einem verminderten Vagotonus des Herzens auftreten. In der Tat konnte eine herabgesetzte vagale efferente Innervation des Herzens bei herzinsuffizienten Patienten gezeigt werden (Eckberg et al. 1971). Andererseits ist die Tachykardie aber bei einzelnen chronisch herzinsuffizienten Patienten nicht bzw. nicht mehr nachweisbar obwohl gleichzeitig deutlich erhöhte Plasmakatecholaminspiegel gemessen werden (Packer 1988). Diese Beobachtung zeigt, daß Adaptationsmechanismen die Wirkungen einer chronischen adrenergen Stimulation abschwächen. Im

Gegensatz zu der Beobachtung klinischer Zeichen ergibt die Messung der Noradrenalinkonzentration im arteriellen Blut einen verläßlicheren Indikator der Aktivität des sympathischen Systems in Ruhe und bei körperlicher Belastung (Goldstein 1981). In Ruhe wurden bei Patienten mit Herzinsuffizienz 2- bis 3fach erhöhte Noradrenalinspiegel gefunden (Thomas u. Marks 1978; Levine et al. 1982; Cohn et al. 1984). Diese Steigerung war in der Regel auch von erhöhten Dopamin- und Adrenalinkonzentrationen begleitet.

In verschiedenen Untersuchungen an herzinsuffizienten Patienten fand sich eine Korrelation zwischen der Höhe der Plasmanoradrenalinspiegel und hämodynamischen Parmetern, die eine Herzinsuffizienz anzeigen (Levine et al. 1982; Cohn et al. 1984). Außerdem erlaubt die Bestimmung der Noradrenalinkonzentrationen eine Aussage zur Prognose: die Lebenserwartung der Patienten mit hohen Noradrenalinspiegeln ist deutlich vermindert. Dieser prognostische Marker ist den üblichen hämodynamischen Parametern überlegen (Cohn et al. 1984). Auffällig ist auch, daß unter leichter körperlicher Belastung die Noradrenalinkonzentrationen herzinsuffizienter Patienten wesentlich stärker ansteigen als bei gesunden Personen (Chidsey et al. 1962).

An dieser Stelle soll aber darauf hingewiesen werden, daß von den systemischen Noradrenalinspiegeln nicht direkt auf die biologisch relevanten Konzentrationen im synaptischen Spalt geschlossen werden darf. Diese werden einerseits durch die Freisetzung aus den sympathischen Nervenenden und andererseits durch die neuronale sowie extraneuronale Elimination des Noradrenalins bestimmt (Abb. 1). Aus den Geweben werden nur 10% des freigesetzten Noradrenalins ausgewaschen; entsprechend liegen nach Berechnungen die Noradrenalinkonzentrationen im synaptischen Spalt weit über denen der Plasmaspiegel (Esler et al. 1988). Der sofortige Anstieg der Spiegel bei Orthostase oder körperlicher Belastung zeigt aber, daß die Plasmakonzentrationen als Indikator der sympathischen Aktivität dienen können (Goldstein 1981).
Ein methodisch schwieriger, aber aussagekräftiger Weg zur Bestimmung der sympathischen Aktivität ist die direkte Ableitung der neuronalen efferenten Aktivität mit Hilfe von Mikroelektroden. Die sympathische efferente Aktivität ist bei Herzinsuffizienten deutlich erhöht (Leimbach et al. 1986).

Weiteren Aufschluß über Freisetzung und Elimination des Noradrenalins haben in den letzten Jahren Untersuchungen arteriellvenöser Katecholamindifferenzen bei gleichzeitiger Messung der Katecholaminaufnahme und der Durchblutung ergeben. Sie erlauben die Berechnung der Noradrenalinfreisetzung und Elimination in verschiedenen Organen und zeigen, daß es bei der Herzinsuffizienz zu starken Unterschieden der Noradrenalinfreisetzung zwischen einzelnen Geweben kommt. Besonders ausgeprägt ist die Steigerung der Noradrenalinfreisetzung im Herzen und in der Niere, während andere Organe, wie z. B. die Lunge, kaum zum Anstieg der Plasmanoradrenalinwerte beitragen (Esler et al. 1988).

Einen indirekten Hinweis auf eine erhöhte sympathische Aktivität bei der Herzinsuffizienz ergab die Messung der Dichte adrenerger Rezeptoren, die dem Einfluß der lokal wirksamen Katecholaminkonzentrationen unterliegt. In der Tat fand sich auf Lymphozyten von herzinsuffizienten Patienten und auch im Herzmuskelgewebe eine deutliche Reduktion der β-Rezeptorendichte, und damit ein

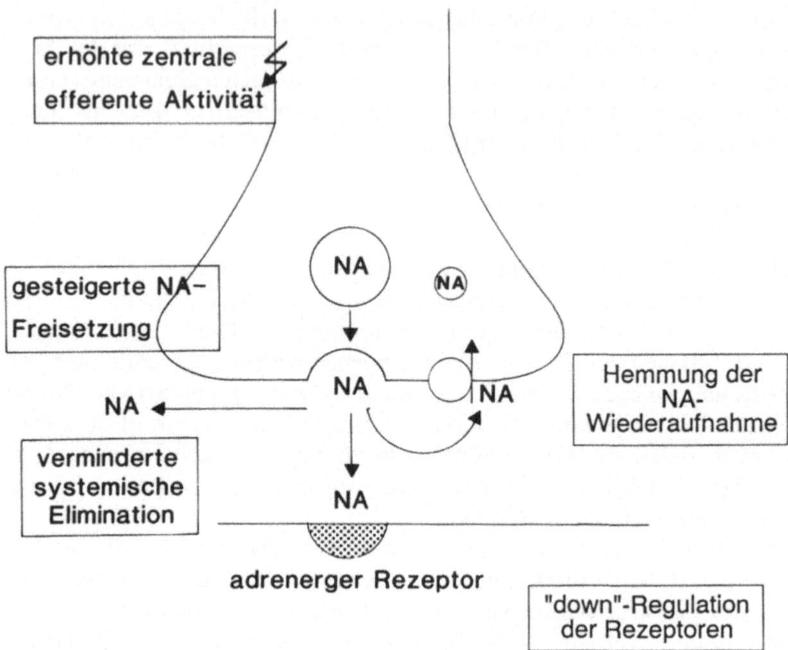

Abb. 1. Sympathische Neurotransmission bei der Herzinsuffizienz

indirekter Beleg für hohe Katecholaminspiegel, die zur sog. „down"-Regulation der Rezeptoren führen (Bristow 1984).

Für die Zukunft bietet die Bestimmung von sympathischen Kotransmittern wie Neuropeptid Y oder Chromogranin A im Plasma die Möglichkeit, Aussagen über die sympathische Aktivität zu gewinnen. Sie werden wie Noradrenalin exozytisch freigesetzt, neuronal aber nicht wieder aufgenommen und unterliegen einem sehr viel langsameren Metabolismus als die Katecholamine selbst. Sie sollten daher über längere Zeit in der Zirkulation nachweisbar bleiben (Haass et al. 1989; Takiyyuddin et al. 1990).

In der Herzinsuffizienz spielen die Veränderungen des Sympathikus im Herzen selbst eine besondere Rolle. Aus Untersuchungen von Vorhofgewebe und Papillarmuskeln, die bei Herzoperationen anfallen, weiß man bereits seit längerer Zeit, daß der Noradrenalingehalt des Herzens bei herzinsuffizienten Patienten deutlich reduziert ist (Chidsey et al. 1965, 1966). Ursächlich wurde zum einen eine verminderte neuronale Noradrenalinaufnahme (Petch u. Nayler 1979), zum anderen eine gehemmte Noradrenalinsynthese (Pool 1967) verantwortlich gemacht. Einzelne Autoren sahen in der Depletion kardialer Katecholamine eine Ursache für die nachlassende Herzfunktion und forderten in diesem Punkt eine qualitative Ausnahmesituation für das Herz, das zunehmend abhängig würde von extrakardialen zirkulierenden Katecholaminen (Schlant u. Sonnenblick 1985). Jüngere Untersuchungen ergeben allerdings eine deutliche Steigerung der kardialen Katecholaminfreisetzung (Hasking et al. 1986; Esler et al. 1988). Dies zeigt, daß die verminderten „Katecholaminpools" im Herzen eher als Ausdruck eines gesteigerten Umsatzes sind.

Andere Untersuchungen haben darüberhinaus eine große Inhomogenität der erhöhten kardialen sympathischen Aktivität ergeben und daraus Störungen der myokardialen Kontraktion und der Reizleitung abgeleitet (Daly u. Sole 1990).

Ursachen der erhöhten sympathischen Aktivität bei der Herzinsuffizienz

Jede Beeinträchtigung der Kreislauffunktion, die den zerebralen Blutfluß bedroht, wird von Barorezeptoren im Herzen und den großen Gefäßen erkannt. Diese Rezeptoren senden normalerweise inhibitorische Impulse zu den medullären Kreislaufzentren und hemmen dadurch vasopressorische Mechanismen (Sympathikus, Vasopressin). Bei Abfall von Blutdruck und Herzzeitvolumen nimmt die Anzahl inhibitorischer Impulse der Barorezeptoren ab und induziert dadurch eine Steigerung der neurohumoralen Aktivität. In der Folge gelingt es dem Organismus in der Regel durch Vasokonstriktion, Steigerung des Herzzeitvolumens und intravasale Volumenexpansionen einen ausreichenden arteriellen Druck zu erhalten. Der Regelkreis schließt sich, indem die tonische Inhibition der Kreislaufzentren durch die Barorezeptoren wieder zunimmt. Nach dieser klassischen Beschreibung der Kreislaufregulation sollte eine Steigerung der adrenergen Aktivität weitgehend auf die akute Herzinsuffizienz und den Schock beschränkt bleiben, denn in der chronischen Herzinsuffizienz liegt in der Regel keine bedrohliche Hypotension vor. Die Plasmanoradrenalinspiegel bleiben aber erhöht, auch wenn unter konventioneller Therapie mit Digitalis und Diuretika eine kardiale Dekompensation erfolgreich therapiert wurde (Cleland et al. 1984).

Die Ursachen der in der chronischen Herzinsuffizienz dauerhaft erhöhten sympathischen Aktivität sind bisher noch unklar. Hier sollen 3 Hypothesen vorgestellt werden.

In der Herzinsuffizienz nimmt die Fähigkeit atrialer und arterieller Barorezeptoren zur Unterdrückung der sympathischen Aktivität deutlich ab. Die atrialen Rezeptoren werden durch Druckanstiege im Vorhof, wie sie in Folge einer Volumenexpansion auftreten, nicht mehr ausreichend aktiviert, und die Impulsrate bei gegebenem Vorhofdruck liegt unter der Rate gesunder Probanden bei einem identischen Druck. Die Ursache dieser abnormen Barorezeptorempfindlichkeit ist nicht bekannt. Ähnliche Störungen finden sich auch in der arteriellen Barozeptorfunktion sowohl in klinischen Untersuchungen als auch bei experimentellen Herzinsuffizienzmodellen. Die Stimulation arterieller Barozeptoren kann bei herzinsuffizienten Patienten, anstatt zu einer Hemmung, sogar zu einer Steigerung der sympathischen Aktivität führen (Packer 1988).

Eine andere Erklärung für die erhöhte sympathische Aktivität herzinsuffizienter Patienten leitet sich aus der komplizierten Interaktion verschiedener vasopressorischer Systeme ab. Hier liegt das Interesse besonders bei Wechselwirkungen zwischen Sympathikus und dem Renin-Angiotensin-System, das bei Herzinsuffizienz ebenfalls aktiviert ist (van Zwieten 1988). Verschiedene experimentelle Untersuchungen haben ergeben, daß Angiotensin II die Konzentration von Noradrenalin im synaptischen Spalt erhöht. Dafür ist wahrscheinlich eine präsynaptische Stimulation der Noradrenalinfreisetzung durch Angiotensin-II-Rezeptoren verantwortlich. Es wird aber auch ein Angriff des Angiotensins am sympathischen Ganglion und am neuronalen Noradrenalincarrier diskutiert. Unabhängig von dem exakten Mechanismus ist die Relevanz dieser Wirkung unter Bedingungen einer gesteigerten Angiotensin-II-Bildung akzeptiert (van Zwieten 1988).

Eine dritte Ursache der erhöhten sympathischen Aktivität bei herzinsuffizienten Patienten kann in einer verminderten Elimination der Katecholamine liegen. Wie bereits eingangs beschrieben, ist die Höhe der synaptischen Noradrenalinkonzentration eine wesentliche Determinate in der sympathischen Neurotransmission. Die synaptische Transmitterkonzentration wird nicht nur durch die Höhe der Freisetzung, sondern auch durch die neuronale und extraneuronale Aufnahme bestimmt. Jüngere Untersuchungen zeigen eine verminderte Noradrenalinclearance bei Patienten mit Herzinsuffizienz (Davis 1987).

Die relative Bedeutung dieser oder anderer bisher noch unbekannter Ursachen für die erhöhte sympathische Aktivität in der Herzinsuffizienz ist bis heute nicht bekannt. Es ist außerdem zu erwarten, daß Unterschiede in Abhängigkeit von der Genese, der Dauer und dem Schweregrad der Herzinsuffizienz bestehen.

Wirkungen der erhöhten sympathischen Aktivität bei der Herzinsuffizienz

Unter physiologischen Bedingungen gestattet die sympathische Aktivierung eine Anpassung der Herzleistung an vermehrte körperliche Arbeit. Die positiv inotrope Wirkung der sympathischen Stimulation erlaubt dem Ventrikel ohne Vergrößerung des enddiastolischen Volumens einen höheren Druck zu überwinden und ein größeres Schlagvolumen auszuwerfen. Die ebenfalls sympathikusbedingte Zunahme der Herzfrequenz stellt einen weiteren Anpassungsprozeß zur Steigerung des Herzzeitvolumens bei Belastung dar. Der Frequenzanstieg verkürzt die Herzperiode vorwiegend auf Kosten der Diastole. Eine ausreichende Füllung der Ventrikel ist aber auch bei stärkerer Verkürzung der Diastolendauer noch dadurch gewährleistet, daß der größte Teil der Füllung zu Beginn der Diastole erfolgt und daß die sympathische Aktivierung einen erhöhten venösen Rückstrom sowie eine beschleunigte Ventrikelrelaxation bewirkt. Auch eine Verstärkung der Vorhofsystole durch den Sympathikus wirkt sich günstig auf die Ventrikelfüllung aus.

Unter physiologischen Bedingungen steigt der koronare Blutfluß bei sympathischer Stimulation aufgrund einer metabolischen Koronardilatation an. Die metabolische Koronardilatation wird durch eine α-adrenerg vermittelte Vasokonstriktion überlagert, wie Studien mit medikamentöser α-Blockade belegen (Heyndrickx et al. 1982). Eine metabolische Vasodilatation tritt auch in der Skelettmuskulatur auf, während die sympathische Stimulation den renalen, intestinalen und kutanen Blutfluß vermindert.

Deutliche Unterschiede in der Wirkung der adrenergen Stimulation finden sich bei der Herzinsuffizienz. Das in seiner Funktion eingeschränkte Herz muß zu einer Leistungssteigerung auf den Frank-Starling-Mechanismus zurückgreifen, kann allerdings wegen des flach ansteigenden Schenkels der Ventrikelfunktionskurve auch bei massiver Erhöhung der Ausgangsfaserlänge nur eine geringe Zunahme des Schlagvolumens und der Schlagarbeit erzielen. Der erhöhte Sympathikotonus gilt unter diesen Bedingungen als Anpassungsmechanismus, der durch Stimulation von Kontraktilität und Herzfrequenz die Herzleistung stabilisiert und eine weitere Faserdehnung verhindert.

Außerdem erhöht die adrenerg ausgelöste Vasokonstriktion die venöse Füllung des Herzens und gestattet auch bei geringem Herzminutenvolumen einen ausreichenden Blutdruck. Die Bedeutung des sympathoadrenergen Systems bei der Herzinsuffizienz wurde durch Untersuchungen zur adrenergen Blockade bei herzinsuffizienten Patienten belegt (Gaffney u. Braunwald 1963). Teilweise kam es zur Ödembildung, in einzelnen Fällen trat unter akuter β-Blockade sogar ein lebensbedrohendes Lungenödem auf (Epstein u. Braunwald 1966). Die sympathische Aktivierung ist aber nicht allein ein protektiver Kompensationsmechanismus, vielmehr hat sich in den letzten Jahren die Überzeugung durchgesetzt, daß langfristig die schädigenden Wirkungen überwiegen und daß die sympathoadrenerge Stimulation ein wesentlicher pathophysiologischer Faktor in der Progression der Herzinsuffizienz ist (Abb. 2). Diese Interpretation sieht die erhöhte mechanische

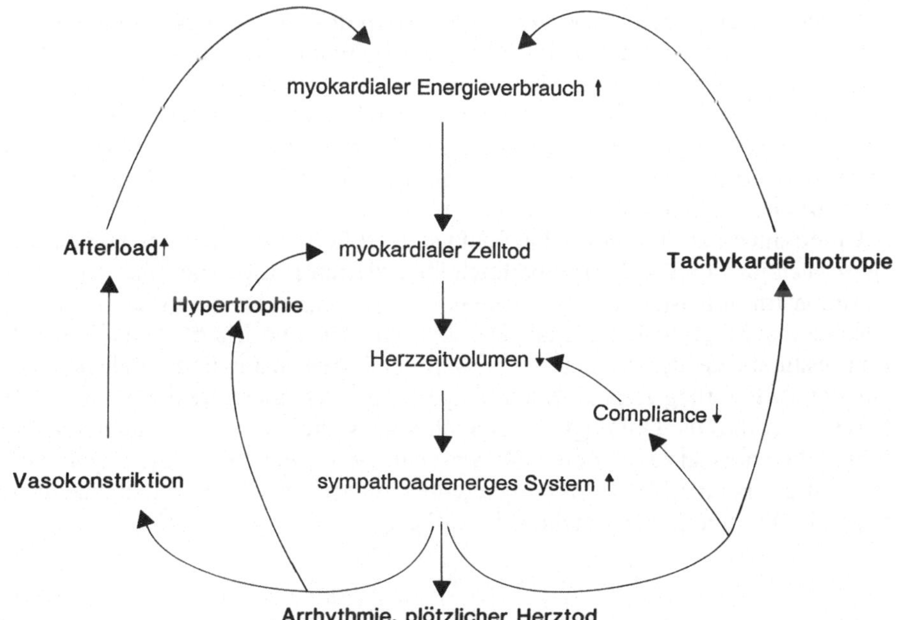

Abb. 2. Rolle des sympathoadrenergen Systems in den Adaptationsmechanismen der Herzinsuffizienz

Belastung und den daraus folgenden Energiemangel der noch aktiven Myokardzellen als zentrales Problem bei der Herzinsuffizienz (Katz 1990). Jede Zunahme
des Energieverbrauchs muß folglich zum weiteren Absterben von Myokardzellen
führen und so die Herzfunktion weiter einschränken. Die sympathoadrenerge
Stimulation erhöht den Energieverbrauch deutlich. Verantwortlich dafür ist die
Kontraktilitätssteigerung des Herzen und die Zunahme der Nachlast. Anders als
im gesunden Herzen nimmt die myokardiale Dehnbarkeit und die diastolische
Füllung bei sympathischer Stimulation des insuffizienten Herzen ab. Dieser
Mechanismus steht einer Steigerung des Herzzeitvolumens im Weg (Katz 1990).

Eine häufige Todesursache bei Patienten mit schwerer Herzinsuffizienz sind
maligne Rhythmusstörungen. Es gibt zahlreiche Hinweise, daß die sympathoadrenerge Stimulation eine wichtige Rolle in der Genese ventrikulärer Rhythmusstörungen in dieser Patientengruppe spielt (Parmley 1987; Cleland u. Dargie 1988).

Das sympathische Nervensystem und zirkulatorische Katecholamine interagieren mit den 3 wesentlichen Mechanismen, die für die Entstehung der Rhythmus-
störungen·verantwortlich gemacht werden: Gesteigerte Automatie, getriggerte
Automatie und Reentrymechanismen. Für alle 3 Mechanismen ist in experimentellen und teilweise auch in klinischen Untersuchungen gezeigt worden, daß eine
gesteigerte sympathische Aktivität die Entstehung von Rhythmusstörungen
erleichtert oder sie auslöst. Außerdem kann es unter gesteigerter sympathischer
Aktivität zur Hypokaliämie kommen, und es können ischämische Herzmuskela-
reale entstehen. Beide Wirkungen tragen indirekt zur Auslösung von ventrikulären Rhythmusstörungen bei (Podrid et al. 1990).

Neben den neurohumoralen Veränderungen ist die Hypertrophie des Herzmuskels eine weitere, ebenfalls komplexe Reaktion des Organismus auf die Überlastung des Herzens. Wahrscheinlich trägt die sympathische Aktivierung des Herzens über α- und β-adrenerge Mechanismen auch zur Induktion der Hypertrophie
bei. So konnte eine adrenerge Aktivierung der kardialen Proteinsynthese gezeigt
werden (Fuller et al. 1990). In klinischen Untersuchungen, allerdings nur an
hypertensiven Patienten, führte eine Therapie mit Atenolol zur Regression der
myokardialen Hypertrophie (Dunn et al. 1987).

Unterschiede zu den normalen Bedingungen finden sich bei der Herzinsuffizienz auch im Bereich der sympathisch innervierten Blutgefäße. Die neurogene
Vasokonstriktion ist deutlich verstärkt und schränkt die mesenteriale und in
besonderem Maße auch die renale Durchblutung ein. Die erhöhte Gefäßkonstrik-
tion resultiert aus der gesteigerten Noradrenalinfreisetzung und möglicherweise
aus der Aktivierung lokaler Renin-Angiotensin-Systeme (Drexler et al. 1989).
Letzteres erklärt die Unfähigkeit der Skelettmuskelgefäße, sich bei metabolischer
Stimulation normal zu dilatieren (Wilson et al. 1984; Zelis 1988). Der verminderte
Blutfluß zur Haut erklärt, weshalb Patienten mit Herzinsuffizienz über eine ungenügende Wärmeregulationsfähigkeit verfügen.

Interaktionen zwischen Sympathikus und anderen neuroendokrinen Systemen

Bei der Herzinsuffizienz wird die Aktivität und die Wirkung des sympathoadrenergen Systems durch Interaktionen mit anderen ebenfalls aktivierten neuroendokrinen Systemen beeinflußt. Neben dem Sympathikus ist bei der Herzinsuffizienz auch das Renin-Angiotensin-Aldosteron-System (RAAS) aktiviert und die Freisetzung von Vasopressin und ANF gesteigert. Interaktionen dieser vasoaktiven Systeme gewinnen in der Situation der chronischen Herzinsuffizienz eine wichtige pathophysiologische Bedeutung. Dies soll vornehmlich am Beispiel von Sympathikus und RAAS erläutert werden:

Die sympathische Innervation der juxtaglomerulären Zellen der Niere steht außer Zweifel. Es ist von verschiedenen Autoren gezeigt worden, daß bereits auf niedrigem Niveau einer sympathischen Aktivierung eine deutliche Reninsekretion erfolgt. Dieser Effekt wird durch β_1-Rezeptoren vermittelt und findet sich unter der Schwelle der Wirkungen des Sympathikus auf die renale Durchblutung (van Zwieten 1988). Obwohl dafür z. Z. noch überzeugende experimentelle Daten fehlen, ist auch anzunehmen, daß extrarenales Renin (z. B. in den Gefäßwänden) durch die sympathische Aktivität des Organismus beeinflußt wird.

Umgekehrt existiert eine große Zahl von Berichten, die die Aktivierung des sympathischen Systems durch Angiotensin II zeigen (Zimmermann et al. 1984). Dafür sind verschiedene Mechanismen vorgeschlagen worden: eine tyraminartige Wirkung des Angiotensin II, die zur Freisetzung von Noradrenalin aus sympathischen Nervenenden führt, eine Sensibilisierung postsynaptischer α_1-Rezeptoren oder eine Blockade der neuronalen Wiederaufnahme von Noradrenalin durch Angiotensin II und schließlich die Steigerung der durch Nervenimpulse induzierten Noradrenalinfreisetzung aus den sympathischen Nervenenden ebenfalls durch Angiotensin II (Zimmermann 1984; van Zwieten 1988, Richardt et al. 1991). Zum gegenwärtigen Zeitpunkt ist die präsynaptische Steigerung der Noradrenalinfreisetzung am besten belegt. Sie erfolgt durch Stimulation präsynaptischer Angiotensin-II-Rezeptoren und spielt selbst bei physiologischen Angiotensin-II-Konzentrationen eine Rolle. Die anderen Mechanismen sollten dagegen nur unter pharmakologischen Bedingungen oder bei stark erhöhten endogenen Renin- und Angiotensin II-Konzentrationen relevant werden.

Sehr viel spärlicher sind die Informationen über eine Interaktion des Sympathikus mit Vasopressin. Verschiedene Untersuchungen dokumentieren eine Steigerung der Vasopressinfreisetzung durch Noradrenalininfusion oder zentrale Noradrenalinapplikation. (Brunner 1983; Sklar u. Schrier 1983). Auf der anderen Seite ist die Hemmung der sympathischen Aktivität ein wichtiger Mechanismus, durch den die pressorischen Effekte von Vasopressin gegenreguliert werden. Die Hemmung der sympathischen Aktivität durch Vasopressin beruht wahrscheinlich auf einer Stimulation von Barorezeptorreflexen (Hasser et al. 1984; Aglwald et al. 1986; Floras et al. 1987).

Das Vorhofpeptid ANF ist ein anderes Hormon, das dem Sympathikus in der Herzinsuffizienz entgegenwirken kann. Erste Spekulationen über eine Sympathikushemmung durch ANF wurden durch die Beobachtung ausgelöst, daß ANF bei sympathektomierten Ratten eine geringere Blutdrucksenkung als bei normalen Tieren auslöst (Sasaki et al. 1986). In vitro und in vivo konnte dann eine Hemmung der Katecholaminfreisetzung aus sympathischen Nervenenden durch ANF gezeigt werden (Holtz 1989). Beim Menschen gibt es für eine derartige Hemmung der sympathoadrenergen Aktivität allerdings bisher nur spärliche Hinweise (Holtz et al. 1987). Das unklare Bild erklärt sich vermutlich daraus, daß eine direkte Blockade des Sympathikus durch ANF überlagert wird von einer reflektorischen Sympathikusaktivierung aufgrund der ANF-induzierten Vasodilatation und Plasmaverschiebung. Es gibt indirekte Hinweise für ANF-Rezeptoren an den peripheren sympathischen Nervenendigungen. Auch im Gehirn gibt es ANF-Rezeptoren in kreislaufregulatorischen Arealen.

Rolle des Sympathikus bei der Herzinsuffizienz

An der Aktivierung des sympathischen Systems bei herzinsuffizienten Patienten besteht kein Zweifel, aber die Rolle des Sympathikus in der Pathophysiologie der Herzinsuffizienz bleibt umstritten. Die Frage, ob die adrenerge Stimulation einen protektiven oder schädigenden Mechanismus darstellt, wird bis heute kontrovers diskutiert. Interessanterweise hat sich die Einstellung der Kardiologen zu dieser Frage in nur wenigen Jahrzehnten mehrfach geändert, und die wechselnden Konzepte führten zu unterschiedlichen Prinzipien in der Pharmakotherapie der Herzinsuffizienz (Packer 1990). In jüngster Zeit überwiegt die Überzeugung, daß die negativen Wirkungen des erhöhten sympathischen Antriebs bei der Herzinsuffizienz dominieren. Letztlich beweiskräftig können in dieser Frage nur Untersuchungen mit sympathikolytischen oder sympathomimetischen Maßnahmen bei herzinsuffizienten Patienten sein. In der Tat liegen mittlerweile verschiedene Studien vor, die protektive Effekte einer niedrig dosierten β-Blockade bei Patienten mit dilatativer Kardiomypathie zeigen (Aldemann u. Grossmann 1985; Engelmeier et al. 1985). In der am meisten beachteten schwedischen Studie fiel der "Cardiac Index" nach β-Blockade zunächst leicht ab, stabilisierte sich nach längerer Behandlung aber auf Werte, die höher lagen als vor der Therapie. Auch der linksventrikuläre enddiastolische Druck nahm langfristig ab. Besonders beeindruckend war die Überlebensrate von 65% nach 2 und 50% nach 5 Jahren Therapie, die weit über der üblichen Lebenserwartung dieser Patienten lag (Waagstein et al. 1983).

Zur Zeit liegen noch keine größeren, placebokontrollierten und randomisierten Studien vor, die auch zeigen, ob die protektiven Wirkungen der β-Blocker auf die Herzinsuffizienz anderer Genese übertragbar ist.

Die günstigen Wirkungen einer β-Blockade bei der Herzinsuffizienz lassen sich direkt aus den beschriebenen Wirkungen der adrenergen Stimulation ableiten. Die Entlastung des Herzens spart Energiereserven für Synthese und reparative Prozesse. Es kommt zu einer Erleichterung der diastolischen Füllung durch Drosselung der Herzfrequenz und verbesserte Compliance des Herzmuskels. Außerdem schützt die β-Blockade vor den arrhythmogenen Wirkungen der Katecholamine. Schließlich erhöht eine „Up-Regulation" der β-Rezeptoren die Empfindlichkeit für endogene Katecholamine. Obwohl noch viele Unklarheiten bestehen, stellt die medikamentöse Sympathikusblockade daher einen neuen, erfolgversprechenden Abschnitt in der langen Geschichte der Herzinsuffizienztherapie dar.

Literatur

Aldemann J, Grossman W (1985) Are β-adrenergic-blocking drugs useful in the treatment of dilated cardiomyopathy? Circulation 71:854–857

Amorim DS, Heer K, Jenner D et al. (1981) Is there autonomic impairment in congestive (dilated) cardiomyopathy? Lancet 7:525–529

Aylward PE, Ploras JS, Leimbach WN, Abboud FM (1986) Effects of vasopressin on the circulation and its baroreflex control in healthy men. Circulation 73:1145–1154

Bristow MR (1984) The adrenergic nervous system in heart failure. N Engl J Med 27:850–851

Brunner DB, Burnier M, Brunner HR (1983) Plasma vasopressin in rats: effect of sodium, angiotensin, and catecholamines. Am J Physiol 244:H259–H265

Chidsey CA, Braunwald E, Morrow AG (1965) Catecholamine excretion and cardiac stores of noradrenaline in congestive heart failure. Am J Med 39:442–451

Chidsey CA, Harrison DC, Braunwald E (1962) Augmentation of plasma norepinephrine response to exercise in patients with congestive heart failure. N Engl J Med 267:650–657

Chidsey CA, Sonnenblick EH, Morrow AG, Braunwald E (1966) Norepinephrine stores and contractile force of papillary muscle from the failing human heart. Circulation 33:43–51

Cleland JGF, Dargie HJ, Hodsman GB et al. (1984) Captopril in heart failure. A double blind controlled clinical trial. Br Heart J 52:530–535

Cleland JGF, Dargie HJ (1988) Arrhythmias, catecholamines and electrolytes. Am J Cardiol 62:55A–59A

Cohn JN, Levine TB, Olivari MT et al. (1984) Plasma norepinephrine as a guide to prognosis in patients with chronic congestive heart failure. N Engl J Med 311 13:819–823

Cryer PE (1980) Physiology and pathophysiology of the human sympathoadrenal neuroendocrine system. N Engl J Med 303:436–444

Daly PA, Sole MJ (1990) Myocardial catecholamines and the pathophysiology of heart failure. Circulation [Suppl I] 82:35 43

Davis D, Baily R, Zelis R (1987) Abnormalities in systemic norepinephrine kinetics in human congestive heart failure. Am J Physiol 254:E760–E766

Drexler H, Banhardt U, Meinertz T, Wollschläger H, Lehmann M, Just H (1989) Contrasting peripheral short-term and long-term effects of converting enzyme inhibition in patients with congestive heart failure. Circulation: 79:491–502

Dunn FG, Ventura HO, Messerli FH, Kobrin I, Frohlich ED (1987) Time course of regression of left ventricular hypertrophy in hypertensive patients treated with atenolol. Circulation 76:254–258

Engelmeier RS, O'Connell JB, Walsh R, Rad N, Scanlon PJ, Gunnar RM (1985) Improvement in symptoms and exercise tolerance by metoprolol in patients with dilated cardiomyopathy: a double-blind, randomized, placebo-controlled trial. Circulation 72:536–546

Eckberg DL, Drabinsky M, Braunwald E (1971) Defective cardiac parasympathetic control in patients with heart disease. N Engl J Med 285 16: 877–883

Epstein SE, Braunwald E (1966) The effect of beta-adrenergic blockade on patterns of urinary sodium excretion: Studies in normal subjects and in patients with heart disease. Ann Intern Med 75:20–27

Esler M, Jennings G, Korner et al. (1988) Assessment of human sympathetic nervous system activity from measurements of norepinephrine turnover. Hypertension 11:3–20

Ferguson DW, Abboud FM, Mark AL (1984) Selective impairment of baroreflex-mediated vasoconstrictor responses in patients with ventricular dysfunction. Circulation 69:451–460

Floras JS, Aylwared PE, Gupta AN, Mark AL, Abboud FM (1986) Modulation of cardiovascular reflexes by arginine vasopressin. Can J Physiol 65:1717–1723

Fuller SJ, Gaitanaki CJ, Sudgen PH (1990) Effects of catecholamines on protein synthesis in cardiac myocytes and perfused hearts isolated from adult rats. Biochem J 266:727–736

Gaffney TE, Braunwald E (1963) Importance of the adrenergic nervous system in the support of circulatory function in patients with congestive heart failure. Am J Med 34:320–325

Goldstein DS (1981) Plasma norepinephrine as an indicator of sympathetic neural activity in clinical cardiology. Am J Cardiol 48:1147–1154

Gregory JH, Murray DE, Garry LJ, Deborah B, Korner PI (1986) Norepinephrine spillover to plasma in patients with congestive heart failure: evidence of increased overall and cardiorenal sympathetic nervous activity. Circulation 73:615–621

Haass, M, Hock M, Richardt G. Schömig A (1989) Neuropeptide Y differentiates between exocytotic and nonexocytotic noradrenaline release in guinea-pig heart. Naunyn Schmiedebergs Arch Pharmacol 340:509–515

Hasser EM, Haywood JR, Johnson AK, Bishop VS (1984) The role of vasopressin and the sympathetic nervous system in the cardiovascular response to vagal cold block in the conscious dog. Circ Res 55:454–462

Hasking GJ, Esler MD, Jennings GL, Burton D, Korner PI (1986) Noradrenaline spillover to plasma in patients with congestive heart failure; evidence of increased overall and cardio-renal sympathetic nervous activity. Circulation 73:615–621

Heyndrickx GR, Muylaert P, Pannier JL (1982) Alpha-adrenergic control of oxygen delivery to myocardium during exercise in concious dogs. Am J Physiol 242:H805–815

Holtz J, Münzel T, Bassenge E (1987) Das natriuretische Vorhofhormon im Menschen. Z Kardiol 76:655–670

Holtz J, Münzel T, Sommer O, Bassenge E (1989) Sympathoadrenal inhibition by atrial natriuretic peptide is not attenuated during development of congestive heart failure in dogs. Circulation 80:1862–1869

Katz AM (1990) Cardiomyopathy of overload. A major determinant of prognosis in congestive heart failure. N Engl J Med 322:100–110

Kluger J, Cody JR, Laragh JH (1982) The contributions of sympathetic tone and the renin-angiotensin system to severe chronic congestive heart failure: response to specific inhibitors (prazosin and captopril). Am J Cardiol 49:1667–1674

Leimbach WN, Wallin BG, Victor RG, Aylward PE, Sundlöf G, Mark L (1986) Direct evidence from intraneural recordings for increased central sympathetic outflow in patients with heart failure. Circulation 73:913–919

Levine TB, Francis GS, Goldsmith SR, Simon AB, Cohn JN (1982) Activity of the sympathetic nervous system and renin-angiotensin system assessed by plasma hormone levels and their relation to hemodynamic abnormalities in congestive heart failure. Am J Cardiol 49:1659–1666

Limas CJ, Limas C, Kubo SH, Olivari MT (1990) Anti-beta-receptor antibodies in human dilated cardiomyopathy and correlation with HLA-DR antigenes. Am J Cardiol 65:483–487

Packer M (1988) Neurohormonal interactions and adaptations in congestive heart failure. Circulation 77:721–730

Packer M (1990) Role of the sympathetic nervous system in chronic heart failure – A historical and philosophical perspective. Circulation [Suppl I] 82:1–6

Parmley WW (1987) Factors causing arrhythmias in chronic congestive heart failure. Am Heart J 114 5:1267–1272

Petch MC, Nayler WG (1979) Uptake of catecholamines by human cardiac muscle in vitro. Br Heart J 41:336–339

Podrid PJ, Fuchs T, Candinas R (1990) Role of the sympathetic nervous system in the genesis of ventricular arrhythmia. Circulation [Suppl I] 82:103–113

Pool PE, Covell JW, Levitt M, Gibb J, Braunwald E (1967) Reduction of cardiac tyrosine hydroxylase activity in experimental congestive heart failure. Its role in depletion of cardiac norepinephrine stores. Circ Res 20:349–355

Richardt G, Mayer F, Schömig A (1991) Role of angiotensin and sodium intake in cardiac nonadrenaline release. Naunyn-Schmiedeberg's Arch Pharmacol 344:297–301

Rose CP, Burgess JH, Cousineau D (1983) Reduced aortocoronary sinus extraction of epinephrine in patients with left ventricular failure secondary to long-term pressure or volume overload. Circulation 68:241–244

Rose CP, Burgess JH, Cousineau D (1985) Tracer norepinephrine kinetics in coronary circulation of patients with heart failure secondary to chronic pressure and volume overload. J Clin Invest 76:1740–1747

Sasaki A, Kida O, Kangawa K, Matsuo H, Tanaka K (1986) Involvement of sympathetic nerves in cardiosuppressive effects of a α-human atrial natriuretic polypeptide in anesthetized rats. Eur J Pharmacol 120:345–349

Sklar AH, Schrier RW (1983) Central nervous system mediators of vasopressin release. Physiol Rev 68:1243–1253

Schlant RC, Sonnenblick EH (1985) Pathophysiology of heart failure. In: Hurst JW (ed) The heart. McGraw-Hill, New York, pp 319–345

Swedberg K, Viquerat C, Rouleau J, Roizen M, Atherton B, Parmley WW, Chatterjee K (1984) Comparison of myocardial catecholamine balance in chronic congestive heart failure and in angina pectoris without failure. Am J Cardiol 54:783–786

Takiyyuddin M, Cervenco JH, Sullivan PA, Pandian MR, Parmer RJ, Barbosa JA, O'Conner DT (1990) Is physiologic sympathoadrenal catecholamine release exocytotic in humans? Circulation 81:185–195

Thomas JA, Marks BH (1978) Plasma norepinephrine in congestive heart failure. Am J Cardiol 41:233–243

Waagstein F, Hjalmarson A, Swedberg K, Wallentin I (1983) Beta-blockers in dilated cardiomyopathies: they work. Eur Heart J [Suppl A] 4:173–177

Wilson JR, Martin JL, Schwartz D, Ferraro N (1984) Exercise intolerance in patients with chronic heart failure: Role of impaired skeletal muscle nutritive flow. Circulation 69:1079–1087

Viquerat CE, Daly P, Swedberg K, Evers C, Curran D Parmley WW, Chatterjee K (1985) Endogenous catecholamine levels in chronic heart failure. Am J Med 78:455–460

Zelis R, Sinoway L, Musch T, Davis D (1988) The peripheral distribution of cardiac output in heart failure. Z Kardiol [Suppl 5] 77:61–65

Zimmermann BG, Sybertz EJ, Wong PC (1984) Interaction between sympathetic and renin-angiotensin system. J Hypertens 2:581–587

Zwieten PA van (1988) Compensatory changes of sympathetic tone, the renin-angiotensin-aldosterone system, vasopressin, and ANF as potential therapeutic targets in congestive heart failure. Z Kardiol [Suppl 5] 77:67–76

Pathophysiologie – Adrenerges System: kardiale adrenerge Rezeptoren und Signaltransduktionssysteme
Überblick für die Praxis

Kardiale adrenerge Rezeptoren und Signaltransduktionssysteme

Kontraktion und Relaxation des Myokards werden über verschiedene Signaltransduktionswege reguliert. Einer der wichtigsten Regulationswege erfolgt über das sympathoadrenerge System mit dem im wesentlichen über β-adrenerge Rezeptoren aktivierten Adenylylzyklasesystem und dem über α-adrenerge Rezeptoren gesteuerte Phosphatidylinositolsystem.

Das Adenylylzyklasesystem wird über stimulatorische Rezeptoren und inhibitorische Rezeptoren reguliert. Bei den stimulatorischen β-adrenergen Rezeptoren unterscheidet man im Herzen 3 verschiedene Subtypen (β_1, β_2, β_3), die über sog. Kopplungs- oder G-Proteine die Adenylylzyklase stimulieren. Antagonistisch gegenüber einer sympathischen Stimulation des Adenylylzyklasesystem wirken sog. inhibitorische Rezeptorsysteme, z. B. muskarinische M_2- oder Adenosin-A_1-Rezeptoren, die über inhibitorische G-Proteine die Adenylylzyklase hemmen. Die Aktivierung α_1-andrenerger Rezeptoren wirkt über ein anderes Signaltransduktionssystem, die Aktivierung des Phosphatidylinositolsystem, positiv inotrop im Herzen. Hingegen spielt die Gruppe der α_2-adrenergen Rezeptoren am Myokard keine wesentliche Rolle.

Somit wird die positiv-inotrope Wirkung α_1- und β-adrenerger Stimulation durch die Aktivierung von Kinasen über die Phosphorylierung verschiedener intrazellulärer Proteine vermittelt. Neuere Daten zeigen, daß darüber hinaus eine über G-Proteine vermittelte Aktivierung von Ionenkanälen, z.B. von Kalzium- und Kaliumkanälen, die positiv-inotrope, aber auch die arrhythmogene Wirkung sympathischer Stimulation vermitteln kann.

Regulation adrenerger Rezeptorsysteme bei der chronischen Herzinsuffizienz

Das β-adrenerge System wird bei der chronischen Herzinsuffizienz durch die selektive Reduktion β_1-adrenerger Rezeptoren und deren funktionelle Entkoppelung von den stimulatorischen G-Proteinen, G_s, die ebenfalls reduziert sein können, zunehmend unansprechbar. Zusätzlich ist das Adenylylzyklasesystem durch vermehrt inhibitorische Einflüsse, so die gesteigerte Expression der inhibitorischen G-Proteine, vermindert stimulierbar. Mehrere Mechanismen, wie beispielsweise eine chronische Aktivierung β-adrenerger Rezeptoren über reflektorisch erhöhte Katecholamine oder stimulatorische Autoantikörper gegen β-andrenergen Rezeptoren, werden für diese Regulationsprozesse verantwortlich gemacht.

Therapeutische Modulation des adrenergen Systems

Zwei grundsätzlich verschiedene, therapeutische Ansätze zur Beeinflussung des andrenergen Systems bei der chronischen Herzinsuffizienz sind theoretisch möglich und auch in der Vergangenheit beschritten worden.

1. Therapie mit exogenen Katecholaminen

Vorwiegend in der akuten Phase der Dekompensation kann die zusätzliche Gabe hoher Konzentrationen an exogenen Katecholaminen die Restaktivität des vermindert ansprechbaren β-adrenergen Systems mobilisieren. Diese Form der Therapie ist jedoch in mehrfacher Hinsicht für den weiteren Verlauf der chronischen Herzinsuffizienz ungünstig. Die Desensibilisierung des β-adrenergen Systems wird weiter perpetuiert, so daß im Verlauf der Therapie zunehmend höhere Dosierungen an Katecholaminen benötigt werden. Über β- wie auch α_1-adrenerge Rezeptoren werden durch exogene Katecholamine vermehrt Rhythmusstörungen induziert, die eine langfristige Therapie mit β-Agonisten oder Katecholaminen unmöglich machen. Zusätzlich kann die Verminderung der Energiereserve beispielsweise am ischämischen Herzen direkt kardiotoxisch wirken.

2. Therapie mit vorsichtiger β-Blockade

Diametral entgegengesetzt ist die vorsichtige Anwendung von β-Blockern mit dem Ziel, die endogene Desensibilisierung des β-adrenergen Systems durch die hohen Spiegel endogener Katecholamine zu verhindern. Die Zahl β-adrenerger Rezeptoren und ihre Ansprechbarkeit konnte dadurch z.T. zurückgewonnen werden, zumal chronische β-Blockade den Einfluß inhibitorischer Rezeptorsysteme des Adenylylzyklasesystem zu vermindern vermag. Möglicherweise sind auch verschiedene Untergruppen der chronischen Herzinsuffizienz einer solchen Therapie besser zugänglich. Beispielsweise könnte die frühe Blockade chronisch-aktivierender Autoantikörper β-adrenerger Rezeptoren die Entstehung der Herzinsuffizienz aufhalten. Die große Problematik einer solchen Therapie bleibt der zunächst notwendige Verlust einer restlichen Stimulierbarkeit des β-adrenergen Systems und damit der weitere Verlust an positiver Inotropie. Auch die Entwicklung partieller Antagonisten konnte diese Problematik bisher nicht lösen.

Eine chronische Therapie mit primärem Ansatz am Adenylylzyklasesystem wäre nur durch eine Dissoziation zwischen Aktivierung und Desensibilisierung des adrenergen Systems zu verwirklichen. Andere Therapieformen der chronischen Herzinsuffizienz (z.B. ACE-Inhibition), die zu einer Reduktion des zunächst reflektorisch erhöhten Sympathikotonus führen, reduzieren die endogene Desensibilisierung und führen damit indirekt zu der erwünschten vermehrten Ansprechbarkeit des adrenergen Systems bei der chronischen Herzinsuffizienz.

Pathophysiologie – Adrenerges System: kardiale adrenerge Rezeptoren und Signaltransduktionssysteme

R. H. Strasser

Einleitung

Myokardiale Zellen haben komplexe biochemische Mechanismen entwickelt, um Kontraktion und Relaxation zu regulieren. Eine der wichtigsten Möglichkeiten, um die Kontraktionskraft des Herzens zu modulieren, ist das über die sympathische Aktivierung gesteuerte Adenylylzyklasesystem. In jüngster Zeit finden sich zudem Hinweise, daß die sympathische Aktivierung nicht nur über das Adenylylzyklasesystem an der Myokardzelle wirksam werden kann. Auch die Aktivierung α_1-adrenerger Rezeptoren besitzt über die Stimulation des Phosphatidylinosistolsystems eine positiv-inotrope Wirkung [63]. Positiv-chronotrope Effekte, aber auch arrhythmogene Effekte werden über die Modulation plasmamembrangebundener Ionenkanäle vermittelt. Auch hier zeigen neuere Daten, daß Ionenkanäle, insbesondere Kalzium- und Kaliumkanäle, indirekt durch die adrenerg vermittelte Aktivierung intrazellulärer Proteinkinasen, d.h. der Proteinkinase A und C, erfolgen kann. Aber auch eine direkte Aktivierung der Kanäle durch aktivierte G-Proteine kann innerhalb der Plasmamembranen wirksam werden. Dies spielt möglicherweise eine wichtige Rolle bei der chronischen Herzinsuffizienz [14, 77, 78]. Erste Daten weisen darauf hin, daß die Adenylylzyklase selbst aufgrund ihrer molekularen Struktur möglicherweise auch funktionell einen Kaliumkanal darstellt [46].

Im folgenden soll eine Übersicht über die Änderungen des adrenergen Systems auf postsynaptischer Ebene und über die Änderungen der adrenergen Rezeptoren und ihrer nachgeschalteten Komponenten bei der chronischen Herzinsuffizienz gegeben werden. Dazu ist es notwendig, kurz die z. Z. bekannten physiologischen Wirkungen adrenerger Stimulation am Herzen auf postsynaptischer Ebene in Erinnerung zu rufen.

Aufbau des Adenylylzyklasesystems

Das Adenylylzyklasesystem wird im wesentlichen durch einen stimulatorischen und einen inhibitorischen Weg reguliert [35]. Spezifische Rezeptoren an der Zelloberfläche vermitteln die hormonale Stimulation bzw. Inhibition über sog. Kopplungsproteine oder G-Proteine in das Zellinnere [31, 35]. Stimulatorische und inhibitorische Rezeptoren weisen strukturell eine hohe Homologie auf [56]. Gleiches gilt für die stimulatorischen bzw. inhibitorischen G-Proteine [35].

Stimulatorische Rezeptoren des Adenylylzyklasesystems

Zu den stimulatorischen Rezeptoren des Adenylylzyklasesystems gehören im Herzen die β-adrenergen Rezeptoren. Am Herzen wurden inzwischen 3 verschiedene Subtypen der β-adrenergen Rezeptoren charakterisiert [11, 44]. Obwohl alle 3 Subtypen der β-adrenergen Rezeptoren an dasselbe Signaltransduktionssystem, das Adenylylzyklasesystem koppeln, scheint ihre physiologische Bedeutung unterschiedlichen Charakters zu sein [11, 44] (s. Abb. 1a). Diese unterschiedliche Funktion mag z. T. in ihrer divergenten Verteilung innerhalb des Herzens [10, 65] z. T. jedoch in ihrer unterschiedlichen Kopplung zum Adenylylzyklasesystem begründet liegen. Während in den Ventrikeln vorwiegend β_1-adrenerge Rezeptoren vorhanden sind [10, 65], und diese die positiv inotrope Antwort auf eine sympathische Stimulation weiterleiten, sind in den Vorhöfen zu etwa gleichen Anteilen β_1- und β_2-adrenerge Rezeptoren vorzufinden [11]. Es konnte an Hand von spezifischen β-Blockern gezeigt werden, daß die Regulation der Herzfrequenz von beiden Rezeptorsubtypen, die positiv-inotrope Wirkung jedoch im wesentlichen von α-adrenergen Rezeptoren vermittelt wird. Möglicherweise spielt für ihre unterschiedliche Wirkung im Myokard auch ihre divergente Kopplung an einzelne Kanäle eine entscheidende Rolle [14]. Über die subtypspezifische direkte Aktivierung von Ionenkanälen ist zum jetzigen Zeitpunkt wenig bekannt.

Im menschlichen Herzen sind auch die erst vor kurzem charakterisierten und klonierten β_3-adrenergen Rezeptoren vorhanden [20, 44]. Ihre funktionelle Bedeutung im Myokard konnte jedoch bisher noch nicht identifiziert werden.

Strukturell sind die β-adrenergen Rezeptoren eng miteinander verwandt. Sie werden von verschiedenen Chromosomen kodiert, besitzen jedoch alle die typische Struktur membrangebundener Rezeptoren mit 7 transmembranären α-Helices, bestehend aus 22–26 hydrophoben Aminosäuren [33, 56]. Die extra- und intrazellulären Schleifen sind von unterschiedlicher Länge und verbinden die α-Helices. Das aminoterminale Ende liegt im Extrazellulärraum und der lange, serin- und threoninreiche Carboxyterminus befindet sich intrazellulär [45]. Die Bindungsstelle für Agonisten, die sog. Bindungstasche, wird durch das Zusammenwirken aller 7 transmembranären Helices gebildet [66]. Die Spezifität der Kopplung der Rezeptoren an das nachgeschaltete stimulatorische G-Protein (G_s) wird jedoch im wesentlichen durch die 3. intrazelluläre Schleife bestimmt [33]. Auch andere, nichtadrenerge Rezeptoren können die myokardiale Adenylylzyklase stimulieren. Zu ihnen gehören beispielsweise die Histamin-H_1- oder die Prostaglandinrezeptoren. Diese Rezeptoren können die Aktivität des β-adrenergen Systems regulieren. Ihr Einfluß auf die Funktion des Myokards scheint jedoch von eher untergeordneter Bedeutung und soll nicht Gegenstand dieser Übersicht sein.

Inhibitorische Rezeptoren des Adenylylzyklasesystems

Als wesentliche Gegenspieler der adrenergen Stimulation sollen die inhibitorischen Rezeptoren des Adenylylzyklasesystems erwähnt werden. Am Herzen finden sich muskarinische M_2-Rezeptoren und Adenosin-A_1-Rezeptoren [43] (s. Abb. 1 a). Diese koppeln in ähnlicher Weise wie die β-adrenergen Rezeptoren an ein nachgeschaltetes G-Protein, in diesem Falle an eines der inhibitorischen G_1-Proteine [35]. Die Funktion der inhibitorischen Rezeptoren des Herzens hat bisher wenig klinische Bedeutung gewonnen. Ihre Aktivierung könnte jedoch beispielsweise eine β-adrenerge Stimulation akut antagonisieren. Darüber hinaus wird für die inhibitorischen Rezeptoren des Adenylylzyklasesystems eine sog. tonische Inhibition, d. h. eine Inhibition, die auch ohne vorherige β-adrenerge Stimulation wirksam wird, diskutiert [23]. Die regulatorische Funktion einer solchen tonischen Inhibition des Adenylylzyklasesystems ist bisher nicht sicher geklärt, ihre Inaktivierung kann jedoch als zusätzliche Sensibilisierung Einfluß gegenüber β-adrenerger Stimulation gewertet werden. Ein solcher Pathomechanismus zur Sensibilisierung des Adenylylzyklasesystems am Herzen konnte vor kurzem in der akuten Myokardischämie gezeigt werden [71–73].

Ähnlich wie die β-adrenergen Rezeptoren scheinen auch die inhibitorischen Rezeptoren des Adenylylzyklasesystems direkt an verschiedene Ionenkanäle zu koppeln und auch dort Gegenspieler der β-adrenergen Aktivierung zu sein [14].

Strukturell weisen die inhibitorischen Rezeptoren eine relativ hohe Homologie zu den β-adrenergen Rezeptoren auf [43]. Auch die muskarinischen M_2-Rezeptoren besitzen α-Helices aus 22–26 hydrophoben Aminosäuren, die wahrscheinlich die 7 transmembranären Domänen der Rezeptoren bilden [43]. Als adenylylzyklasegekoppelte Rezeptoren gehören sie, wie die β-adrenergen Rezeptoren, einer gemeinsamen Genfamilie an, deren einzelne Mitglieder durch Genduplikation und Chromosomenverdopplung entstanden sind [18].

G-Proteine

In ähnlicher Weise wie die adenylylzyklasegekoppelten Rezeptoren zeigen die verschiedenen G-Proteine des Adenylylzyklasesystems eine hohe Homologie. Sie alle sind heterotrimere Proteine, deren Spezifität, d. h. deren bevorzugte Interaktion mit bestimmten Rezeptoren, in ihrer α-Untereinheit begründet liegt [35]. Soweit bisher bekannt, haben die beiden anderen Untereinheiten, β und γ, regulatorische Funktion. Ihre Assoziation mit der α-Untereinheit bewirkt deren Inaktivierung [35]. Auch wurde der β/γ-Untereinheit eine membranverankernde Funktion zugeschrieben [64]. Neuere Daten weisen jedoch darauf hin, daß die α-Untereinheit der G-Proteine ohne die Untereinheiten β und γ mit der Plasmamembran verbunden bleiben kann. Die relativ geringe Spezifität der β/γ-Untereinheit wird aus dem Hinweis, daß die β/γ-Untereinheit zwischen den verschiedenen G-Proteinen ausgetauscht werden kann, ersichtlich. Dabei scheinen sowohl die stimulatorischen als auch die inhibitorischen G-Proteine einen gemeinsamen Pool an β/γ-Untereinheiten zu besitzen.

Vier verschiedene α-Untereinheiten der stimulatorischen G-Proteine konnten identifiziert werden. Sie besitzen ein Molekulargewicht von 45 000 bzw. 52 000 Dalton [6]. Drei verschiedene α-Untereinheiten wurden bei den inhibitorischen G-Proteinen charakterisiert [6]. Die unterschiedlichen Funktionen dieser verschiedenen α-Untereinheiten der jeweiligen G-Proteine sind bisher nicht bekannt. Es ist jedoch denkbar, daß die verschiedenen G-Proteine trotz ihrer identischen Wirkung an der Adenylylzyklase in unterschiedlichem Ausmaß an verschiedene Ionenkanäle koppeln.

Während bei den stimulatorischen G-Proteinen die unterschiedlichen α-Untereinheiten von einem einzelnen Gen durch alternatives Splicen der mRNS kodiert werden [38], werden die 3 verschiedenen α-Untereinheiten der inhibitorischen G-Proteine von verschiedenen Genen kodiert (s. Abb. 1a). Dennoch weisen alle α-Untereinheiten der G-Proteine eine sehr hohe Homologie auf. Dies deutet darauf hin, daß sie möglicherweise von einem gemeinsamen Ursprungsgen abstammen.

Die β-Untereinheit der G-Proteine kommt in mindestens 2 verschiedenen Formen mit einem unterschiedlichen Molekulargewicht (35000 und 36000 Dalton) vor [28]. Diese beiden Formen der β-Untereinheiten können immunologisch unterschieden werden und werden von verschiedenen Genen kodiert [1]. Die 3. Untereinheit der G-Proteine, die γ-Untereinheit, konnte bisher nur in einer einzelnen Form identifiziert werden. Elektrophoretische und immunologische Daten weisen jedoch darauf hin, daß mehr als eine γ-Untereinheit existiert [15]. Sie besitzt eine enge Assoziation mit der β-Untereinheit des jeweiligen G-Proteins und scheint nur in dieser Assoziation funktionell aktiv zu sein [35].

Sowohl die stimulatorischen als auch die inhibitorischen G-Proteine besitzen einen direkten Angriffspunkt an der Adenylylzyklase [35].

Adenylylzyklase

Die Adenylylzyklase, die zwischenzeitlich in ihrer Primärstruktur aufgeklärt werden konnte [46], kann durch die stimulatorischen G-Proteine direkt aktiviert werden, während der Angriffspunkt der inhibitorischen G-Proteine direkt oder indirekt sein kann (s. Abb. 1a). Über die Regulation der Adenylylzyklase selbst ist wenig bekannt. Sie kann in ihrer Wirkung akut und chronisch möglicherweise über Phosphorylierungsvorgänge reguliert werden [59, 82]. Solche Regulationsmechanismen scheinen auch für ihre Aktivität im Herzen von Bedeutung zu sein [74]. Interessanterweise besitzt die Adenylylzyklase eine Primätstruktur, die der verschiedener Kaliumkanäle stark ähnelt [46]. Ob die Adenylylzyklase selbst im menschlichen Herzen als Ionenkanal aktiv sein kann, ist bisher nicht geklärt.

α-adrenerge Rezeptoren

Bei den α-adrenergen Rezeptoren werden im wesentlichen α_1- und α_2-adrenerge Rezeptoren unterschieden. Dabei konnten bereits mehrere Untergruppen der α_1-adrenergen und α_2-adrenergen Rezeptoren mit vergleichbaren Strukturen und Bindungseigenschaften charakterisiert werden. Die β_1-adrenergen und β_2-adrenergen Rezeptoren koppeln an völlig unterschiedliche Signaltransduktionssysteme. Die Gruppe der α_2-adrenergen Rezeptoren wirkt inhibitorisch auf die Adenylylzyklase, während die Gruppe der α_1-adrenergen Rezeptoren stimulatorisch das

Phosphatidylinositolsystem beeinflußt (s. Abb. 1a). An Kardiomyozyten spielen die α_2-adrenergen Rezeptoren praktisch keine Rolle, während den beiden Subtypen der β_1-adrenergen Rezeptoren eine positiv-inotrope Wirkung zugeschrieben wird [63].

Funktion α_1-adrenerger Rezeptoren im Herzen und Aktivierung des Phosphatidylinositolsystems

Die α_1-adrenergen Rezeptoren sind im Herzen postsynaptisch im wesentlichen auf den Kardiomyozyten lokalisiert. Im Gegensatz zu den anderen adrenergen Rezeptoren koppeln α_1-adrenerge Rezeptoren nicht an das Adenylylzyklasesystem. Sie vermitteln ihre Aktivierung über eine Stimulation des Phosphatidylinositolsystems [52]. Über ein bisher noch nicht identifiziertes G-Protein (G_p) aktivieren sie ihr Effektorenzym, die membrangebundene Phospholipase C [52]. Diese spaltet Phosphoinositoltrisphosphat in die beiden „Second messenger" Inositoltrisphosphat und Diazylglyzerol [52]. Inositoltrisphosphat setzt aus intrazellulären Pools Kalzium frei, während Diazylglyzerol die Proteinkinase C aktiviert.

Die Aktivierung α_1-adrenerger Rezeptoren vermittelt eine positiv-inotrope Antwort des Myokards [63]. Diese positiv-inotrope Antwort kommt durch 3 verschiedene Mechanismen zustande:
1. eine vermehrte Sensitivität kontraktiler Proteine für Kalzium [21]
2. ein vermehrter Einstrom von Kalzium über die Aktivierung des Phosphatidylinositolstoffwechselwegs [57]
3. über eine vermehrte Freisetzung von intrazellulärem Kalzium.

Obwohl die Aktivierung α_1-adrenerger Rezeptoren bei verschiedenen Spezies von Bedeutung ist, spielen die α_1-adrenergen Rezeptoren beim Menschen eine untergeordnete Rolle [19, 45]. Dementsprechend bewirken selektive α-adrenerge Agonisten nur eine minimale positiv-inotrope Wirkung am menschlichen Herzen [39, 63]; die Aktivierung des myokardialen Phosphatidylinositolsystems ist nur sehr gering [9].

Interaktion α_1-adrenerger Rezeptoren mit Adenylylzyklasegekoppelten Rezeptoren

Obwohl die α-adrenergen Rezeptoren selbst beim Menschen eine relativ geringe, direkt positiv-inotrope Wirkung besitzen, scheinen sie eine indirekte Wirkung auf das β-adrenerge System zu besitzen. An isolierten Systemen konnte gezeigt werden, daß die Aktivierung des Phosphatidylinositolsystems bzw. seines Effektorenzyms, der Proteinkinase C, zu einer Sensibilisierung des Adenylylzyklasesystems führen kann. Diese Sensibilisierung kann sowohl auf der Ebene der Rezeptoren als auch auf der Ebene der G-Proteine oder der Adenylylzyklase selbst erfolgen [82]. Erste Daten weisen darauf in, daß ein solcher Regulationsweg möglicherweise auch für das Myokard unter pathophysiologischen Bedingungen, z. B. beim

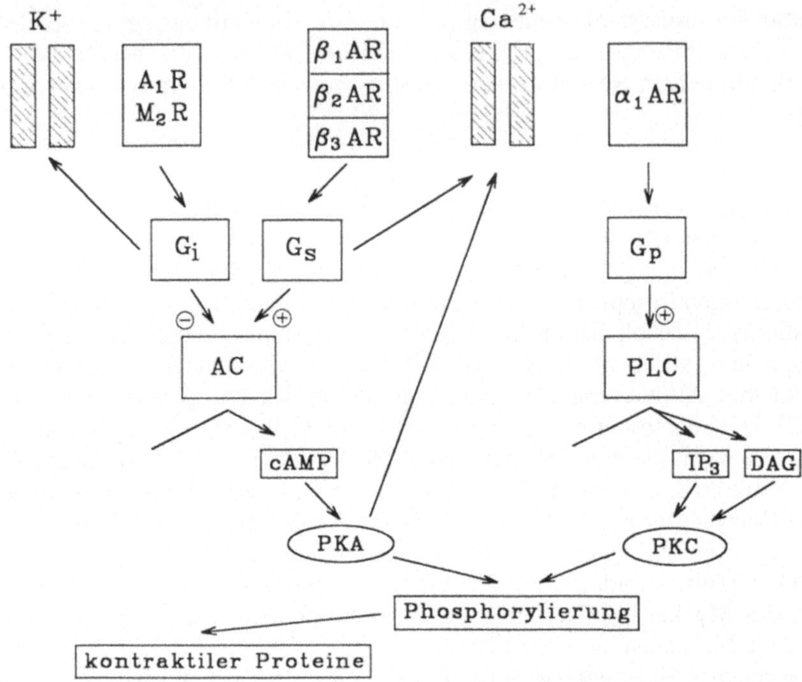

**Abb. 1a, b. Schematische Darstellung der sympathischen Signalübertragung des Herzens;
a** Kontrolle, **b** Herzinsuffizienz
Rezeptoren: β_1AR β_1-adrenerge Rezeptoren, β_2AR β_2-adrenerge Rezeptoren, β_3AR β_3-adrenerge
Rezeptoren, α_1R α_1-adrenerge Rezeptoren, A_1AR Adenosin A_1-Rezeptoren, M_2R muskarinische
M_2-Rezeptoren; Kanäle: Ca^{2+} Kalziumkanäle, K^+ Kaliumkanäle; Kopplungsproteine: G_1 inhibi-
torische G-Proteine des Adenylylzyklasesystems, G_s stimulatorische G-Proteine des Adenylyl-
zyklasesystems, G_p Kopplungsproteine des Phosphytidylinositolsystems; Effektorenzyme: AC
Adenylylzyklase, PLC Phospholipase C, PKC Proteinkinase C, PKA Proteinkinase A; Zweite
Boten ("second messenger"): cAMP zyklisches Adenosinmonophosphat, IP_3 Inositoltriphos-
phat, DAG Diazylglyzerol

akuten Myokardinfarkt, eine wichtige Rolle spielen kann [74]. Eine vergleichbare
Bedeutung konnte für die chronische Herzinsuffizienz bisher nicht identifiziert
werden. Die chronische Herzinsuffizienz führt auch zu keiner Änderung der α_1-
adrenergen Rezeptoren im Myokard trotz der hohen Katecholaminspiegel [9].

Regulation adrenerger Rezeptorsysteme bei der chronischen Herzinsuffizienz

Auf präsynaptischer Ebene ist die sympathische Aktivität bei chronischer Herzinsuffizienz gesteigert [30]. Bereits frühe Studien wiesen darauf hin, daß dabei die
myokardialen Speicher für Noradrenalin entleert sind. Dies führt jedoch nicht,

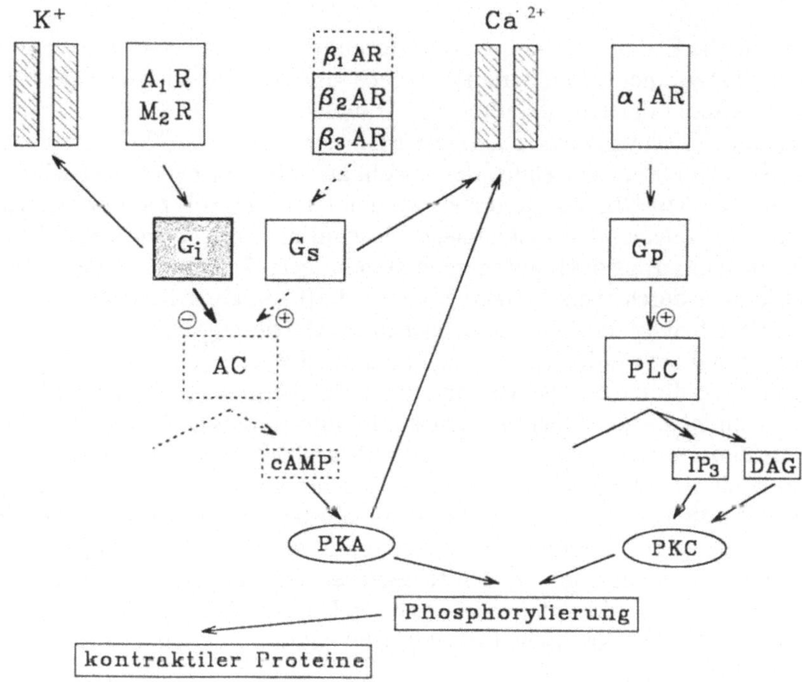

Abb. 1b

wie zunächst vermutet, zu einer verminderten Exposition des Myokards gegen
über Katecholaminen. Es konnte vielmehr gezeigt werden, daß das insuffiziente
Herz eher erhöhten Katecholaminkonzentrationen ausgesetzt ist [58]. Es konnte
bisher nicht entschieden werden, ob dies durch die reduzierte neuronale Wiederaufnahme bei der chronischen Herzinsuffizienz [58] oder ausschließlich durch die
vermehrte Freisetzung bei dem erhöhten Sympathikotonus des herzinsuffizienten
Menschen [41] bedingt ist. Die reflektorische Aktivierung des Sympathikus bei der
chronischen Herzinsuffizienz konnte auch an Hand erhöhter Plasmakatecholaminspiegel demonstriert werden [30]. Dabei scheinen Patienten mit stärker erhöhten Plasmakatecholaminspiegeln eine ungünstigere Langzeitprognose zu besitzen
[17]. Eine strenge lineare Korrelation zwischen Plasmaspiegel und Überlebenszeit
besteht jedoch nicht [61]. Obwohl auf zentraler Ebene ein erhöhter Sympathikotonus nachgewiesen werden konnte, ist die Ansprechbarkeit des Myokards bei der
chronischen Herzinsuffizienz teilweise reduziert [7, 25]. Ursache dafür ist möglicherweise die durch chronische Exposition induzierte Tachyphylaxie β-adrenerger
Rezeptoren

Aspekte der selektiven Regulation β-adrenerger Rezeptoren

Chronische Exposition β-adrenerger Rezeptoren gegenüber β-adrenergen Agonisten führt zu einer verminderten Ansprechbarkeit des Adenylylzyklasesystems auf eine weitere oder erneute adrenerge Stimulation [7]. Dieser Prozeß der Anpassung, auch Tachyphylaxie oder Desensibilisierung genannt [3, 13], ist ein genereller Regulationsmechanismus, der sowohl an isolierten Zellen als auch in vivo an praktisch allen Organen gefunden werden kann [40, 80]. Mehrere verschiedene und z. T. voneinander unabhängige Mechanismen tragen zu diesem Prozeß der Desensibilisierung des β-adrenergen Systems bei [47]. Die β-adrenergen Rezeptoren können durch 2 verschiedene Kinasen, die β-adrenerge Rezeptorkinase und die cAMP-abhängige Proteinkinase, nach ihrer Aktivierung durch einen β-Agonisten, phosphoryliert werden [2, 4, 70]. Funktionell werden die β-adrenergen Rezeptoren nach ihrer Phosphorylierung durch die β-adrenerge Rezeptorkinase durch die dann mögliche Anlagerung eines Inhibitorproteins, β-Arrestin [49] blockiert. Die Phosphorylierung mit der cAMP-abhängigen Proteinkinase verhindert direkt die Kopplung der β-adrenergen Rezeptoren an das nachgeschaltete G-Protein. Zusätzlich kommt es im Rahmen der schnellen Desensibilisierung zu einer Verlagerung der β-adrenergen Rezeptoren von der Zelloberfläche in das Zellinnere, zur Sequestrierung der Rezeptoren [16, 40, 67, 68, 69]. Diese unterliegen im Zellinneren dann bei weiterer Desensibilisierung einem vermehrten Abbau durch proteolytische Enzyme, d. h., es kommt zur „Down-Regulation" der Rezeptoren [32].

Auch bei der chronischen Herzinsuffizienz findet sich eine Reduktion der β-adrenergen Rezeptoren im Myokard um etwa 50% [7, 8, 12, 29, 32] (vgl. Abb. 1b). Dabei scheint die Ursache der chronischen Herzinsuffizienz von nur untergeordneter Bedeutung zu sein. Diese Befunde erklären die reduzierte Ansprechbarkeit des insuffizienten Herzens auf eine andrenerge Stimulation [7, 29, 36, 37]. Interessanterweise ist diese verminderte Ansprechbarkeit des β-adrenergen Systems nicht auf das Myokard selbst beschränkt, sondern betrifft beispielsweise auch die periphere Gefäßmuskulatur [24]. Die Reduktion der Rezeptoren am Herzen betrifft in erster Linie die β_1-adrenergen Rezeptoren. Diese werden um etwa 62% vermindert [8]. Die β_2-adrenergen Rezeptoren sind nur minimal reduziert, so daß prozentual ihr Anteil an den Gesamtrezeptoren eher vermehrt ist. Zusätzlich werden in einzelnen Modellsystemen die verbleibenden Rezeptoren von dem nachgeschalteten stimulatorischen G-Protein, G_s, funktionell entkoppelt [79]. Dies führt zu einer weiteren funktionellen Einbuße der β-adrenergen Rezeptoren bei der chronischen Herzinsuffizienz (Abb. 1b). Die Mechanismen, die zu der Reduktion und insbesondere zu der subtypspezifischen Reduktion der β-adrenergen Rezeptoren führen, sind bisher nicht bekannt. Interessanterweise ist jedoch der Verlust der β-adrenergen Rezeptoren bei der chronischen Herzinsuffizienz unter einer vorsichtigen, chronischen β-Blockade mit Metoprolol teilweise reversibel [42]. Diese Daten sprechen dafür, daß möglicherweise die chronische Aktivierung des β-adrenergen Systems durch die hohen zirkulierenden Katecholamine desensibilisiert und damit die Rezeptoren im Rahmen der Desensibilisierung reduziert werden. Es wurde postuliert, daß der selektive Charakter auch dadurch bedingt sei, daß das mehr am

β_1-adrenergen Rezeptor wirksame Noradrenalin deutlich stärker erhöht sei als andere Katecholamine [8, 80].

Zum jetzigen Zeitpunkt ist nicht sicher geklärt, ob zusätzlich bei bestimmten Formen der Kardiomyopathie bereits in der Frühphase der Erkrankung, also vor der reflektorischen Erhöhung der Katecholamine, eine Reduktion der β_1-adrenergen Rezeptoren über Autoimmunprozesse erfolgt. Inzwischen wurden von 3 Arbeitsgruppen [48] das Auftreten von β_1-spezifischen Autoantikörpern bei Patienten mit kongestiver Kardiomyopathie als pathogenetischer Mechanismus postuliert. Ein direkter Nachweis der Spezifität dieser Antikörper steht zum jetzigen Zeitpunkt noch aus. Neuere Daten belegen allerdings ein mögliches autoimmunes Epitop des β_1-adrenergen Rezeptors von Patienten mit dilatativer Kardiomyopathie [51].

Eine andere Ursache der relativen Verschiebung der Rezeptorpopulation könnte auch durch eine relative Verschiebung der Zellpopulation erklärt werden. So findet sich bei der chronischen Herzinsuffizienz eine relative Vermehrung der Fibroblasten auf Kosten der Kardiomyozyten. Diese besitzen praktisch ausschließlich β_2-adrenerge Rezeptoren. Eine Messung von Rezeptoren an einzelnen Zellen war bisher nicht möglich, so daß diese Frage zum jetzigen Zeitpunkt nicht sicher entschieden werden kann. Funktionell jedoch ist es bereits gelungen, an einzelnen Kardiomyozyten nachzuweisen, daß dort die β-adrenerge Antwort im Gegensatz zu der maximalen Kalziuminduzierten Kontraktilität vermindert ist [60]. Eine Subtypspezifizierung auf funktioneller Ebene wird möglich sein, ist jedoch bisher noch nicht erfolgt.

Die subtypspezifische Regulation der β-adrenergen Rezeptoren bei der chronischen Herzinsuffizienz hat ein bekanntes klinisches Korrelat. Die positiv-inotrope Wirkung β-adrenerger Agonisten wird vorwiegend über β_1-adrenerge Rezeptoren vermittelt [75]. Diese ist im Verlauf der chronischen Herzinsuffizienz früh eingeschränkt. Im Gegensatz dazu beobachten wir im Verlauf der Erkrankung die eher über β_2-adrenerge Rezeptoren vermittelte Erhöhung der Herzfrequenz als Kompensationsmechanismus bei erhöhter sympathischer Aktivität. Aber auch die positiv-inotrope Wirkung β_2-adrenerger Agonisten bleibt bei der chronischen Herzinsuffizienz länger erhalten als die reiner β_1-adrenerger Agonisten [29]. Daraus ist therapeutisch abzuleiten, daß wenn überhaupt, die Anwendung reiner β_1-adrenerger Agonisten in der Behandlung der Herzinsuffizienz nicht sinnvoll erscheint.

Veränderungen der G-Proteine bei der chronischen Herzinsuffizienz und ihre funktionelle Relevanz

Wie bereits erwähnt, fand sich in den Herzen herzinsuffizienter Patienten eine teilweise funktionelle Entkoppelung β-adrenerger Rezeptoren von dem stimulatorischen G-Protein. Als Pathomechanismus kommen dafür mehrere Möglichkeiten in Betracht (Abb. 1b). Eine strukturelle Änderung der β-adrenergen Rezeptoren, z.B. ihre Phosphorylierung, könnte dafür verantwortlich sein. Daten über die Struktur β-adrenergen Rezeptoren bei der chronischen Herzinsuffizienz liegen bisher nicht vor. Als weitere Ursache kommt eine Änderung des G-Proteins in Betracht. Während im Tierexperiment bei herzinsuffizienten Hunden eine reduzierte funktionelle Aktivität des stimulatorischen G-Proteins identifiziert werden konnte [50], fand sich bei Herzen kardiomyopathischer Patienten keine Änderung der stimulatorischen G-Proteine [25, 27]. Auf der Ebene der G-Proteine wurde eine strukturelle Änderung bei der chronischen Herzinsuffizienz bisher nicht untersucht.

Eine Reduktion der adrenerg stimulierten Adenylylzyklaseaktivität ist auch über eine Erhöhung oder Verstärkung inhibitorischer Einflüsse denkbar. In der Tat konnten Hinweise für einen solchen Pathomechanismus belegt werden. Die im Myokard nachweisbare Menge an inhibitorischen G-Proteinen war bei der chronischen Herzinsuffizienz um etwa 30–40% erhöht [25, 55]. Der Nachweis dieses Anstieges des inhibitorischen G-Proteins, genauer seiner α-Untereinheit, konnte sowohl mittels ADP-Ribosylierung als auch über den immunologischen Nachweis des G-Proteins geführt werden [5, 25, 55]. Dieser Anstieg führte auch zu einer vermehrten Inhibition der Adenylylzyklaseaktivität [25]. Die genauen Mechanismen des Anstieges des inhibitorischen G-Proteins sind bisher nicht bekannt. Es gibt jedoch mehrere Hinweise dafür, daß möglicherweise die chronische Aktivierung β-adrenerger Rezeptoren zu einer Transregulation des inhibitorischen Schenkels des Adenylylzyklasesystems führt. Eine solche Transregulation konnte unabhängig von einer Aktivierung der Adenylylzyklase auf der Ebene der Rezeptoren gezeigt werden [53]. Eine Erhöhung der inhibitorischen G-Proteine wurde an isolierten Kardiomyozyten nach chronischer Noradrenalinexposition beschrieben [62]. Die Transregulation auf der Ebene der G-Proteine ist möglicherweise von intrazellulärem cAMP abhängig. Neuere Daten sprechen dafür, daß die Erhöhung des inhibitorischen G-Proteins bei der chronischen Herzinsuffizienz in einer Änderung der Expression des Genes verankert ist [26, 27]. Sowohl im normalen als auch im insuffizienten Herzen wird die m-RNS, die den Subtyp 3 der α-Untereinheit des inhibitorischen G-Proteins kodiert, in großen Mengen gebildet, der Subtyp 2 ist nur gering exprimiert, während der Subtyp 1 im menschlichen Herzen nicht gefunden werden konnte [26, 54]. Die aktuellen Spiegel der m-RNS der α-Untereinheit des G_{i3}-Proteins sind bei der chronischen Herzinsuffizienz deutlich erhöht [27]. Diese Daten weisen darauf hin, daß eine transkriptionelle Regulation der m-RNS-Spiegel des inhibitorischen G-Proteins für die Änderungen bei der chronischen Herzinsuffizienz verantwortlich ist. Die molekularen Mechanismen einer solchen Regulation konnten bisher nicht identifiziert werden.

Therapeutische Modulation des adrenergen Systems

Bei der chronischen Herzinsuffizienz ist das β-adrenerge System auf postsynaptischer Ebene unempfindlich geworden. Die bei den Patienten mit chronischer Herzinsuffizienz bereits erhöhten Katecholaminspiegel reichen nicht aus, um eine β-adrenerge Stimulation an das Myokard zu vermitteln. Zwei grundsätzlich verschiedene therapeutische Strategien sind theoretisch möglich und in der Vergangenheit auch beschritten worden. Einerseits besteht die Möglichkeit, den Stimulus bzw. die zirkulierenden Katecholamine durch exogene Gabe von β-adrenergen Agonisten weiter zu erhöhen, andererseits kann versucht werden, die Inaktivierung des β-adrenergen Systems auf postsynaptischer Ebene zu verhindern. Beide Therapiekonzepte haben Vor-, aber auch ganz erhebliche Nachteile. Trotz ihrer diametralen Gegensätzlichkeit bestehen sie weiterhin nebeneinander. Dies zeigt an, daß ein idealer Weg hinsichtlich der direkten therapeutischen Modulation des β-andrenergen Systems noch nicht gefunden wurde.

Die exogene Aktivierung des β-adrenergen Systems durch die zusätzliche Gabe von β-Agonisten wird vorwiegend in der akuten Phase der Dekompensation und nur kurzfristig angewendet. Wie bereits erwähnt, perpetuiert diese Form der Therapie die weitere Desensibilisierung des β-adrenergen Systems. Dies bedeutet, daß im Verlauf der Behandlung zunehmend höhere Dosen β-adrenerger Agonisten angewendet werden müssen, um vergleichbare therapeutische Effekte zu erzielen. Zusätzlich ist insbesondere für die Langzeit- und ambulante Therapie die Entstehung maligner Rhythmusstörungen ein großes therapeutisches Hindernis. Mögliche Ursache dafür könnte die differentielle Desensibilisierung der β-adrenergen Wirkung auf die Adenylylzyklase und die membrangebundenen Ionenkanäle sein. Über die Desensibilisierung der Wirkung von β-Agonisten auf Ionenkanäle liegen unseres Wissens keine fundierten Daten vor. Es ist jedoch eine bekannte klinische Beobachtung, daß die Entstehung von hochgradigen oder malignen Rhythmusstörungen die positiv-inotrope Wirkung der exogenen Katecholaminzufuhr frühzeitig einschränkt und lange überdauert. Diese Daten weisen indirekt darauf hin, daß die Entstehung der Desensibilisierung der Wirkung auf die Ionenkanäle andere Charakteristika aufweist als die Desensibilisierung des Adenylylzyklasesystems.

Das zweite Therapiekonzept besteht in dem Versuch, eine weitere Desensibilisierung des β-adrenergen Systems zu verhindern bzw. die bereits bestehende Desensibilisierung rückgängig zu machen. Therapeutisch wurde dies durch die vorsichtige Gabe niedriger Dosierungen von β-Blockern versucht [80, 81]. In der Tat konnte gezeigt werden, daß nach einer chronischen β-Blockade die Zahl β-adrenerger Rezeptoren im insuffizienten Herzen wieder anstieg [42]. Auch die Ansprechbarkeit des β-adrenergen Systems konnte teilweise wieder zurückgewonnen werden [34, 42]. Die große Problematik einer solchen Therapie bleibt jedoch der zunächst notwendige Verlust der β-adrenergen Stimulierbarkeit. So ist die Gabe von β-Blockern bei der chronischen Herzinsuffizienz zunächst kontraindiziert. Dennoch konnte die vorsichtige Gabe niedriger Dosen von Metoprolol eine therapeutische Besserung der Patienten herbeiführen [48, 65]. Umgekehrt führte die Unterbrechung der Therapie zu einer erneuten Dekompensation der Patienten [76]. Dennoch hat die β-Blockergabe in der Therapie der chronischen Herzinsuffizienz aufgrund des sehr schmalen therapeutischen Bereiches verständlicherweise große Zurückhaltung erfahren. Der Versuch, diese diametral gegensätzlichen Therapiekonzepte zu vereinen, führt zu der Entwicklung und Erprobung partieller β-Agonisten. Die molekularen Mechanismen der Wirkung eines partiellen Agonisten am Rezeptor sind bisher nicht völlig geklärt. Entsprechend ihrer intrinsischen Aktivität stimulieren die partiellen Agonisten die β-adrenergen Rezeptoren, induzieren aber gleichzeitig die Desensibilisierung des Rezeptorsystems. Der β-blockierende Anteil ihrer Wirkung verhindert die Aktivierung, aber gleichermaßen auch die Desensibilisierung der Rezeptoren [13]. Problematisch bei dieser Form der Therapie bleibt, daß diese diametral gegensätzlichen Therapiekonzepte mit fixiertem Anteil beider Strategien entsprechend der intrinsischen Aktivität des partiellen Agonisten auf einen Organismus mit unterschiedlicher Aktivierung bzw. Ansprechbarkeit des adrenergen Systems je nach Stadium der Erkrankung treffen. Eine echte Dissoziation der Aktivierung β-adrenerger Rezeptoren von ihrer Desensibilisierung, die für eine erfolgreiche Therapie der chronischen Herzinsuffizienz über das β-adrenerge System notwendig wäre, ist mit den partiellen Agonisten bisher nicht gelungen und ist logistisch möglicherweise auch nicht zu erwarten. Die Entwicklung neuer Substanzen, welche die Desensibilisierung des β-adrenergen Systems verhindern können, z. B. Blocker der β-adrenergen Rezeptorkinase, die aber gleichzeitig das Adenylylzyklasesystem aktivieren, wären notwendig. Erst dadurch wäre eine chronische Therapie mit primärem Ansatz am Adenylylzyklasesystem bei der chronischen Herzinsuffizienz sinnvoll.

Literatur

1. Amatruda TT, Gautam N, Fong H-KW, Northup JK, Simon MI (1988) The 35- and 36-kDa β subunits of GTP-binding regulatory proteins are products of separate genes. J Biol Chem 263:5008–5011
2. Benovic JL, Strasser RH, Caron MG, Lefkowitz RJ (1986) Beta-adrenergic receptor kinase: Identification of a novel protein kinase which phosphorylates the agonistoccupied form of the receptor. Proc Natl Acad Sci USA 83:2797–2801
3. Benovic JL, Bouvier M, Caron MG, Lefkowitz RJ (1988) Regulation of adenylyl cyclase-coupled β-adrenergic receptors. Annu Rev Cell Biol 4:405–428
4. Berridge MJ (1987) Inositol triphosphate und diacylglycerol: Two interacting second messenger. Annu Rev Biochem 56:159–193
5. Böhm M, Eide B, Gierschik P, Jakobs KH, Erdmann E (1988) Identifikation of a $G_{i\alpha2}$ in the normal and failing human myocardium. Circulation 78:II–56
6. Bray P, Carter A, Simons C et al (1986) Human cDNA clones for four species of Gαs signal transduction protein. Proc Natl Acad Sci USA 83:8893–8897
7. Bristow MR, Ginsburg R, Minobe W et al. (1982) Decreased catecholamine sensitivity and β-adrenergic-receptor density in failing human hearts. N Engl J Med 307:205–211
8. Bristow MR, Ginsburg R, Umans V et al. (1986) $β_1$- and $β_2$-Adrenergic-receptor subpopulations in nonfailing and failing human ventricular myocardium: Coupling of both receptor subtypes to muscle contraction and selective $β_1$-receptor down-regulation in heart failure. Circ Res 59:297–309
9. Bristow MR, Minobe W, Rasmussen R, Hershberger RE, Hoffmann BB (1989) $α_1$-Adrenergic receptors in the non-failing and failing human heart. J Pharmacol Exp Ther 247:1039–1045
10. Brodde OE, Karad K, Zerkowski HR, Rohm N, Raidemeister JC (1983) Coexistence of $β_1$- and $β_2$-adrenoceptors in human right atrium. Direct identification by (±)-I-Iodocynaopindolol binding. Circ Res 53:752–758
11. Brodde O-E, O'Hara N, Zerkowski H-R, Rohm N (1984) Human cardiac β-adrenoceptors: Both $β_1$- and $β_2$-adrenoceptors are functionally coupled to the adenylate cyclase in right atrium. J Cardiovasc Pharmacol 6:1184–1191
12. Brodde O-E, Zerkowski HR, Doetsch N, Motomura S, Khamssi M, Michel MC (1989) Myocardial beta-adrenoceptor changes in heart failure: Concomitant reduction in beta₁- and beta₂-adrenoceptor function related to the degree of heart failure in patients with mitral valve disease. J Am Coll Cardiol 14:323–331

13. Brodde O-E, Daul A, Michel-Reher M et al. (1990) Agonist-induced desensitization of β-adrenoceptor function in humans. Subtype-selective reduction in β_1- or β_2-adrenoceptor-mediated physiological effects by xamoterol or prolacterol. Circulation 81:914–921

14. Brown AM, Yatani A, Imoto Y, Codina J, Mattera R, Birnbaumer L (1989) Direct G-protein regulation of Ca^{2+} channels. Ann NY Acad Sci 560:373–386

15. Casey PJ, Gilman AG (1988) G Protein involvement in receptor-effecto coupling. J Biol Chem 263:2577–2580

16. Cheung AH, Sigal IS, Dixon RAF, Strader CD (1989) Agonist-promoted sequestration of the β-adrenergic receptor requires regions involved in functional coupling with G_s Mol Pharmacol 34:132–138

17. Cohn JN, Levine TB, Garberg V et al. (1985) Plasma norepinephrine as a guide to prognosis in patients with congestive heart failure. N Engl J Med 78:455–457

18. Collins S, Bolanowski MA, Caron MG, Lefkowitz RJ (1989) Genetic regulation of β-adrenergic receptors. Annu Rev Physiol 51:203–215

19. Dohlman HG, Bouvier M, Benovic JL, Caron MG, Lefkowitz RJ (1987) The multiple membrane spanning topography of the β_2-adrenergic receptor. J Biol Chem 262:14282–14288

20. Emorine LJ, Marullo S, Briend-Sutren M-M et al. (1989) Molecular characterization of the human β_3-adrenergic receptor. Science 245:1118–1121

21. Endoh M, Blincks JR (1988) Actions of sympathomimetic amines on the C^{2+} transients and contractions of rabbit myocardium: Reciprocal changes in myofibrillar responsiveness to Ca^{2+} mediated through α- and β-adrenoceptors. Circ Res 62:247–265

22. Engelmeier RS, O'Connell JB, Walsh R, Rad N, Scanlon PJ, Gunnar RM (1985) Improvement in symptoms and exercise tolerance by metroprolol in patients with dilated cardiomyopathy: A double-blind, randomized, placebo-controlled trial. Circulation 72:536–546

23. Evans T, Fawzi A, Fraser ED, Brown ML, Northup JK (1987) Purification of a β_{35} form of the β complex common to G-proteins from human placental membranes. J Biol Chem 262:176–181

24. Fan T-HM, Liang C-S, Kawashima S, Banerjee SP (1987) Alterations in cardiac β-adrenoceptor responsiveness and adenylate cyclase system by congestive heart failure in dogs. Eur J Pharmacol 140:123–132

25. Feldman AM, Cates AE, Veazey WB et al (1988) Increase of the 40000-mol wt pertussis toxin substrate (G protein) in the failing human heart. J Clin Invest 82:189–197

26. Feldman AM, Bristow MR (1990) The β-adrenergic pathway in the failing human heart: Implications for inotropic therapy. Cardiology 77:159–232

27. Feldman AM, Cates AE, Bristow MR, Dop C van (1989) Altered expression of β-subunits of G proteins in failing human hearts. J Mol Cell Cardiol 21:359–365

28. Fong HK, Amatruda TT, Birren BW, Simon MI (1987) Distinct forms of the α-subunit of GTP-binding regulatory proteins identified by molecular cloning. Proc Natl Acad Sci USA 84:3792–3796

29. Fowler MB, Laser JA, Hopkins GL, Minobe W, Bristow MR (1986) Assessment of the β-adrenergic receptor pathway in the intact failing human heart: Progressive receptor down-regulation and subsensitivity to agonist response. Circulation 74:1290–1302

30. Francis GS, Goldsmith SR, Cohn JN (1982) Relationship of exercise capacity to resting left ventricular performance and basal norepinephrine levels in patients with congestive heart failure. Am Heart J 104:725–731

31. Freissmuth M, Casey PJ, Gilman AG (1989) G proteins control diverse pathways of transmembrane signaling. FASEB J 3:2125–2131

32. Frey MJ, Molinoff PB (1989) Mechanisms of downregulation of β-adrenergic receptors: Perspective on the role of β-adrenergic receptors in congestive heart failure. J Cardiovasc Pharmacol [Suppl 5] 14:S13–S18

33. Frielle T, Daniel KW, Caron MG, Lefkowitz RJ (1988) Structural basis of β-adrenergic receptor subtype specificity studied with chimeric β_1/β_2-adrenergic receptors. Proc Natl Acad Sci USA 85:9494–9498

34. Gilbert EM, Anderson JL, Deitchman D et al. (1987) Chronic beta-blockade with bucindolol improves resting cardiac function in dilated cardiomyopathy. Circulation 76:1423

35. Gilman AG (1989) G Proteins and regulation of adenylyl cyclase. JAMA 262:1819–1825

36. Ginsburg R, Bristow MR, Billingham ME, Stinson EB, Schroeder JS, Harrison DC (1983) A study of the normal and failing isolated human heart: Decreased response of failing heart to isoproterenol. Am Heart J 106:535–540
37. Ginsburg R, Esserman LJ, Bristow MR (1983) Myocardial performance and extracellular ionized calcium in a severely failing human heart. Ann Intern Med 98:603–606
38. Graziano MP, Casey PJ, Gilman AG (1987) Expression of cDNAs for G proteins in escherichia coli. Two forms of GsÁ stimulate adenylate cyclase. J Biol Chem 262:11375–11381
39. Gristwood R, Ginsburg R, Zera P (1986) Are alpha-adrenoceptors coupled to contraction in human heart? Circulation 74:II–374
40. Harden TK (1983) Agonist-induced desensitization of the beta-adrenergic receptor-linked adenylate cyclase. Pharmacol Rev 35:5–32
41. Hasking GJ, Esler MD, Jennings GL, Burton D, Johns JA, Korner PI (1986) Norepinephrine spillover to plasma in patients with congestive heart failure: Evidence of increased overall and cardiorenal sympathetic nervous activity. Circulation 73:615–621
42. Heilbrunn SM, Shah P, Bristow MR, Valantine HA, Ginsburg R, Fowler MG (1989) Increased β-receptor density and improved hemodynamic response to catecholamine stimulation during long-term metoprolol therapy in heart failure from dilated cardiomyopathy. Circulation 79:483–490
43. Hulme EC, Birdsall NJM, Buckley NJ (1990) Muscarinic receptor subtypes. Annu Rev Pharmacol Toxicol 30:633–673
44. Kaumann AJ (1989) Is there a third heart β-adrenoceptor. TIPS 10:316–320
45. Kobilka BK, Matsui H, Kobilka TS et al (1987) Cloning, sequencing, and expression of the gene coding for the human platelet Á2-adrenergic receptor. Science 238:650–656
46. Krupinski J, Coussen F, Bakalyar HA et al. (1989) Adenylyl cyclase amino acid sequence: Possible channel- or transporter-like structure. Science 244:1558–1564
47. Lefkowitz RJ, Hausdorff WP, Caron MG (1990) Role of phosphorylation in desensitization of the β-adrenoceptor. Trends Pharmacol Sci 11:190–194
48. Limas CJ, Goldenberg IF, Limas C (1989) Autoantibodies against β-adrenoceptors in human idiopathic dilated cardiomyopathy. Circ Res 64:97–103
49. Lohse MJ, Benovic JL, Codina J, Caron MG, Lefkowitz RJ (1990) β-Arrestin: A protein that regulates β-adrenergic receptor function. Science 248:1547–1550
50. Longabaugh JP, Vatner DE, Vatner SF, Homcey CJ (1988) Decreased stimulatory guanosine triphosphate binding protein in dogs with pressure-overload left ventricular failure. J Clin Invest 81:420–424
51. Magnusson Y, Marullo S, Hoyer S et al. (1990) Mapping of a functional autoimmune epitope on the β_1-adrenergic receptor in patients with idiopathic dialated cardiomyopathy. J Clin Invest 86:1658–1663
52. Majerus PW, Connolly TM, Bansal VS, Inhorn RC, Ross TS, Lips DL (1988) Inositol phosphates: Synthesis and degradation. J Biol Chem 263:3051–3054
53. Marquetant R, Brehm B, Strasser RH (1989) cAMP-Independent transregulation of antagonistic receptors of the adenylyl cyclase system. Circulation 80:II–18
54. Mattera R, Graziano MP, Yatani A et al. (1989) Splice variants of the α subunit of the G protein G_s activate both adenylyl cyclase and calcium channels. Science 243:804–807
55. Neumann J, Scholz H, Döring V, Schmitz W, Meyeninck L von, Kalmar P (1989) Anstieg der myokardialen Gi-Proteine bei Herzinsuffizienz. Lancet II:105–106
56. O'Dowd BF, Lefkowitz RJ, Caron MG (1989) Structure of the adrenergic and related receptors. Annu Rev Microbiol 12:67–83
57. Otani H, Otani O, Das DK (1988) α_1-Adrenoceptor-mediated phosphoinositide breakdown and inotropic response in rat left ventricular papillary muscle. Circ Res 62:8–17
58. Petch MC, Nayler WG (1979) Uptake of catecholamines by human cardiac muscle in vitro. Br Heart J 41:336–339
59. Pfeuffer T (1989) Hormone- and calcium-regulated adenylate cyclases. Biol Chem Hoppe Seyler 370:278–279
60. Poole-Wilson PA (1990) Cellular mechanisms in heart failure. J Mol Cell Cardiol 22:III–146
61. Rector TS, Olivari MT, Levine TB, Francis GS, Cohn JN (1987) Predicting survival for an individual with congestive heart failure using the plasma norepinephrine concentration. Am Heart J 114:148–152

62. Reithmann C, Gierschik P, Werdan K, Jakobs KH (1989) Mechanism of noradrenaline-induced heterologous desensitization of adenylate cyclase stimulation in rat heart muscle cells: Increase in the level of inhibitory G-protein alpha-subunits. Eur J Pharmacol (1988) 172:211–221

63. Scholz A, Schaefer B, Schmitz W et al. (1988) Alpha-adrenoceptor-mediated positive inotropic effect and inositol trisphosphate increase in mammalian heart. J Pharmacol Exp Ther 245:327–335

64. Sternweis PC (1986) The purified Á subunits of Go and Gi from bovine brain require β for association with phospholipid vesicles. J Biol Chem 261:637

65. Stiles GL, Taylor S, Lefkowitz RJ (1983) Human cardiac beta-adrenregic receptors: Subtype heterogeneity delineated by direct radioligand binding. Life Sci 33:467–473

66. Strader CD, Candelore MR, Hill WS, Sigal IS, Dixon RAF (1989) Identification of two serine residues involved in agonist activation of the β-adrenergic receptor. J Biol Chem 264:13572–13578

67. Strasser RH, Lefkowitz RJ (1985) Homologous desensitization of the beta-adrenregic coupled adenylate cyclase: Resensitization by polyethylene glycol treatment. J Biol Chem 260:4561–4564

68. Strasser RH, Stiles GL, Lefkowitz RJ (1984) Translocation and uncoupling of the beta-adrenergic receptor in rat lung after catecholamine-promoted desensitization in vivo. Endocrinology 115:1392–1400

69. Strasser RH, Cerione RA, Codina J, Caron MG, Lefkowitz RJ (1985) Homologous desensitization of the beta-adrenregic receptors: Functional integrity of the desensitized receptor from mammalian lung. Mol Pharmacol 28:237–245

70. Strasser RH, Benovic JL, Caron MG, Lefkowitz RJ (1986) Beta-agonist and prostaglandine E_1-induced translocation of the beta-adrenergic receptor kinase: Evidence that the kinase may act on multiple adenylate cyclase coupled receptors. Proc Natl Acad Sci USA 83:6362–6366

71. Strasser RH, Krimmer J, Dullaeus BR, Marquetant R, Kübler W (1990) Dual sensitization of the adrenergic system in early myocardial ischemia: Independent regulation of the β-adrenergic receptors and the adenylyl cyclase. J Mol Cell Cardiol 22:1405–1423

72. Strasser RH, Marquetant R, Kübler W (1990) Independent sensitization of β-adrenergic receptors and adenylate cyclase in acute myocardial ischemia. Br J Pharmacol 30:27S–35S

73. Strasser RH, Marquetant R, Kübler W (1990) Adrenergic receptors and sensitization of adenylyl cyclase in acute myocardial ischemia. Circulation 82:II 23–29

74. Strasser RH, Dullaeus BR, Walendzik H, Kübler W, Marquetant R (im Druck) Aktivierung der Proteinkinase C in der früher Myokardischämie induziert die Sensibilisierung der Adenylylzyklase. Z Kardiol

75. Strauss MH, Reeves RA, Smith DL, Leenen FHH (1986) The role of cardiac beta 1 receptors in the hemodynamic response to a $beta_2$ agonist. Clin Pharmacol Ther 40:108–115

76. Swedberg K, Hjalmarson A, Waagstein F, Wallentin I (1980) Adverse effects of beta-blockade withdrawal in patients with congestive cardiomyopathy. Br Heart J 44:134–142

77. Szabo G, Otero AS (1990) G Protein mediated regulation of K+ channels in heart. Annu Rev Physiol 52:293–305

78. Tsien RW, Bean BP, Hess P, Lansman JB, Nilius B, Nowycky MC (1986) Mechanisms of calcium channel modulation by β-adrenergic agents and dihydropyridine calcium agonists. J. Mol Cell Cardiol 18:691–710

79. Vatner DE, Vatner SF, Fujii AM, Homcy C (1985) Loss of high affinity cardiac beta adrenergic receptors in dogs with heart failure. J Clin Invest 76:2259–2264

80. Vatner DE, Vatner SF, Nejima J et al. (1989) Chronic norepinephrine elicits desensitization by uncoupling the β-receptor. J Clin Invest 84:1741–1748

81. Waagstein F, Hjalmarson A, Varnauskas E, Wallentin I (1975) Effect of chronic beta-adrenergic receptor blockade in congestive cardiomyopathy. Br Heart J 37:1022–1036

82. Yoshimasa T, Sibley DR, Bouvier M, Lefkowitz RJ, Caron MG (1987) Cross-talk between cellular signalling pathways suggested by phorbol-ester-induced adenylate cyclase phosphorylation. Nature 327:67–70

Pathophysiologie – Kontraktile Proteine
Überblick für die Praxis

Auf zellulärer Ebene adaptiert sich der Herzmuskel an eine vermehrte Belastung durch eine Hypertrophie der Kardiomyozyten. Die Wachstumsstimulation bei der Herzhypertrophie ist von einer vermehrten Expression kardialer Moleküle und von einer Reexpression von Genen begleitet, die im differenzierten Herzmuskel nicht oder nur in geringem Maße exprimiert werden. Durch diese belastungsabhängige Aktivierung der Genexpression werden die kardialen Moleküle demnach nicht nur quantitativ, sondern auch qualitativ geändert. Diese Plastizität betrifft unterschiedliche subzelluläre Strukturen: Zellmembran, sarkoplasmatisches Retikulum, kontraktiler Apparat und wahrscheinlich auch interzelluläre Matrix. Die komplexe Änderung von Masse und Art myokardialer Proteine beeinflußt das kontraktile Verhalten des hypertrophierten Herzens.

Herzhypertrophie

- Größen- und Massenzunahme der Kardiomyozyten,
- Änderung der Proteinzusammensetzung der Kardiomyozyten:
    - Zellmembran,
    - sarkoplasmatisches Retikulum,
    - myofibrilläre Proteine,
    - interzelluläre Matrix.
- → Änderung der kontraktilen Funktion des hypertrophierten Herzens.

Entgegen tierexperimentellen Befunden ist es bisher unklar, ob bei der Hypertrophie des menschlichen Herzens neue Isoformen myofibrillärer Proteine gebildet werden und inwieweit eine geänderte Zusammensetzung myofibrillärer Proteine kausal für die verminderte kontraktile Funktion bedeutend ist. Lediglich bei vermehrter Belastung des Vorhofs wurden beim Menschen eindeutige Veränderungen der Myosinzusammensetzung beschrieben. Im ventrikulären Myokard konnte bisher lediglich eine Abnahme der Phosphorylierung der Myosinleichtkette 2 gefunden werden. Inwieweit diese Veränderung kausal für die bei der Herzinsuffizienz zu beobachtende Verminderung der kontraktilen Funktion bedeutend sind, ist derzeit schwer zu definieren. Wahrscheinlich muß die Änderung der myofilamentären Proteinzusammensetzung als sinnvoller adaptiver Mechanismus des Herzens gesehen werden. Eine exakte Charakterisierung der molekularen Defekte bei der Herzinsuffizienz kann jedoch für neue Ansätze in der Pharmakotherapie der Herzinsuffizienz bedeutend sein.

Myofibrilläre Proteine bei der Herzhypertrophie/-insuffizienz

- Änderung der Myosinzusammensetzung im Vorhof,
- Abnahme der Myosinleichtketten-2-Phosphorylierung im Ventrikel.
→ Wahrscheinlich untergeordnete Bedeutung bei der Herzinsuffizienz des Menschen.

Pathophysiologie – Kontraktile Proteine

H. Katus

Einleitung

Eine vermehrte hämodynamische Belastung kompensiert das Herz auf zellulärer
Ebene durch eine Größenzunahme der Myozyten und entsprechende Massenzunahme intrazellulärer Moleküle (Vliegen et al. 1987; Campbell et al. 1989). Diese
myokardiale Hypertrophie ist jedoch kein uniform ablaufender Prozeß. Statt
dessen wird die quantitative und qualitative Änderung intrakardialer Moleküle bei
der Herzhypertrophie von einer Fülle von exogenen und endogenen Faktoren
beeinflußt. So hängt das Ausmaß der Hypertrophie von der untersuchten Spezies
(Rouleau et al. 1989), der intrakardialen Lokalisation der hypertrophierenden
Myozyten (Vescovo et al. 1989) und der Art der Belastung ab (Moalic et al. 1981).
Aber nicht nur das Ausmaß, sondern auch die Qualität der Hypertrophie ist je
nach Spezies und Ursache der Hypertrophie verschieden (Moalic et al. 1981;
Hamrell u. Low 1978). Daraus resultiert ein für die jeweilige Spezies sowie für die
Art und das Ausmaß der Hypertrophie spezifische Isoformzusammensetzung
kardialer Moleküle.

Entsprechend läßt sich ein einziges molekulares Korrelat der Herzhypertrophie
oder -insuffizienz nicht definieren. Statt dessen erfordert die molekulare Analyse
der Herzhypertrophie eine integrative Gesamtschau der geänderten Zahl, Struktur und Funktion von funktionell voneinander abhängigen subzellulären Molekül-
strukturen des hypertrophierten Kardiomyozyten. Diese komplexe Änderung der
molekularen Zusammensetzung der Herzmuskelzellen muß bedacht werden,
wenn die biochemischen Veränderungen der myofibrillären Proteine, der Kal-
ziumtransportsysteme oder Adrenorezeptoren bei der Herzinsuffizienz isoliert
analysiert werden. Und selbst wenn es gelingen sollte, diese komplexe Transfor-
mation myokardialer Moleküle bei der tierexperimentellen Hypertrophie zu verstehen, ist damit die geänderte myokardiale Funktion des menschlichen hypertrophierten Herzens immer noch nicht hinreichend erklärt. Dies beruht einerseits auf
dem wesentlich höheren Hypertrophiegrad (> 200%) des menschlichen Herzens
bei lang bestehender Herzinsuffizienz; andererseits auf dem, mit dieser lange
bestehenden Hypertrophie einhergehendem, unterschiedlichem Ausmaß intersti-
tieller Fibrose und der zunehmenden diastolischen Funktionsstörung des Herzens
(Jalil et al. 1988; Smith u. Nuttall 1989; Bortone et al. 1989).

Expression myofibrillärer Proteine und kontraktile Funktion

Die Herzhypertrophie läßt sich nicht als eine banale Verdickung eines gesunden Herzmuskels beschreiben, da die meßbare kontraktile Funktion des hypertrophierten Herzens vermindert ist. Dies läßt sich an einer Abnahme der maximalen Verkürzungsgeschwindigkeit und Kraftentwicklung am isolierten Papillarmuskel und an einer verminderten endsystolischen Druck-Volumen-Beziehung am Herzen in vivo zeigen (Spann et al. 1967, 1972). Diese am intakten Herzen oder isolierten Papillarmuskel meßbare Änderung der kontraktilen Funktion beruht zumindest teilweise auf einer Änderung der Struktur und Funktion myofibrillärer Proteine selbst, da sich die verminderte kontraktile Funktion hypertrophierter Muskeln auch an isolierten Aktomyosinstrukturen ("skinned fibres") dieser Herzen nachweisen läßt (Arndt et al. 1989). Demnach muß die Hypertrophie mit einer Änderung der Struktur myofibrillärer Proteine einhergehen. Es sollen deshalb in der Folge die Veränderungen der einzelnen Komponenten des kontraktilen Apparates bei der Herzhypertrophie diskutiert werden.

Isoformexpression von Proteinen des dicken Filaments

Das Myosinmolekül besteht aus 2 schweren Ketten, denen im globulären Kopfteil jeweils eine leichte Kette 1 (Alkali-MLC) und eine leichte Kette 2 (phosphorylierbare MLC, DTNB-MLC) angelagert sind (Abb. 1).

Myosinschwerkettenpolymorphismus

Ganz wesentlich zum Verständnis der geänderten Proteinexpression bei Herzhypertrophie haben die Untersuchungen zur Myosinisoformverteilung bei Nagern beigetragen (Hoh et al. 1982a, b). Mit der nichtdissoziierenden Pyrophosphatgelelektrophorese können bei der Ratte 3 Isoformen des kardialen Myosins mit

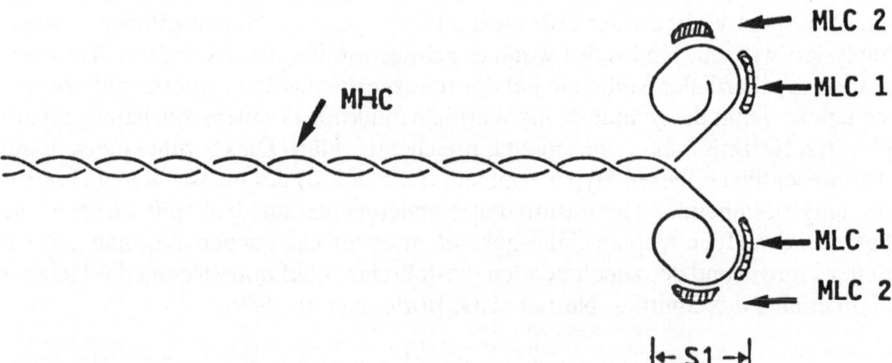

Abb. 1. Struktur des Myosinmoleküls, *MHC* Myosinschwerkette; *MLC 1* Myosinleichtkette 1, *MLC 2* phosphorylierbare Myosinleichtkette 2, *S1* globulärer Myosinkopf

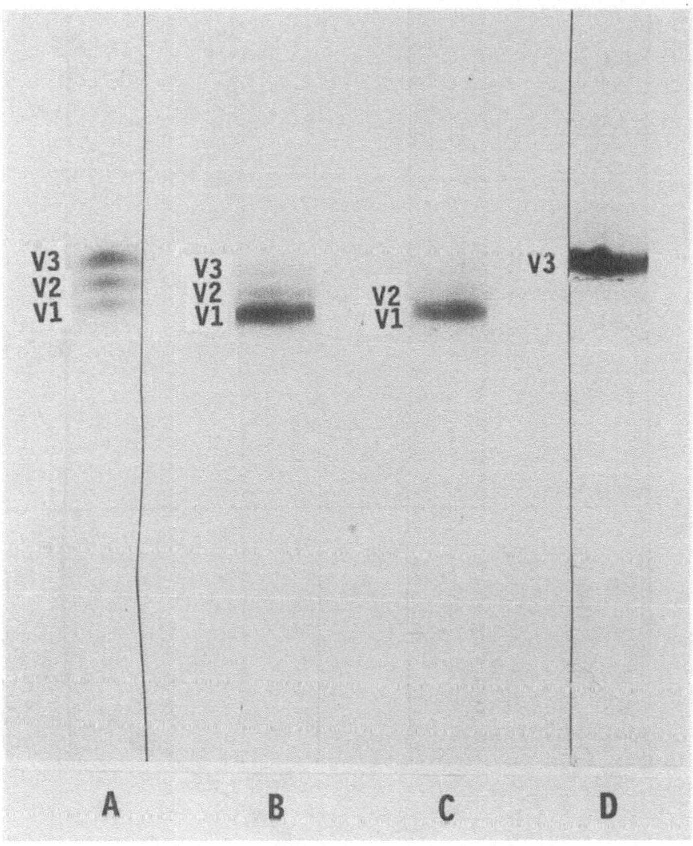

Abb. 2. Trennung der Myosinisoformen im nichtdissoziierenden Pyrophosphatgel; **A** kardiales Myosin einer 6 Monate alten Ratte, **B** kardiales Myosin einer 7 Wochen alten Ratte, **C** kardiales Myosin einer hyperthyreoten Ratte, **D** kardiales Myosin einer hypothyreoten Ratte, V_1, V_2, V_3 Isoformen des Myosins

unterschiedlicher Wanderungsgeschwindigkeit im Gel nachgewiesen werden, die als V_1-, V_2- und V_3-Isoformen bezeichnet werden (Abb. 2). Diese Myosine entstehen durch die Kombination zweier unterschiedlicher Schwerketten, die als α- und β-Schwerkette bezeichnet werden (Abb. 3, 4). Beide Myosinschwerketten unterscheiden sich in ihrer Myosin-ATPase-Aktivität, wobei die α-Myosinschwerkette eine höhere Enzymaktivität aufweist als die β-Myosinschwerkette (Ebrecht u. Rupp 1982; Wisenbaugh et al. 1983). Durch die Kombination zweier α-Myosinschwerketten entsteht das im Pyrophosphatgel am schnellsten wandernden V_1-Myosin, während durch die Kombination von zwei β-Myosinschwerketten das im Gel am langsamsten wandernde V_3-Myosin gebildet wird. Das V_2-Isomyosin entspricht einem Hybriden, bestehend aus der α- und β-Myosinschwerkette. Da die

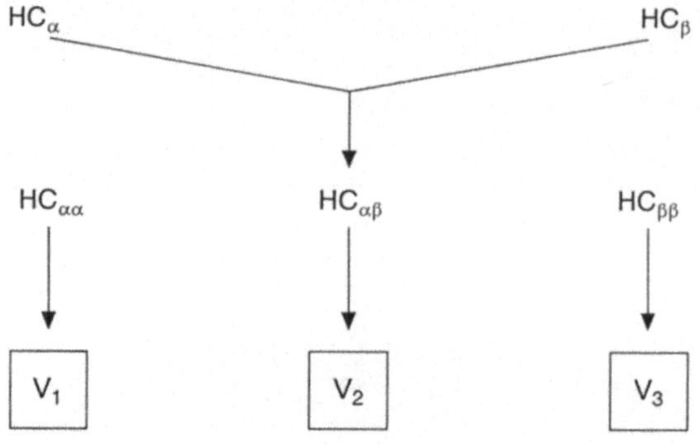

Abb. 3. Proteinstruktur der Isomyosine. $MC_{\alpha2}$ α-Myosinschwerkette, MC_β β-Myosinschwerkette

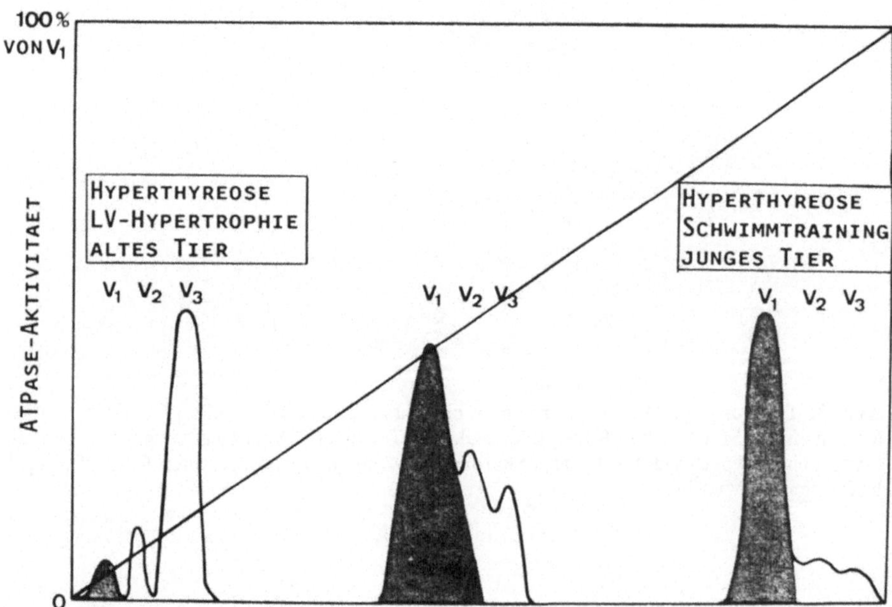

Abb. 4. Myosinisoenzyme und ATPase-Aktivität. V_1, V_2, V_3 Isoformen des Myosins

Myosin-ATPase-Aktivität für die Geschwindigkeit der Loslösung der Aktomyosininteraktion entscheidend ist, nimmt mit höherer Myosin-ATPase-Aktivität die Verkürzungsgeschwindigkeit der Myofibrillen zu.

Die Myosinschwerkettenisoformen werden abhängig von physiologischen und pathologischen Stimuli unterschiedlich exprimiert. So findet sich bei der 5 Wochen alten Ratte im ventrikulären Myokard ausschließlich α-Myosin, während mit zunehmendem Alter diese α-Myosinschwerkette nach und nach durch die β-Myosinschwerkette ersetzt wird (Whalen et al. 1981; Schwartz et al. 1982; Sweeney et al. 1987). Schwimmtraining, Thyroxingabe und Katecholaminstimulation induzieren eine Reexpression der α-Myosinschwerkette mit entsprechend höheren Verkürzungsgeschwindigkeiten des quergestreiften Muskels (Rupp 1982; Chizzonita et al. 1984). Umgekehrt wird bei der druckinduzierten Herzhypertrophie der Ratte nur noch die β-Myosinschwerkette synthetisiert. Dieses im Rahmen der Herzhypertrophie gebildete V_3-Myosin reduziert die Verkürzungsgeschwindigkeit und den Energiebedarf des hypertrophierten Ventrikels und ist demnach unter energetischen Gesichtspunkten ein durchaus sinnvoller adaptiver Mechanismus (Kissling et al. 1982).

Auch beim Menschen finden sich 2 kardiale Myosinschwerkettengene, von denen jeweils die α- und β-Myosinschwerkette exprimiert werden. Im Gegensatz zu den Nagern ist der Polymorphismus der Myosinschwerkette beim menschlichen Herzen jedoch nur im atrialen Gewebe von Bedeutung, während im ventrikulären Myokard wahrscheinlich nur das langsame V_3-Myosin exprimiert wird und ein Myosinpolymorphismus im ventrikulären Myokard, sofern überhaupt vorhanden, von untergeordneter Bedeutung ist (Schier u. Adelstein 1982; Mercadier et al. 1983; Bouvagnet et al. 1984; Yazaki et al. 1989).

Im atrialen Myokard dagegen findet sich auch beim Menschen sowohl die α- wie auch die β-Myosinschwerkette, deren Expression ähnlichen Regulationsmechanismen unterliegt wie dies in den oben diskutierten tierexperimentellen Modellen gezeigt werden konnte. So führt eine vermehrte atriale Druckbelastung beim Menschen zu einer überwiegenden Synthese der β-Myosinschwerkette im Vorhof mit entsprechender Verminderung der maximalen Verkürzungsgeschwindigkeit atrialer Myofilamente (Mercadier et al. 1987; Bouvagnet et al. 1987; Tsuchimochi et al. 1988, Bouvagnet et al. 1989).

Die verminderte Mg-aktivierbare Myosin-ATPase, die bei der menschlicher Herzinsuffizienz gefunden wurde (Pagani et al. 1988), kann demnach nicht durch eine Änderung der Myosinschwerkettenstruktur erklärt werden, sondern muß durch Änderungen der Aktomyosininteraktion bedingt sein. Eine Beeinflussung der Aktomyosininteraktion ist einmal durch eine Änderung der Expression der Proteine des dünnen Filaments (Aktin, Troponin T, I, C und Tropomyosin) oder der leichten Ketten des Myosins möglich.

Myosinleichtkettenpolymorphismus

Die Bedeutung der leichten Ketten des Myosins für die kontraktile Funktion des Herzens ist bis dato unklar. Im glatten Muskel dagegen reguliert die phosphorylierbare Leichtkette 2 die aktinaktivierbare Myosin-ATPase und die Kalziumpndlichkeit (Kamm u. Stall 1985). In neueren Untersuchungen konnte die Arbeitsgruppe um Rüegg ein Polymorphismus für Myosinleichtkette 2 im ventrikulären Myokard von Nagern nachweisen (Morano et al. 1988). Die mögliche physiologische Bedeutung dieses neu beschriebenen Myosinleichtketten-2-Polymorphismus ergibt sich aus der Konzentrationsabnahme der phosphorylierbaren Leichtketten-2-Isoform bei schwerer Herzhypertrophie der Ratte und der durch diese Abnahme der phosphorylierbaren Myosinleichtkette-2-bedingten Verminderung der Kalziumempfindlichkeit isolierter Aktomyosinstrukturen. Auch beim Menschen konnte die oben genannte Arbeitsgruppe ein Polymorphismus der Myosinleichtketten 2 nachweisen (Morano et al. 1988b, 1989). In ersten Untersuchungen an linksventrikulärem Biopsiematerial von Patienten mit hochgradig eingeschränkter linksventrikulärer Pumpfunktion konnten wir in Kooperation mit der Arbeitsgruppe Rüegg erheblich unterschiedliche Konzentrationen dieser phosorylierbaren leichten Kette 2 finden. In Analogie zu den tierexperimentellen Untersuchungen könnte diese verminderte Konzentration der phosphorylierbaren Leichtkette 2 die reduzierte Kalziumansprechbarkeit der Myofibrillen des menschlichen Herzens erklären.

Auch für die Myosinleichtkette 1 wurden Änderungen der Isoformexpression bei myokardialer Hypertrophie gefunden. So wird im druckbelasteten atrialen Gewebe mit der vermehrten Expression der β-Myosinschwerkette eine zunehmende Konzentration der ventrikulären Myosinleichtkette 1 gefunden (Cummins 1982). Umgekehrt läßt sich im hypertrophierten ventrikulären Myokard eine geringe Konzentration der atrialen Myosinleichtkette 1 nachweisen, während dies am nichthypertrophierten Myokard nicht gelingt (Hirzel et al. 1985). Da die atriale Myosinleichtkette 1 strukturell der fetalen Myosinleichtkette 1 entspricht, kann dies als Dedifferenzierung der Proteinexpression im Rahmen der Hypertrophie gesehen werden. Wie oben ausgeführt, ist die funktionelle Bedeutung der geänderten Myosinleichtketten-1-Expression unklar.

Isoformexpression von Proteinen des dünnen Filaments

Im dünnen Filament sind Aktinmoleküle an 2 Tropomyosinsträngen angelagert. Nach jedem 7. Aktinmolekül findet sich ein regulativer Troponinkomplex. Dieses Troponin besteht aus 3 unterschiedlichen Proteinen: dem Troponin C, I und T (Abb. 5).

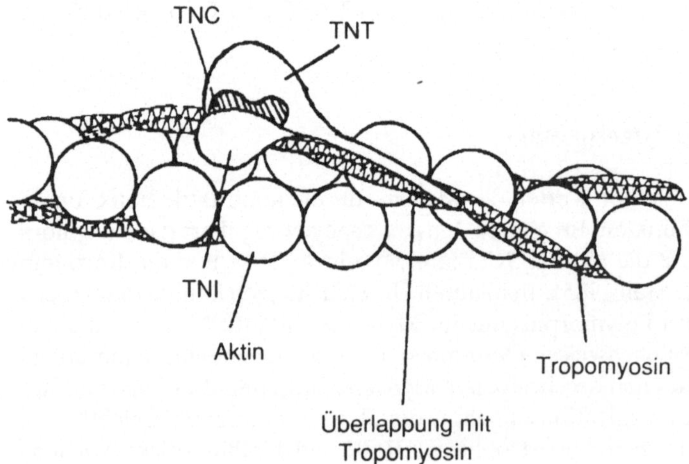

Abb. 5. Struktur des dünnen Filaments. **TNC** Troponin C, **TNI** Troponin I, **TNT** Troponin T

Aktin

Vom sarkomerischen α-Aktin werden im Herzen sowohl eine skelettale wie auch eine kardiale Isoform exprimiert. Die Syntheserate der jeweiligen Isoformen ist von der Differenzierung des Muskels und dem Grad der Hypertrophie abhängig. Parallel mit der Expression anderer fetaler kardialer Moleküle läßt sich bei vermehrter Druckbelastung oder bei α-adrenerger Stimulation ein Anstieg der m-RNS-Konzentration des skeletalen α-Aktins auf bis das 10fache der im nichthypertrophierten Muskel gefundenen Konzentration nachweisen (Gunning et al. 1983; Bishopric et al. 1989; Simpson et al. 1989). Über die mögliche physiologische Bedeutung der vermehrten skelettalen α-Aktinexpression bei kardialer Hypertrophie liegen noch keine Untersuchungen vor. Die nur kurzfristig nachweisbare Stimulation der skelettalen α-Aktin-m-RNS bei Beginn der Hypertrophie spricht dagegen, daß die veränderte Aktinisoformexpression die verminderte kontraktile Funktion des hypertrophierten Herzens klären könnte.

Tropomyosin

Im quergestreiften Herz- und Skelettmuskel werden α- und β-Tropomyosine exprimiert. Parallel zu den für das Aktin beschriebenen Veränderungen wird im Rahmen der linksventrikulären Hypertrophie eine Zunahme der α-Tropomyosinkonzentration und relative Abnahme der β-Tropomyosinkonzentration beobachtet. Die physiologische Bedeutung dieser Änderung der Isotropomyosinzusammensetzung ist unklar (MacLeod u. Gooding 1988).

Proteine des Troponinkomplexes

Der Troponinkomplex besteht aus 3 Untereinheiten, dem kalziumbindenden Troponin C, dem die Myosin-ATPase inhibierenden Troponin I und dem Troponin-T-Molekül, welches die Tropomyosinmoleküle untereinander und den Troponinkomplex mit dem Tropomyosin verbindet. Vom kardialen Troponin-I-Molekül wurden bis dato keine weiteren Isoformen beschrieben (Wilkinson u. Grand 1978). Auch Änderungen der 2 kardialen Troponin-C-Isoformen konnten bei kardialen Erkrankungen bisher nicht gefunden werden (Gahlmann et al. 1988). Ob sich die Expressionsmuster der dritten Troponinuntereinheit des Troponin T bei der Herzinsuffizienz ändern, ist bis dato nicht genügend untersucht. Einige Befunde weisen auf eine mögliche Bedeutung der Änderung der Troponin-T-Expression bei der menschlichen Herzinsuffizienz hin. So werden die Exons der Troponin-T-cDNS aus schnellem und langsamen Skelettmuskel sowie aus dem Herzmuskel am aminoterminalen Ende der Troponin-T-Sequenzen unterschiedlich gespliced (Gahlmann et al. 1987). Dadurch können im Skelettmuskel mehr als 20 Isoformvarianten gefunden werden. Auch vom kardialen Troponin T sind speziesabhängig unterschiedliche Isoformen bekannt (Tobacman u. Lee 1987; Anderson et al. 1988; Anderson u. Oakeley 1989). Während beim menschlichen

Herzen bisher nur eine Troponin-T-Isoform nachweisbar war, finden sich beim kardialen Troponin T des Rindes 2 Troponin-T-Moleküle mit unterschiedlichem Molekulargewicht. Diese 2 kardialen Troponin-T-Moleküle des Rindes beeinflussen unterschiedlich die Kalziumempfindlichkeit isolierter Aktomyosinstrukturen und die durch Magnesium aktivierbare Myosin-ATPase-Aktivität (Tobacman 1988). In ersten Mitteilungen berichtete Anderson über eine Reexpression fetaler Troponin-T-Isoformen im Herzen bei Patienten mit schwerer Herzinsuffizienz (Anderson et al. 1989).

Literatur

Anderson AW, Oakeley A (1989) Immunological identification of five troponin T isoforms reveals an elaborate maturational troponin T profile in rabbit myocardium. Circ Res 65:1087–1093

Anderson AW, Moore GE, Nassar RN (1988) Developmental changes in the expression of rabbit left ventricular troponin T. Circ Res 63:742–747

Anderson PAW, Oakeley AE, Allen PD (1988) Human troponin T expression in normal and in end-stage failure hearts. Circulation 80:II–503 (abstr)

Arndt H, Bletz C, Katus HA, Mall G, Rüegg C (1989) Calcium sensitivity and unloaded shortening velocity of hypertrophied and non-hypertrophied skinned atrial fibres. Pflügers Arch 415:209–213

Bishopric NH, Simpson PC, Ordahl CP (1987) Induction of the skeletal α-actin gene in α_1-adrenoceptor-mediated hypertrophic of rat cardiac myocytes. J Clin Invest 80:1194–1199

Bortone AS, Hess OM, Chiddo A, Gaglione A, Locuratolo N, Caruso G. Rizzon P (1989) Functional and structural abnormalities in patients with dilated cardiomyopathy. J Am Coll Cardiol 14:613–623

Bouvagnet P, Leger J, Pons F, Dechesne C, Leger JJ (1984) Fiber types and myosin types in human atrial and ventricular myocardium. Circ Res 55:794–804

Bouvagnet P, Neveu S, Montoya M, Leger JJ (1987) Developmental changes in the human cardiac isomyosin distribution: an immunohistochemical study using monoclonal antibodes. Circ Res 61: 329–336

Bouvagnet P, Mairhofer H, Leger JOC, Puech P, Leger JJ (1989) Distribution pattern of α and β myosin in normal and diseased human ventricular myocardium. Basic Res Cardiol 84:91–102

Campbell SE, Rakusan K, Gerdes AM (1989) Change in cardiac myocyte size distribution in aortic-constricted neonatal rats. Basic Res Cardiol 84:247–258

Chizzonite RA, Everett AW, Prior G et al. (1984) Comparison of myosin heavy chains in atria and ventricules from hyperthyroid, hypothyroid, and euthyroid rabbits. J Biol Chem 259:15564–15571

Cummins P (1982) Transitions in human atrial and ventricular myosin light chain isoenzymes in response to cardiac-pressure-overload-induced hypertrophy. Biochem J 205:195–204

Ebrecht G, Rupp H (1982) Alterations of mechanical parameters in chemically skinned preparations of rat myocardium as a function of isoenzyme pattern of myosin. Basic Res Cardiol 77:220–234

Gahlmann R, Troutt AB , Wade RP, Gunning P, Kedes L (1987) Alternative splicing generates variants in important functional domains of human slow skeltal troponin T. J Biol Chem 262:16122–16126

Gahlmann R, Wade R, Gunning P, Kedes L (1988) Differential expression of slow and fast skeletal muscle troponin C. Slow skeletal muscle troponin C is expressed in human fibroblasts. J Mol Biol 201:379–391

Gunning P, Ponte P, Blau H, Kedes L (1983) Alpha-skeletal and alpha-cardiac actin genes are co-expressed in adult human skeletal muscle and heart. Mol Cell Biol 3:1985–1995

Hamrell BB, Low RB (1978) The relationship of mechanical V_{max} to myosin ATPase activity and rabbit and marmot ventricular muscle. Pflügers Arch 377:119–124

Hirzel HO, Tuchschmid CR, Schneider J, Krayenbuehl HP, Schaub MC (1985) Relationship between myosin isoenzyme composition, hemodynamics, and myocardial structure in various forms of human cardiac hypertrophy. Cir Res 57:729–740

Hoh JFY, McGrath PA, Hale PT (1982) Electrophoretic analysis of multiple forms of rat cardiac myosin: effects of hypophysectomy and thyroxine replacement. J Mol Cell Cardiol 10:1053–1076

Hoh JFY, Yeoh GPS, Thomas MAW, Higginbottom L (1982) Structural differences in heavy chains of rat ventricular myosin isoenzymes. FEBS Lett 97:330–334

Jalil JE, Doering CW, Janicki JS, Pick R, Clark WA, Abrahams C, Weber KT (1988) Structural vs. contractile protein remodeling and myocardial stiffness in hypertrophied rat left ventricle. J Mol Cell Cardiol 20:1179–1187

Kamm KE, Stull JT (1985) The function of myosin and myosin light chain kinase phophorylation in smooth muscle. Ann Rev Pharmacol Toxicol 25:593–620

Kissling G, Rupp H, Malloy L, Jacob R (1982) Alterations in cardiac oxygen consumption under chronic pressure overload. Significance of the isoenzyme pattern of myosin. Basic Res Cardiol 77:255–270

MacLeod AR, Gooding C (1988) Human hTM alpha gene: expression in muscle and nonmuscle tissue. Mol Cell Biol 81:433–440

Mercadier JJ, Bouveret P, Gorza L et al. (1983) Myosin isoenzymes in normal and hypertrophied human ventricular myocardum. Circ Res 53:52–62

Mercadier JJ, De La Bastic D, Mónosché P, Cao A van, Bouveret P, Lorente P (1987) Alpha-myosin heavy chain isoform and atrial size in patients with various types of mitral valve dysfunction: a quantitative study. J Am Coll Cardiol 9:1024–1030

Moalic JM, Bercovici J, Swynghedauw B (1981) Proteins synthesis during systolic and diastolic cardiac overloading in rats: a comparative study. Cardiovasc Res 15:515–521

Morano I, Lengsfeld M, Ganten U, Ganten D, Rüegg JC (1988) Chronic hypertension changes myosin isoenzyme pattern and decreases myosin phosphorylation in the rat heart. J Mol Cell Cardiol 20:875–886

Morano I, Arndt H, Gärtner C, Rüegg JC (1988) Skinned fibres of human atrium and ventricle: myosin isoenzymes and contractility. Circ Res 62:632–639

Morano I, Wankerl M, Böhm M, Erdmann E, Rüegg JC (1989) Myosin P-light chain isoenzymes in the human heart: evidence for diphosphorylation of the atrial P-LC form. Basic Res Cardiol 84:298–305

Pagani ED, Alousi AA, Grant AM, Older TM, Dziuban SW, Allen PD (1988) Changes in myofibrillar content and Mg-ATPase activity in ventricular tissues from patients with heart failure caused by coronary artery disease, cardiomyopathy, or mitral valve insufficiency. Circ Res 63:380–385

Rouleau JL, Juneau C, Stephens H, Shenasa H, Parmley WW, Brutsaert DL (1989) Mechanical properties of papillary muscle in cardiac failure: importance of pathogenesis and of ventricle of origin. J Mol Cell Cardiol 21:817–828

Rupp H (1982) Polymorphic myosin as the common determinant of myofibrillar ATPase in different hemodynamic and thyrod states. Basic Res Cardiol 77:34–46

Schier JJ, Adelstein RS (1982) Structural and enzymatic comparison of human cardiac muscle myosins isolated from infants, adults and patients with hypertrophic cardiomyopathy. J Clin Invest 69:816–825

Schwartz K, Lompre A, Bouverett P, Wisnewsky C, Whalen RG (1982) Comparisons of rat cardiac myosins at fetal stages in young animals and in hypothyroid adults. J Biol Chem 257:14412–14418

Simpson PC, Long CS, Waspe LE, Henrich CJ, Ordahl CP (1989) Transcription of early developmental isogenes in cardiac myocyte hypertrophy. J Mol Cell Cardiol [Suppl V] 21:79–89

Smith HS, Nuttall A (1985) Experimental methods of heart failure. Cardiovasc Res 19:181–186

Spann JF, Buccino RA, Sonnenblick EH, Braunwald E (1967) Contractile state of cardiac muscle obtained from cats with experimentally produced ventricular hypertrophy and heart failure. Circ Res 21:341–350

Spann JF, Corell JW, Eckberg DL, Sonnenblick EH, Ross J, Braunwald E (1972) Contractile performance of the hypertrophied and chronically failing cat ventricle. Am J Physiol 233:1150–1161

Sweeney LJ, Zak R, Manasek FJ (1987) Transitions in cardiac isomyosin expression during differentiation of the embryonic chick heart. Circ Res 61:287–295

Tobacman LS, Lee R (1987) Isolation and functional comparison of bovine cardiac troponin T isoforms. J Biol Chem 262:4059–4064

Tobacman LS (1988) Structure-function studies of the aminoterminal region of bovine cardiac troponin T. J Biol Chem 263:2668–2672

Tsuchimochi H, Kuro-O M, Koyama H et al. (1988) Heterogeneity of β-type myosin isoenzymes in the human heart and regulational mechanisms in their expression. J Clin Invest 81:110–118

Vescovo G, Harding SE, Jones M, Libera LD, Pessina AC, Poole-Wilson PA (1989) Contractile abnormalities of single right ventricular myocytes isolated from rats with right ventricular hypertrophy. J Mol Cell Cardiol [Suppl V] 21:103–111

Vliegen HW, Laarse A van der, Huysman JAN, Wijnvoord EC, Mentar M, Cornelisse CJ, Eulderink F (1987) Morphometric quantification of myocyte dimensions validated in normal growing rat hearts and applied to hypertrophic human hearts. Cardiovasc Res 21:352–357

Whalen RG, Sell SM, Butler-Browne GS (1981) Three myosin heavy-chain isoenzymes appear sequentially in rat muscle development. Nature 292:805–809

Wilkinson JM, Grand RJA (1978) Comparison of amino acid sequence of troponin I from different striated muscles. Nature 271:31–35

Wisenbaugh T, Allen P, Cooper IV G, Holzgrefe H, Beller G, Carabello B (1983) Contractile function, myosin ATPase activity and isoenzymes in the hypertrophied pg left ventricle after a chronic progressive pressure overload. Circ Res 53:332–341

Yazaki Y, Tsuchimochi H, Kurabayashi M, Komuro I (1989) Molecular adaption to pressure overload in human and rat hearts. J Mol Cell Cardiol [Suppl V] 21:91–101

5. Therapie

Überblick für die Praxis

Jede Diät bei herzinsuffizienten Patienten sollte auf die Reduktion von Übergewicht und die annähernde Erhaltung eines Normalgewichtes abzielen. Die tägliche Kochsalzzufuhr ist so zu reduzieren, daß die Speisen noch schmackhaft sind, aber eine allzu große Natriumbeladung vermieden wird. Dies ist bei einer alimentären Kochsalzzufuhr von etwa 2 g täglich der Fall. Die Trinkmenge ist erst bei schwerster Herzinsuffizienz zu limitieren, um eine effektivere diuretische Therapie zu erreichen.

Diuretika sind Mittel erster Wahl bei der Therapie der Herzinsuffizienz. Sie führen zu einer symptomatischen Besserung durch Reduktion von Lungenstauung und peripheren Ödemen sowie zur Senkung der kardialen Füllungsdrücke. Um Nebenwirkungen zu vermeiden, sollte die geringste benötigte Dosis an Diuretika verwendet werden. Bei schwerer Herzinsuffizienz sind Diuretika vom Thiazidtyp nicht mehr ausreichend, so daß Schleifendiuretika verwendet werden müssen. Bei jeder diuretischen Therapie sind die Serumelektrolyte zu kontrollieren. Die häufig auftretende Hypokaliämie muß durch eine Reduktion der Kochsalzzufuhr, eine Reduktion der Diuretikadosis, eine Erhöhung der Kaliumzufuhr oder eine Reduktion des renalen Kaliumverlustes mit kaliumsparenden Diuretika ausgeglichen werden.

Bei Patienten mit Herzinsuffizienz und tachykardem Vorhofflimmern ist eine Digitalisierung notwendig, um die AV-Überleitung zu verlangsamen. Liegt eine schwere Herzinsuffizienz vor und ist das Auftreten von supraventrikulären Tachykardien wahrscheinlich, sollte zusätzlich **Digitalis** verabreicht werden. Bei leichter Herzinsuffizienz und Sinusrhythmus ist die Kombination von Diuretika mit ACE-Hemmern offenbar vorteilhafter als eine Kombination von Diuretika mit Digitalis. Eine abschließende Stellungnahme dazu ist erst nach Beendigung weiterer prospektiver Studien möglich.

Medikamentöse Therapie

– Diät:	Normalisierung des Körpergewichts bei Adipositas, Reduktion der Kochsalzzufuhr auf ca. 2 g täglich, Trinkmengenlimitierung erst bei schwerster Herzinsuffizienz.
– Diuretika:	Geringste benötigte Dosis verwenden, möglichst längerwirksame Diuretika verwenden, Kaliumhaushalt kontrollieren.
– Digitalis:	Indikation bei Vorhofflimmern; fragliche Indikation bei Sinusrhythmus.

Therapie – Diät

K. J. Osterziel

Übergewicht führt zu einer Zunahme des Schlagvolumens und induziert eine linksventrikuläre Hypertrophie und Dilatation [9]. Da das Herzzeitvolumen bei Übergewichtigen parallel zur Körperoberfläche zunimmt, kann eine effektive Entlastung des Herzens durch einfache Gewichtsreduktion mittels einer Reduktionsdiät erzielt werden [14]. Gewichtsreduktion führt zu einer Regression der Hypertrophie und vermindert Vor- und Nachlast [9]. Allerdings sollte darauf geachtet werden, daß während der Diät keine Depletion an Magnesium und Kalium erfolgt, denn beides führt zu vermehrten ventrikulären Rhythmusstörungen.

Weitere diätetische Beschränkungen betreffen v. a. die Höhe der täglichen Kochsalz- und Wasseraufnahme. Bei der chronischen Herzinsuffizienz hängt die Natrium- und Flüssigkeitsretention von der linksventrikulären Funktion und der kompensatorischen Stimulation des sympathischen Nervensystems, des Reninsystems und von Vasopressin ab [10, 14]. Aufgrund einer Aktivierung von volumenretinierenden Systemen ist die Kapazität der Nieren, Natrium auszuscheiden, eingeschränkt. Vor Einführung von Diuretika war deshalb eine strikte Reduktion der alimentären Kochsalzzufuhr notwendig. Dies hatte allerdings den Nachteil, daß die Nahrung nicht mehr schmackhaft war und die Diät sogar zu einer verminderten Kalorienzufuhr und Malnutrition führen konnte [4].

Bei gleichzeitiger Anwendung von Diuretika wird jetzt eine mäßige und für den Patienten durchführbare Restriktion der Kochsalzzufuhr empfohlen [7, 14, 15]. Die tägliche Kochsalzzufuhr in den USA und westeuropäischen Ländern liegt im Durchschnitt zwischen 3 und 6 g [14]. Erwünscht ist eine tägliche Kochsalzzufuhr von etwa 2 g. Dies kann bereits durch die Elimination von gesalzenen Nahrungs- und Genußmitteln (z. B. Bretzeln, Salzgebäck, gesalzene Nüsse und Kartoffelchips, gesalzene Wurst sowie Schinken und gesalzenen Fisch, Oliven und gesalzene Gurken) erreicht werden [14]. Ein zusätzlicher Vorteil einer verminderten Kochsalzzufuhr liegt in einem geringeren renalen Kaliumverlust durch ein vermindertes Angebot von Natrium im distalen Tubulus. Eine weitere Reduktion um 50% wird dann erzielt, wenn bei der Zubereitung aller Speisen kein Kochsalz mehr verwendet wird. Selten wird jedoch eine so strikt reduzierte Natriumzufuhr notwendig werden. Als wichtige Regel für jeden Patienten mit Herzinsuffizienz gilt jedoch eine Reduktion der Kochsalzzufuhr um etwa 50%.

Die renale Ausscheidung von Wasser ist erst bei schwerer Herzinsuffizienz mit Verdünnungshyponatriämie vermindert [10]. Die Ursache ist ein erhöhter Vasopressinspiegel. Nur bei Vorliegen dieser Bedingungen ist eine Reduktion der täglichen Wasseraufnahme notwendig. Literatur s. S. 176.

Therapie – Diuretika

K. J. Osterziel

In der Niere führt ein erniedrigtes Herzzeitvolumen zu Gegenregulationen mit vermehrter Natrium- und Wasserretention. Die Natriumresorption ist sowohl im proximalen wie auch im distalen Tubulus erhöht. Die Zunahme des sympathischen Tonus und die erhöhte Aktivität des Renin-Angiotensin-Systems führen zu einer renalen Vasokonstriktion mit einem Abfall des renalen Blutflusses und der glomerulären Filtrationsrate, so daß die Filtrationsfraktion ansteigt. Die Folge ist eine höhere Proteinkonzentration und damit ein höherer onkotischer Druck in den peritubulären Kapillaren und eine Abnahme des postglomerulären hydrostatischen Drucks. Beides führt zu einer Zunahme der Natriumresorption im proximalen wie auch im distalen Tubulus und in den Sammelrohren. Weitere Mechanismen begünstigen die schon verstärkte Natriumresorption. Der erhöhte renale Sympathikustonus führt direkt zu einer vermehrten tubulären Resorption von Natrium. Die erhöhte Aldosteronsekretion bewirkt eine größere Natriumresorption im distalen Tubulus. Es kommt zu einer Umverteilung der renalen Durchblutung mit einer Abnahme der kortikalen und einer Zunahme der juxtamedullären Perfusion. Die langen Henle-Schleifen der juxtamedullären Nephronen erlauben eine ausgeprägtere Rückresorption von Elektrolyten und führen so zu einem konzentrierteren Urin. Ein erhöhtes Vasopressin reduziert die Clearance von freiem Wasser und trägt zusätzlich zu der vermehrten Zufuhr aufgrund einer Steigerung des Durstes (über Angiotensin II) zur Volumenretention bei. Eine Gegenregulation über Prostaglandine und atriales natriuretisches Peptid scheint nur von untergeordneter Bedeutung.

Diuretika werden häufig als erste Medikamente bei der Therapie der Herzinsuffizienz eingesetzt [13]. Sie haben Vorteile gegenüber einer alleinigen Therapie mit Digitalis [13]. Es fehlen allerdings bisher Studien, die klären, ob eine Kombination mit einem ACE-Hemmer einer Monotherapie mit Diuretika zu bevorzugen wäre. Bei herzinsuffizienten Patienten sind viele Symptome, wie Lungenstauung, Luftnot und Ödeme, auf erhöhte kardiale Füllungsdrücke durch die Volumenretention zurückzuführen. Diuretika sollten deshalb nur dann eingesetzt werden, wenn die Füllungsdrücke erhöht sind [14]. Aufgrund der natriuretischen Wirkung aller Diuretika kann eine Abnahme der Füllungsdrücke und somit eine Besserung der Symptome der Herzinsuffizienz etwartet werden. Bei der Therapie mit Diuretika ist jedoch zu beachten, daß eine zu starke Abnahme der Füllungsdrücke zu einer Reduktion des Schlagvolumens aufgrund einer verminderten Vordehnung der Sarkomere führt (Abb. 1). Eine einfache und genaue Methode, die Flüssigkeitsbilanz zu kontrollieren, ist daher die regelmäßige und vom Patienten selbst leicht durchführbare Kontrolle des Körpergewichts.

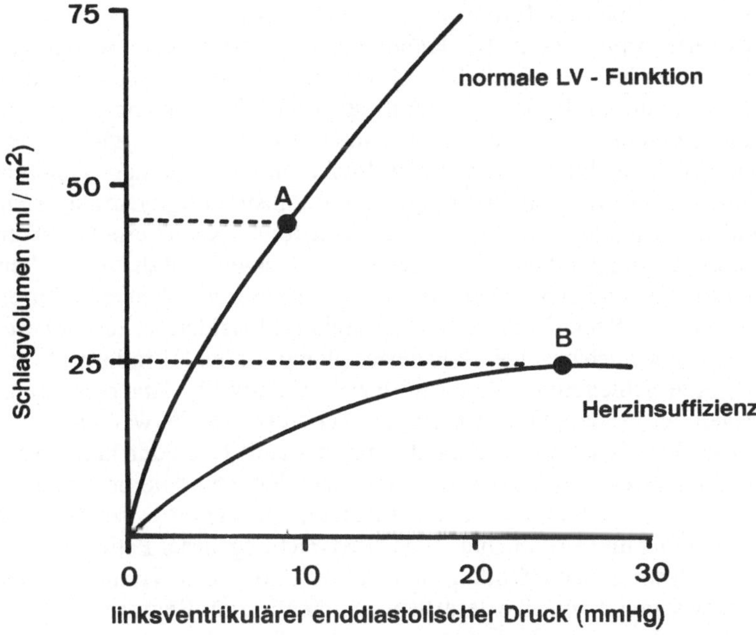

Abb. 1. Abhängigkeit des Schlagvolumens von den diastolischen Füllungsdrücken bei normaler und stark eingeschränkter linsventrikulärer Funktion (LV-Funktion). Schlagvolumen in Ruhe bei normaler Pumpfunktion (Punkt *A*) und bei einem herzinsuffizienten Patienten (Punkt *B*).

Aufgrund der symptomatischen Besserung ist eine Zunahme der körperlichen Belastbarkeit unter Diuretika zu erwarten. Untersuchungen, die dies belegen, stehen jedoch noch aus. Es ist ebenfalls nicht bekannt, ob Diuretika einen Einfluß auf die Progression der Herzinsuffizienz und auf die Lebenserwartung ausüben. Verschiedene Studien konnten eine Reduktion von Ödemen und eine Abnahme der ventrikulären Füllungsdrücke unter verschiedenen Diuretika nachweisen [7]. Aufgrund der längeren Wirkdauer und einer geringeren diuretischen Potenz sollte eine diuretische Therapie mit einem Thiaziddiuretikum begonnen werden. Alle Thiaziddiuretika hemmen die Natriumchloridresorption im distalen Tubulus, unterscheiden sich aber in der Pharmakokinetik. Am meisten werden Kombinationen mit kaliumsparenden Diuretika, wie Amilorid oder Triamteren, verwendet, um die Entwicklung einer Hypokaliämie und einer metabolischen Azidose zu verhindern. Eine Kombination von Thiaziden mit Aldosteronantagonisten, die allein nur eine schwache diuretische Wirkung entwickeln, ist ebenfalls möglich. Nachteile einer Therapie mit Thiaziddiuretika sind ein diuretikainduzierter Abfall der glomerulären Filtrationsrate, ein limitierter diuretischer Effekt und eine fehlende diuretische Wirkung bei einer glomerulären Filtrationsrate von unter 30 ml/min.

Schleifendiuretika wie Furosemid, Piretanid oder Bumetanid hemmen in der aufsteigenden dicken Henle-Schleife den Natrium-Kalium-Kotransport [14]. Auf diese Weise fällt die Hypertonizität des Interstitiums, was zu einer verminderten Wasserresorption führt. Die Hemmung der Natriumrückresorption kann zu einer maximalen Natriurese von 20% des Glomerulumfiltrates führen. Schleifendiuretika stimulieren direkt die Reninfreisetzung. Die Zunahme von Angiotensin II führt zu einer vermehrten Prostaglandinproduktion. Prostaglandine sind für die schnelle Abnahme der Füllungsdrücke aufgrund einer Venodilatation, die Zunahme der renalen Druchblutung mit konstanter glomerulärer Filtrationsrate und eine Zunahme der Diurese verantwortlich. Nichtsteroidale Antiphlogistika, die die Prostaglandinsynthese hemmen, blockieren deshalb die oben erwähnten Wirkungen und schwächen somit die Wirkung von Schleifendiuretika ab. Ein Vorteil von Schleifendiuretika gegenüber Thiaziden ist die höhere diuretische Potenz, die auch bei einer reduzierten glomerulären Filtrationsrate erhalten bleibt [7]. Alle Schleifendiuretika sind gleich effektiv [7]. Etacrynsäure sollte jedoch wegen der größeren Ototoxizität nur selten verwendet werden.

Eine Kombination von Schleifendiuretika mit Thiaziden führt zu einem synergistischen Effekt auf die Natriumexkretion. Jedoch addieren sich auch Nebenwirkungen wie Kaliumverlust und metabolische Azidose, so daß eine stationäre Einstellung und eine engmaschige Überwachung dieser Patienten empfohlen wird [14]. Obwohl Schleifendiuretika die Wirkung von Triamteren und Amilorid abschwächen, kann eine derartige Kombination zur Begrenzung des Kaliumverlustes und der metabolischen Azidose sinnvoll sein [14].

Thiazide und Schleifendiuretika führen zu Hypokaliämie, die wiederum maligne Herzrhythmusstörungen begünstigt. Deshalb ist unter diuretischer Therapie darauf zu achten, daß der Serumkaliumspiegel nicht unter den Normbereich fällt. Eine Hypokaliämie kann durch mehrere Maßnahmen verhindert werden: Reduktion der Kochsalzzufuhr und Erhöhung der alimentären Kaliumzufuhr, Gebrauch der kleinsten Diuretikadosis, Anwendung von mittellang (12–18 h) und nicht von länger wirksamen Diuretika und Kombination mit kaliumsparenden Diuretika. Insbesondere bei Patienten mit schwerer Herzinsuffizienz wird gelegentlich eine zusätzliche Kaliumsubstitution notwendig.

Häufig tritt unter Diuretikatherapie eine Hyponatriämie auf. Bei leichter Hyponatriämie sollte zunächst die Kochsalzzufuhr vermindert und die tägliche Flüssigkeitszufuhr auf 1000 ml begrenzt werden. Fällt die Natriumkonzentration unter 120 mmol/l, ist eine intravenöse Zufuhr physiologischer Kochsalzlösung bei gleichzeitiger diuretischer Therapie unter engmaschiger Kontrolle des Flüssigkeitshaushaltes notwendig. Zusätzliche sehr vorsichtige Gabe von ACE-Hemmern kann die Hyponatriämie korrigieren [12]. Literatur s. S. 176.

Therapie – Digitalis

K. J. Osterziel

Digitalisglykoside hemmen die membranständige Natrium-Kalium-ATPase. Dies führt zu einer erhöhten intrazellulären Natriumkonzentration, die den transmembranösen Natrium-Kalzium-Austausch erhöht. Die Folge davon ist, daß während der Systole eine erhöhte Kalziumkonzentration, die eine erhöhte Kontraktilität bewirkt, zur Verfügung steht. Die positiv-inotrope Wirkung konnte sowohl am normalen wie auch am insuffizienten Herzmuskel gezeigt werden [14]. Am insuffizienten Herzen führen Digitalisglykoside dosisabhängig zu einer Zunahme des Herzzeitvolumens bei gleichzeitiger Abnahme des Füllungsdruckes [6, 14]. Das größere Schlagvolumen bewirkt eine reflektorische Abnahme des Sympathikustonus mit venöser und arterieller Vasodilatation sowie Zunahme der Diurese. Reflektorisch und über eine Sensibilisierung von Barorezeptoren nimmt die parasympathische Aktivität zu, und demzufolge sinkt die Herzfrequenz [14]. Der periphere Gefäßwiderstand kann jedoch bei Gesunden und leicht herzinsuffizienten Patienten, die Diuretika erhielten, überwiegend durch einen erhöhten sympathischen Tonus ansteigen [6, 14].

Während die positive Wirkung von Digitalis bei Patienten mit Herzinsuffizienz und tachykardem Vorhofflimmern durch eine Abnahme der Kammerfrequenz evident ist, ist eine Beurteilung der Wirkung bei Patienten mit Sinusrhythmus weit schwieriger [11]. In den folgenden 3 Studien wurde der zusätzliche Effekt von Digitalis an Patienten untersucht, die schon Diuretika erhielten. In einer placebo-kontrollierten Studie konnten Lee et al. zeigen, daß Digitalis die Symptome bei Patienten mit schwerer Herzinsuffizienz und einem dritten Herzton verbessert [8]. Andererseits konnten in 2 Studien keine klinisch signifikanten Einflüsse von Digitalis auf Symptomatik und myokardiale Funktion festgestellt werden [5, 15].

Zwei vor kurzem abgeschlossene Multicenterstudien, an denen Patienten mit leichter bis schwerer Herzinsuffizienz unter konstanter diuretischer Therapie teilnahmen, verglichen eine zusätzliche Gabe von Digitalis mit ACE-Hemmern oder Placebo [1, 2]. In der 1. Untersuchung führte Digoxin bei leichter bis mäßiger Herzinsuffizienz im Vergleich zu Placebo zu keiner signifikant größeren symptomatischen Besserung und zu keiner Zunahme der Belastbarkeit, obwohl die Ejektionsfraktion um 4,4% signifikant zunahm [2]. Im Vergleich von ACE-Hemmern und Digitalis als zusätzliche Therapie zu Diuretika kam es zu einer vergleichbaren symptomatischen Besserung, aber einer ähnlichen oder stärker ausgeprägten Zunahme der Belastbarkeit und einer Abnahme von ventrikulären Extrasystolen unter ACE-Hemmern [1, 2]. Unter der Annahme, daß ACE-Hemmer auch die Progression der leichten Herzinsuffizienz verlangsamen, ist eine Kombination von Diuretika mit ACE-Hemmern gegenüber der Kombination mit Digitalis vorzuziehen. Eine Kombination von Diuretika mit Digitalis hat allerdings gegenüber einer Kombination mit ACE-Hemmern den Vorteil, daß neu auftretende tachykarde supraventrikuläre Rhythmusstörungen durch die Verlangsamung der atrioventrikulären Überleitung (AV-Überleitung) zu einer geringeren oder keiner kardialen Dekompensation führt. Solange keine prospektiven Studien zur Progression und Mortalität einer Therapie mit Digitalis oder ACE-Hemmern bei leichteren Schweregraden der Herzinsuffizienz vorliegen, sollte eine zusätzliche Digitalisierung nur bei Patienten mit Vorhofflimmern oder hohem Risiko, supraventrikuläre Tachykardien zu entwickeln, und bei Patienten mit schwerer Herzinsuffizienz (NYHA III und IV) vorgenommen werden [8, 14].

Die bisher vorliegenden Studien über die Mortalität nach Myokardinfarkt lassen keinen sicheren Einfluß von Digitalis erkennen [14]. Digitalisglykoside sind bei ischämischer Kardiomyopathie jedoch vorsichtig einzusetzen, denn sie erhöhen aufgrund ihrer inotropen Wirkung den myokardialen O_2-Verbrauch. Bei Herzinsuffizienz kann dieser erhöhte Verbrauch nur durch eine Abnahme der Herzgröße und damit der Wandspannung, die den O_2-Verbrauch senkt, ausgeglichen werden. Die Bilanz ist dann ein verminderter oder unveränderter O_2-Verbrauch. Digitalisglykoside sollten deshalb bei ischämischer Kardiomyopathie nur bei dilatiertem linkem Ventrikel eingesetzt werden. Ist dies nicht der Fall, so kann es unter Therapie mit Digitalis zur Zunahme von Angina pectoris aufgrund eines erhöhten O_2-Verbrauchs kommen.

Literatur

1. Beaune J, Enalapril vs. Digoxin French Multicenter Study Group (1989) Comparison of enalapril vs. digoxin for congestive heart failure. Am J Cardiol 63:22D–25D
2. Captopril Multicenter Research Group (1988) Comparative effects of therapy with captopril and digoxin in patients with mild to moderate heart failure. JAMA 259:539–544
3. Cohn JN (1988) Current therapy of the failing heart. Circulation 78:1099–1107
4. Dolery CT, Corr L (1985) Drug treatment of heart failure. Br Heart J 54:234–242
5. Fleg JL, Gottlieb SH, Lakatta EG (1982) Is digoxin really important in treatment of compensated heart failure? Am J Med 73:244–250
6. Gheorghiade M, Hall V, Lakier JB, Goldstein S (1989) Comparative hemodynamic and neurohumoral effects of intravenous captopril and digoxin and their combinations in patients with severe heart failure. J Am Coll Cardiol 13:134–142
7. Guyatt GH (1986) Therapy of heart failure. Drugs 32:538–568
8. Lee DCS, Johnson RA, Bingham JB et al. (1982) Heart failure in outpatients. A randomized trial of digoxin vs. placebo. N. Engl J Med 306:699–705
9. Messerli FH (1986) Cardiomyopathy of obesity – a not-so-victorian disease. N Engl J Med 314:378–379
10. Mettauer B, Rouleau J-L, Bichet D, Juneau C, Kortas C, Barjon J-N, De Champlain J (1986) Sodium and water excretion abnormalities in congestive heart failure. Ann Intern Med 105:161–167
11. Mulrow CD, Feussner JR, Velez R (1984) Reevaluation of digitalis efficacy. Ann Int Med 101:113–117
12. Packer M, Medina N, Yushak M, (1984) Correction of dilutional hyponatremia in severe chronic heart failure by convertin-enzyme inhibition. Ann Intern Med 100:782–789
13. Sievert H, Offermann T, Hopf R, Kaltenbach M, Bussmann WD (1989) Basistherapie der chronischen Herzinsuffizienz mit Digitalis oder Diuretika? Dtsch Med Wochenschr 114:363–367

14. Smith TW, Braunwald E, Kelly RA (1988) The management of heart failure. In: Braunwald E (eds) Heart disease. Sunders, Philadelphia PA, pp 485–543
15. Taggert AJ, Johnston GD, McDevitt DG (1983) Digoxin withdrawal after cardiac failure in patients with sinus rhythm. J Cardiovasc Pharmacol 5:229–234

Therapie – Vasodilatierende Substanzen

Überblick für die Praxis

Patienten mit Herzinsuffizienz sind gekennzeichnet durch einen erhöhten Gefäßwiderstand. Dies bedeutet einen erhöhten Auswurfwiderstand für den in seiner Pumpfunktion eingeschränkten linken Ventrikel und bedingt eine Abnahme des Schlagvolumens.

Vasodilatatoren bei der Herzinsuffizienz führen zu

– Abnahme des totalen peripheren Widerstands,
– Verminderung des Auswurfwiderstands für den linken Ventrikel,
– Zunahme des Schlagvolumens,
– geringer Abnahme des Blutdruckes
  [Blutdruck = Widerstand ($\downarrow$) mal Herzzeitvolumen ($\uparrow$)].

Während weder für die Gabe von Digitalis noch von Diuretika ein lebensverlängernder Effekt nachgewiesen werden konnte, ist dies für Medikamente aus der Gruppe der Vasodilatatoren inzwischen gesichert. Der lebensverlängernde Effekt konnte sowhl für die Kombination von Hydralazin mit Nitraten als auch für ACE-Hemmer nachgewiesen werden.

Einfluß einer medikamentösen Behandlung auf die Lebenserwartung bei Herzinsuffizienz

Digitalis:	nicht nachgewiesen,
Diuretika:	nicht nachgewiesen,
ISDN + Hydralazin:	Lebenserwartung verbessert (V-HeFT 1),
ACE-Hemmer:	Lebenserwartung verbessert (Consensus-Studie); Prognose besser als mit ISDN + Hydralazin (V-HeFT 2).

Die ACE-Hemmer unterscheiden sich von allen übrigen Vasodilatatorem insofern, als sie nicht nur eine Reduktion der Vor- und Nachlast bewirken, sondern gleichzeitig die stimulierten Kompensationsmechanismen bei der Herzinsuffizienz abschwächen. Eine besonders ungünstige Prognose weisen herzinsuffiziente Patienten mit starker Stimulation des Sympathikus (erhöhte Plasmanoradrenalinspiegel) oder einem stark stimulierten Renin-Angiotensin-System (Hyponatriämie) auf.

> *Beeinflussung prognostischer Marker durch ACE-Hemmer bei Herzinsuffizienz*
>
> Erhöhte Plasmanoradrenalinspiegel: Reduktion des Sympathikustonus;
> Hyponatriämie: Korrektur des Elektrolyt- und Wasserhaushalts;
> erhöhte Plasma-ANF-Spiegel: Drucksenkung im kleinen Kreislauf:
>   Reduktion der ANF-Freisetzung;
> LV-Dilatation: Hemmung der progressiven Größenzunahme.

Therapie – Vasodilatierende Substanzen

R. Dietz

Patienten mit Herzinsuffizienz sind gekennzeichnet durch einen erhöhten Gefäßwiderstand. Während bei einem Herzen mit einer normalen Pumpfunktion eine Zunahme des Gefäßwiderstandes selbst um das doppelte nicht zu einer Verminderung des Herzzeitvolumens führt, reagiert das Herz mit eingeschränkter Pumpfunktion mit einer starken Abnahme des Herzzeitvolumens, wenn der Gefäßwiderstand zunimmt. Dementsprechend können vasodilatierende Substanzen bei der Herzinsuffizienz zu einer Verminderung des Gefäßwiderstandes führen und somit gleichzeitig das Herzzeitvolumen erhöhen (Braunwald u. Colucci 1984; Cohn 1984).

Was ist die Ursache des erhöhten Gefäßwiderstandes bei Patienten mit chronischer Herzinsuffizienz? Ursache ist die Verminderung des Auswurfvolumens bei eingeschränkter Ventrikelfunktion und damit die Stimulation von vasopressorischen Systemen. Diese stimulierten vasopressorischen Systeme führen zu einem Circulus vitiosus, da sie die Nachlast für den ohnehin in seiner Pumpfunktion eingeschränkten Ventrikel weiter erhöhen, was zu einer weiteren Abnahme des

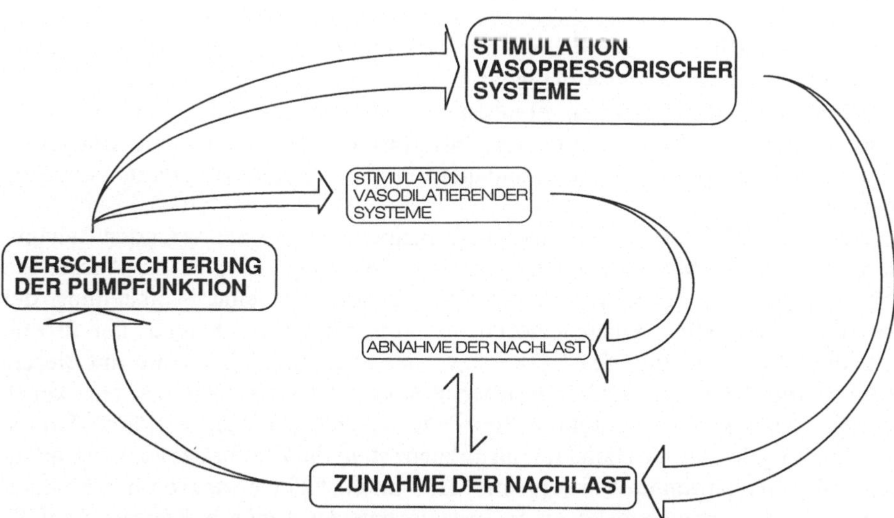

Abb. 1. Abschwächung des Circulus vitiosus bei Herzinsuffizienz (vasopressorische Systeme) durch endogene Vasodilatoren (ANF). Die durch Vorhofdehnung induzierte Freisetzung von ANF bei der Herzinsuffizienz vermindert die durch vasopressorische Systeme hervorgerufene Nachlasterhöhung

Schlagvolumens führt. Offensichtlich jedoch gibt es bei der Herzinsuffizienz aber auch Ansätze des Organismus selbst, diesen Circulus vitiosus zu durchbrechen (Abb. 1). Dazu gehört die Stimulation vasodilatierender Systeme, von denen das bekannteste ein kardiales Hormon mit vasodilatierenden und natriuretischen Eigenschaften ist, der atriale natriuretische Faktor (ANF). Da das Bild der Herzinsuffizienz gekennzeichnet ist durch eine ungenügende Natriurese und eine Vasokonstriktion, war die Frage aufgekommen, inwieweit die Herzinsuffizienz durch eine ungenügende Freisetzung dieses Hormons bedingt ist.

Es zeigte sich jedoch, daß bei Patienten mit chronischer Herzinsuffizienz die Konzentration im peripheren Plasma dieses Hormons nicht erniedrigt, sondern sogar erhöht war. Unabhängig von der Dauer und der Art der kardialen Erkrankung zeigte sich dabei eine positive Beziehung zwischen der Höhe der Vorhofdrücke und dem im Plasma gemessenen Spiegel des Hormons. Es ergab sich kein Hinweis für ein "resetting" des Freisetzungsmechanismus. Obwohl exogene Gaben von ANF zu einer Unterdrückung der sympathischen Aktivität und zur Abnahme der Plasmanoradrenalinspiegel führen, spielt diese Sympathikushemmung bei Patienten mit Herzinsuffizienz durch erhöhte ANF-Spiegel wohl keine oder nur eine untergeordnete Rolle. Patienten mit Herzinsuffizienz sind dadurch gekennzeichnet, daß sie eine erhöhte Konzentration vasokonstriktorischer Überträgersubstanzen im Plasma aufweisen, u. a. von Noradrenalin, Adrenalin, Vasopressin und Angiotensin II.

Grundsätzlich besteht also bei Patienten mit Herzinsuffizienz ein ausgesprochenes Ungleichgewicht zwischen Systemen mit vasodilatierenden und solchen mit vasokonstriktorischen Eigenschaften. Das Gleichgewicht ist weit verschoben zugunsten einer vorherrschenden Vasokonstriktion. Offensichtlich ist also bei der Herzinsuffizienz nicht nur die eingeschränkte Funktion des Herzens selbst entscheidend für den weiteren klinischen Verlauf und damit die Prognose, sondern diese wird auch im wesentlichen mit beeinflußt durch Anpassungsvorgänge. Obwohl diese Anpassungsvorgänge in der Vergangenheit als Kompensationsmechanismen bezeichnet wurden, ergaben sich in letzter Zeit zunehmend Hinweise, daß es sich hierbei nicht um eine sinnvolle Anpassung im Sinne einer Kompensation handelt, sondern um eine Maladaptation, die sogar mit zur Dekompensation beiträgt.

Grundsätzlich stehen 2 verschiedene Prinzipien zur vasodilatierenden Behandlung der chronischen Herzinsuffizienz zur Verfügung. Einmal der Ansatz zur Verstärkung endogener vasodilatierender Stoffe, um eine Weitstellung der Gefäße zu erreichen. Dazu gehören die Verstärkung der Kinine, der Prostaglandine, des ANF und des EDRF bzw. des Stickoxids. Probleme mit diesem Prinzip ergeben sich in der Langzeitbehandlung der Herzinsuffizienz, teils wegen der Notwendigkeit parenteraler Zufuhr, teils wegen Toleranzentwicklung. Für die Behandlung der chronischen Herzinsuffizienz steht die Zufuhr exogener vasodilatierender Substanzen im Vordergrund. Hier unterscheiden wir zwischen Medikamenten, die vorwiegend zu einer Erweiterung der venösen Kapazitätsgefäße führen, und solchen, die einen Angriffspunkt vorwiegend an den arteriolären Widerstandsgefäßen haben. Eine 3. Medikamentengruppe weist beide Eigenschaften auf.

Die Unterteilung ist deshalb sinnvoll, weil die hämodynamischen Effekte dieser Substanzgruppen sich deutlich voneinander unterscheiden. Eine vorwiegend venös angreifende vasodilatierende Substanz wird zwar den Füllungsdruck für den Ventrikel senken, kaum aber zu einer Zunahme des Auswurfvolumens führen. Umgekehrt bewirkt eine rein arteriolär dilatierende Substanz zwar eine Zunahme des Herzzeitvolumens, ohne jedoch primär die Füllungsdrücke zu senken.

Der Stellenwert der heute verfügbaren Vasodilatatoren für die Behandlung der Herzinsuffizienz soll an folgenden Kriterien gemessen werden:

1. Welche hämodynamischen Parameter werden kurzfristig gebessert?
2. Geht es dem Patienten unter dieser Behandlung besser? Damit ist auch die Frage verbunden, ob es eine Beziehung zwischen gemessenen hämodynamischen Veränderungen und der vom Patienten geschilderten Änderung der Lebensqualität gibt.
3. Bleiben die positiven hämodynamischen Veränderungen auch unter Langzeitbehandlung bestehen?
4. Wirkt sich diese Behandlung günstig im Sinne einer Lebensverlängerung aus?

Vorwiegend venös wirksame Vasodilatatoren, wie die Nitrate, wirken über die Bildung von zyklischem GMP an den Kapazitätsgefäßen so, daß eine Erniedrigung der Füllungsdrücke bei ca. 70% der Patienten beobachtet wird. Sie zeigen keine ausreichende Wirkung bei hohen rechtsatrialen Drücken (Kulick et al. 1988). Obwohl also in der Regel eine akute hämodynamische Verbesserung erzielt werden kann, ist diese nicht korreliert mit einer signifikanten Verbesserung des klinischen Status oder einer Zunahme der Belastungsdauer. Eine anhaltende langfristige hämodynamische Verbesserung unter Nitraten ist in der Regel nicht vorhanden und möglicherweise Ausdruck der Toleranzentwicklung, da in den meisten Studien nitratfreie Intervalle fehlten (Franciosa et al. 1978, Sharpe et al. 1987). Es gibt keine Studie, die eine Lebensverlängerung bei Zusatztherapie mit Nitraten allein hätte nachweisen können. In der V-HeFT-Studie (Cohn et al. 1986) war zwar mit der Kombination hoher Dosen von Nitraten plus Hydralazin ein Rückgang der Mortalität bei der Herzinsuffizienz vom Schweregrad II–III zu verzeichnen (Abb. 2). Die Mortalitätsreduktion stand aber im Zusammenhang mit einer Verbesserung der Auswurffraktion, was eher ein Effekt des Hydralazins als der Nitrate ist.

Auch bei den vorwiegend arteriell wirksamen Vasodilatatoren sieht die Bilanz nicht besser aus. Für die Kalziumantagonisten ist der Nutzen bei der Herzinsuffizienz bisher noch in keiner großen randomisierten Studie nachgewiesen worden. Nach Nifedipin kann in der Regel zwar noch eine kurzfristige hämodynamische Verbesserung gemessen werden (Leier et al. 1984). Den Patienten geht es aber nicht besser, sie leben nicht länger, und die Verbesserung der Hämodynamik hält auch nicht an. Unter Diltiazem und Verapamil kann sogar bei einem Teil der Patienten eine akute Verschlechterung eintreten. Für Patienten mit einer gering eingeschränkten Pumpfunktion ist dieses Risiko eher klein, für Patienten mit stark eingeschränkter Pumpfunktion ist das Risiko jedoch hoch. Das erklärt auch, weshalb bei Patienten nach Myokardinfarkt mit Zeichen der Herzinsuffizienz die Mortalität in der Gruppe mit Kalziumantagonisten sogar wesentlich höher ist.

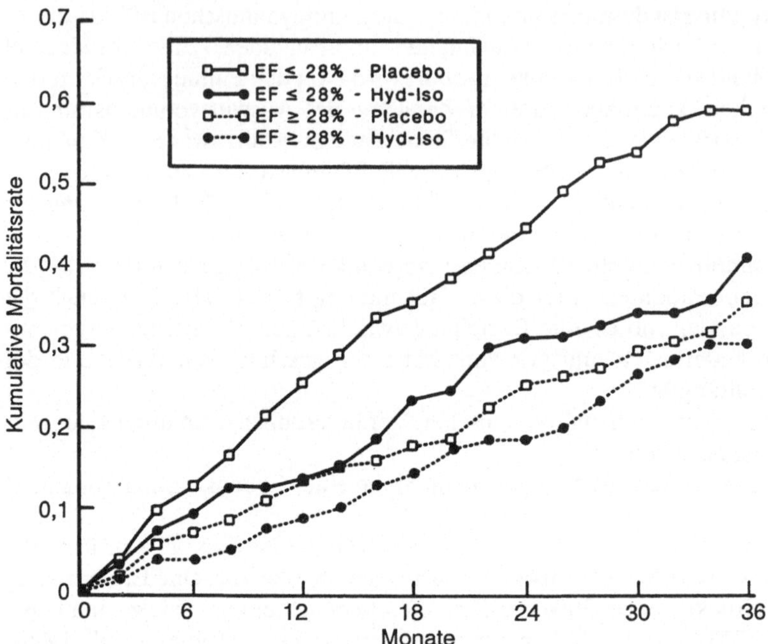

Abb. 2. Ergebnisse der V-HeFT-1-Studie (Cohn 1986). Unter der Kombinationsbehandlung mit Hydralazin plus ISDN (Hyd-Iso) kommt es zu einer Reduktion der Mortalität. Der Effekt ist ausgeprägter in der Gruppe von Patienten mit stärkerer Einschränkung der LV-Funktion (EF < 28%), aber auch noch erkennbar bei geringerer LV-Funktionseinschränkung (EF > 28%)

Substanzen wie Hydralazin (Franciosa et al. 1982) oder Minoxidil (Franciosa et al. 1984) zeigen diese negativ-inotrope Wirkung der Kalziumantagonisten nicht. Für diese Substanzklasse ist zumindest eine akute hämodynamische Verbesserung mit Anstieg des Herzzeitvolumens zu erwarten und auch beobachtet worden. Enttäuschend wiederum ist aber, daß sich diese Steigerung der kardialen Auswurfleistung nicht niederschlägt in einer Verbesserung der klinischen Symptomatik bzw. Verlängerung der Belastungsdauer, v. a. nicht unter Langzeitbehandlung (Packer et al. 1987a).

In die Gruppe von Vasodilatatoren, die sowohl arteriell wie venös wirksam sind, gehört das Prazosin und verwandte Substanzen, die Kombination von Isosorbitdinitrat (ISDN) mit Hydralazin sowie die ACE-Hemmer. Alle aufgeführten Substanzen zeigen nach akuter Gabe eine hämodynamische Verbesserung (Bayliss et al. 1986). Für Prazosin gilt allerdings, daß bei fortgesetzter Behandlung sehr rasch, manchmal schon innerhalb von wenigen Tagen, Toleranzentwicklung auftritt (Packer et al. 1978). Ursache dieser Toleranzentwicklung sind wahrscheinlich Änderungen in der Population der ursprünglichen α_2-Rezeptoren unter Prazosin. Diese nehmen an Zahl zu und besetzen postsynaptische Stellen, an denen sonst vorwiegend α_1-Rezeptoren sitzen. Unter der Kombination von hohen Dosen

ISDN/Hydralazin kann eine Verlängerung der Lebenserwartung bei mittelschwerer Herzinsuffizienz erzielt werden. Allerdings ist die Rate der Nebenwirkungen unter diesen Dosen hoch. Nahezu 40% der Patienten mußten eines oder beide Medikamente wegen Nebenwirkungen absetzen. Bei Patienten mit schwerer Herzinsuffizienz konnte eine Reduktion der Mortalität mit ACE-Hemmern erzielt werden. Klinische Studien zeigten zudem, daß bei einem großen Prozentsatz der Patienten die kurzfristigen hämodynamischen Verbesserungen nicht durch Toleranzentwicklung verloren gehen und daß sich die Patienten besser fühlen (Captopril-Digoxin Multicenter Research Group 1988). In einer placebokontrollierten Untersuchung bei Patienten mit mittelschwerer Herzinsuffizienz (V-HeFT-Studie, Cohn et al. 1986) wurden 2 verschiedene Zusatztherapien zu Digitalis und Diuretika mit Placebo verglichen: einmal die Gabe des α_1-Antagonisten Prazosin, zum anderen die Kombination von hohen Dosen Isosorbitdinitrat mit hohen Dosen von Hydralazin. Während mit Prazosin keine Änderung der Mortalität erzielt werden konnte, wiesen Patienten unter der Kombination mit Hydralazin plus Nitraten eine deutlich verbesserte Lebenserwartung auf.

Das Patientengut in der „Consensus-Studie" unterschied sich von dem der eben vorgestellten V-HeFT-Studie. Während in der amerikanischen Studie die Patienten vom Schweregrad II und III der NYHA-Klassifikation eingeschlossen wurden, waren in der skandinavischen Studie nur Patienten mit dem Schweregrad IV untersucht worden. Die „Consensus-Studie" mußte vorzeitig abgebrochen werden, weil es ethisch nicht mehr vertretbar erschien, den ACE-Hemmer als Zusatzbehandlung diesen schwerkranken Patienten vorzuenthalten. Bereits nach einer 6monatigen Behandlungsdauer war die Mortalität der Enalaprilgruppe um mehr als 30% vermindert (Abb. 3).

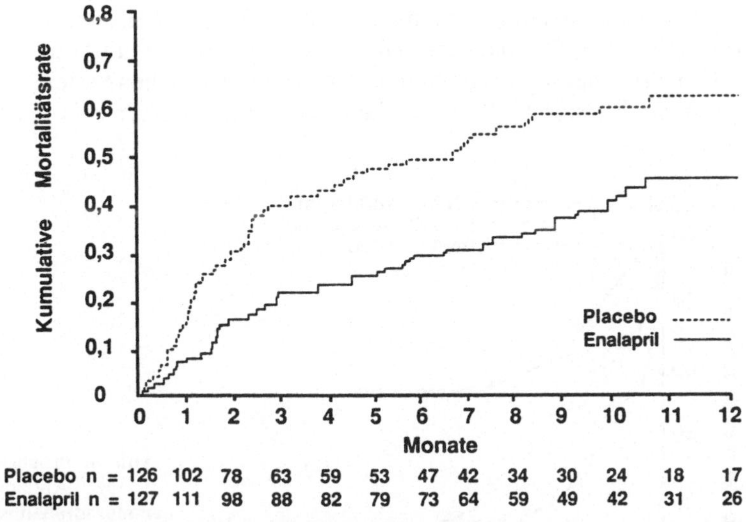

	0	1	2	3	4	5	6	7	8	9	10	11	12
Placebo n =	126	102	78	63	59	53	47	42	34	30	24	18	17
Enalapril n =	127	111	98	88	82	79	73	64	59	49	42	31	26

Abb. 3. Ergebnisse der Consensus-Studie (Consensus Trial Study Group 1987). Bereits nach 6 Monaten Behandlungsdauer war eine Mortalitätsreduktion in der Enalaprilgruppe von 40% nachweisbar. Zu diesem Zeitpunkt waren in der Placebogruppe 55, in der Enalaprilgruppe 33 Patienten (NYHA IV) verstorben

Diese Reduktion der Mortalität war auch dann noch erkennbar, wenn eine Subgruppenanalyse durchgeführt wurde. Selbst solche Patienten, die bereits auf andere Vasodilatatoren, wie ISDN, Hydralazin, Prazosin u. a., eingestellt waren, profitieren noch von einer zusätzlichen Therapie mit ACE-Hemmern. Dieses erstaunliche Ergebnis läßt 2 Schlußfolgerungen zu: entweder waren die bereits vorbestehenden Behandlungen mit Vasodilatatoren unzureichend, oder das hämodynamische Kurzzeitresultat unter Vasodilatatoren ist nicht ausschlaggebend für den Langzeiterfolg und insbesondere nicht für die Verbesserung der Lebenserwartung.

Der Vergleich der hämodynamischen Effekte von 3 unterschiedlich vasodilatierenden Zusatzbehandlungen zeigt folgendes: die rechts- und linksventrikulären Füllungsdrücke können gleicherweise mit der Kombination von ISDN mit Hydralazin sowie mit Prazosin oder mit ACE-Hemmern gesenkt werden. Alle 3 Therapiestrategien vermögen auch in gleicher Weise das Herzzeitvolumen zu steigern. Obwohl also offensichtlich die gleichen akuten hämodynamischen Wirkungen erzielt werden können, unterscheiden sich diese Behandlungsformen doch wesentlich hinsichtlich ihres Einflusses auf die Prognose (Furberg u. Yusuf 1985). Während Prazosin die Prognose überhaupt nicht verändert, vermögen die ACE-Hemmer die Lebenserwartung bei Patienten mit schwerer Herzinsuffizienz deutlich zu verbessern. Bei Patienten mit mittelschwerer Herzinsuffizienz scheint eine Verbesserung der Prognose auch mit Hydralazin und ISDN möglich zu sein. Wenn also die hämodynamischen Veränderungen unter Vasodilatatoren allein nicht die Veränderung der Prognose erklären können, welche zusätzlichen Eigenschaften der Vasodilatatoren können es dann sein?

Ist es möglicherweise der Einfluß der Substanzen auf prognostische Marker bei der Herzinsuffizienz? Die Prognose der Herzinsuffizienz hängt indirekt von der Höhe der Plasmanoradrenalinspiegel ab: je höher die Konzentration des Neurotransmitters im Plasma, desto kürzer die Überlebenszeit (Abb. 4). Vasodilatatoren, die zu einer weiteren Stimulation des sympathischen Systems führen, können die hämodynamische Situation langfristig nicht bessern und die Mortalität der

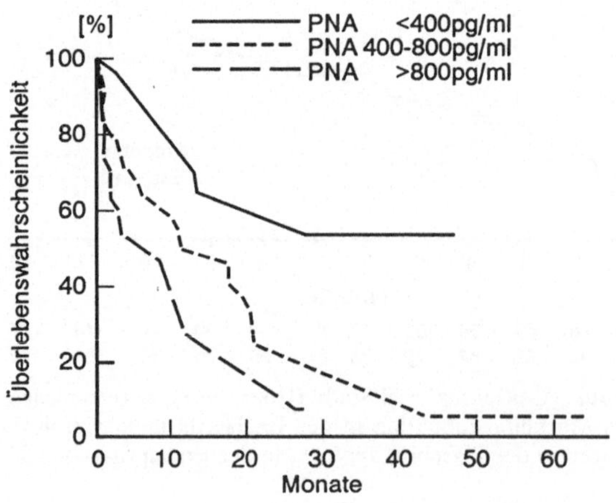

Abb. 4. Prognose bei Herzinsuffizienz in Abhängigkeit vom Plasmanoradrenalinspiegel *(PNA)* (Cohn 1984). Die Prognose ist um so schlechter, je höher die zirkulierenden Noradrenalinkonzentrationen sind

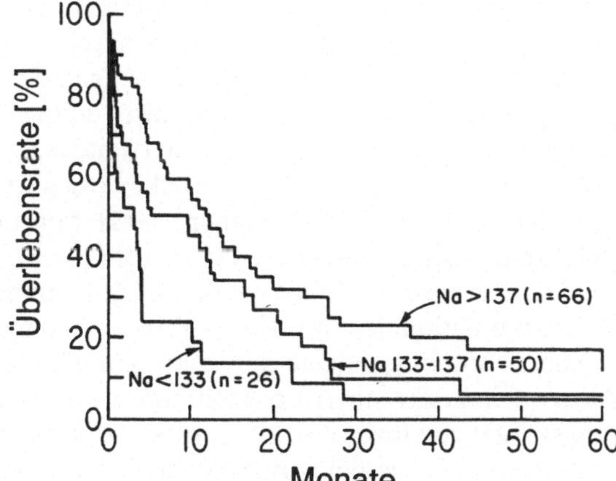

Abb. 5. Prognose bei Herzinsuffizienz in Abhängigkeit der Serumnatriumkonzentration (*Na,* in mmol/l) (Packer et al. 1987b). Die Prognose ist um so schlechter, je niedriger die Serumnatriumkonzentration ist (* p < 0,0001)

Patienten mit schwerer Herzinsuffizienz nicht reduzieren. Dies gilt z. B. für die Monotherapie mit Hydralazin, unter der die Plasmanoradrenalinspiegel ansteigen. Im Gegensatz dazu weisen die Patienten nach Gabe von einem ACE-Hemmer niedrigere Plasmakonzentrationen von Noradrenalin auf als vor der Behandlung. Die Therapie ist offensichtlich auch geeignet, langfristig die erhöhte sympathische Aktivität zu unterdrücken.

Auch zwischen der Höhe der Serumnatriumkonzentration und der Überlebensdauer besteht ein Zusammenhang. Patienten mit niedrigen Serumnatriumkonzentrationen weisen die schlechteste Prognose auf (Abb. 5). Die prognostisch bedeutsame Störung der Elektrolythomöostase wird nicht beeinflußt durch positiv-inotrope Pharmaka, die gleichzeitig vasodilatierend wirken, oder durch die anderen Vasodilatatoren mit Ausnahme der ACE-Hemmer. Nur mit dieser Substanzgruppe in Kombination mit Schleifendiuretika gelingt eine weitgehende Normalisierung der Serumnatriumkonzentration bei hyponaträmischer Herzinsuffizienz.

Zieht man zu diesem Zeitpunkt eine Zwischenbilanz, so wird ersichtlich, daß die ACE-Hemmer mit der Bezeichnung Vasodilatatoren nur ungenügend eingestuft sind. Eine wesentliche Eigenschaft, die sie von den anderen Vasodilatatoren unterscheidet, ist die Modulation der neurohumoralen Aktivität. Durch die Blockade des Reninsystems und indirekt auch durch die Abschwächung des Sympathikus kann die unerwünschte gegenregulatorische Aktivierung der vasopressorischen Systeme wie bei anderen Vasodilatatoren nicht erfolgen (Colucci et al. 1981).

Die Hemmung der Angiotensin-II-Bildung ist allerdings nur eine Säule im Wirkungsspektrum der ACE-Hemmer. Die andere Säule ist eine Verstärkung der Kinine, die dadurch zustande kommt, daß die ACE-Hemmer die Kininase II blockieren, die für den Abbau der Kinine verantwortlich ist. Für verschiedene kardioprotektive Wirkungen, wie z. B. die Hemmung der Reperfusionsarrhythmien, konnte die Bedeutung dieser ACE-Hemmerwirkung inzwischen bereits belegt werden. Auch gibt es Hinweise, daß die kininverstärkende Wirkung für den Verlauf in der Behandlung der Herzinsuffizienz wichtig sein kann.

So konnten Dzau et al. (1984) bei Patienten mit hyponaträmischer Herzinsuffizienz zeigen, daß sich deren hämodynamische Parameter deutlich verschlechtern, wenn die bradykininstimulierte Prostaglandinfreisetzung durch Indometacin gehemmt wird. Unter Wegnahme dieses endogenen Vasodilatators kommt es zu einem Anstieg des systemischen Widerstandes, einem Abfall des Herzeitvolumens und einem Anstieg der Füllungsdrücke. Auch ist der klinisch beobachtete Effekt nach der Gabe von ACE-Hemmern bei Herzinsuffizienz deutlich reduziert, wenn gleichzeitig nichtsteroidale Antiphlogistika gegeben werden. Das bedeutet, daß ein Teil der positiven Wirkung der ACE-Hemmer bei Herzinsuffizienz auch auf einer Stimulation des Bradykinin-Prostaglandin-Systems beruht.

Neben Veränderungen der zentralen Hämodynamik und neurohumoralen Aktivität kommen unter Langzeittherapie mit ACE-Hemmern periphere Anpassungsvorgänge hinzu, die mitverantwortlich für eine bessere Lebensqualität der Patienten sind. Die bei herzinsuffizienten Patienten gestörte Fähigkeit zur Weitstellung der peripheren Gefäße unter Belastung kann unter einer Langzeitbehandlung mit einem ACE-Hemmer z. T. rückgängig gemacht werden. Die Perfusion der Beine unter Belastung kann jetzt ansteigen, und es kommt zu einer verbesserten O_2-Utilisation. Als möglicher Mechanismus der peripheren Durchblutungsstörung kommt neben einem verbesserten Trainingseffekt bei verlängerter Belastungsdauer auch eine Hemmung des vaskulären Renin-Angiotensin-Systems bei herzinsuffizienten Patienten in Betracht. Eine erhöhte Aktivität dieses Systems könnte mitverantwortlich sein für die ungenügende Dilatation der Peripherie unter Belastung.

Wichtig für den Langzeiterfolg bei einer Therapie mit Vasodilatatoren bei der chronischen Herzinsuffizienz ist also, daß die gegenregulatorischen Systeme nicht weiter aktiviert werden. Kommt es unter einer Zusatzbehandlung mit gefäßerweiternden Substanzen zu einer weiteren Aktivierung des Sympathikus, des Renin-Angiotensin-Systems oder zu einer Unterdrückung der endogenen vasodilatierenden Systeme, so bleibt von dem ursprünglich erwarteten Effekt dieser Substanzen nur noch wenig oder nichts mehr übrig.

Wo stehen wir heute in der Behandlung der Herzinsuffizienz mit Vasodilatatoren? Wir kennen die Verbesserung der Prognose bei Patienten mit schwerster Herzinsuffizienz im Stadium IV. Das ist das Ergebnis der „Consensus-Studie" (Consensus Trial Study Group 1987). Auch bei nicht so schwer erkrankten Patienten im Stadium III ist eine Reduktion der Mortalität unter Captopril in der „Multicenter-Studie" (Captopril-Digoxin Multicenter Research Group 1988) erkennbar. Es gibt neuerdings Hinweise (SOLVD-Studie), daß auch bei den leichteren Krankheitsformen mit der Gabe von ACE-Hemmern eine Verbesserung der Lebenserwartung und eine Verlängerung der ereignisfreien Intervalle zu erreichen ist (sog. „Behandlungsarm" der SOLVD-Studie). Aus den vorgestellten Daten des „Präventionsarmes" der Studie (AHA-Meeting Anaheim Nov. 1991) geht hervor, daß der frühe Einsatz des ACE-Hemmers bei linksventrikulärer Dysfunktion zu signifikant weniger Erkrankungen an manifester Herzinsuffizienz führt, in der Folge auch zu signifikant weniger Hospitalisierungen. In der Sterblichkeit war ein Trend zu einer verminderten Mortalität in der ACE-Hemmer-Gruppe zu verzeichnen; der Unterschied war allerdings statistisch nicht signifikant.

Literatur

Bayliss J, Canepa-Ansar R, Norell MS, Poole-Wilson P, Sutton G (1986) Vasodilatation with captopril and prazosin in chronic heart failure: double blind study at rest and on exercise. Br Heart J 55:265–273

Braunwald E, Colucci WS (1984) Vasodilatator therapy for heart failure. Has the promissory note been paid? N Engl J Med 310:459–461

Captopril-Digoxin Multicenter Research Group (1988) Comparative effects of therapy with captopril and digoxin in patients with mild to moderate heart failure. JAMA 259:539–544

Cohn JN (1984) Unloading the heart in congestive heart failure. Am J Med 67–70

Cohn JN, Archibald DG, Ziesche S et al. (1986) Effects of vasodilatator therapy in mortality in chronic congestive heart failure. N Engl J Med 316:1429–1435

Colucci WS, Williams GH, Alexander WR, Braunwald E (1981) Mechanisms and implications of vasodilatator tolerance in the treatment of congestive heart failure. Am J Med 71:89–99

Consensus Trial Study Group (1987) Effects of enalapril on mortality in severe congestive heart failure: Results of the Cooperative North Scandinavian Enalapril Survival Study. N Engl J Med 316:1429–1435

Dzaŭ VJ, Packer M, Lilly LS, Swartz SL, Hollenberg NK, Williams G (1984) Prostaglandins in severe congestive heart failure. N Engl J Med 310:347–352

Franciosa JA, Jordan RA, Wilen MM, Leddy CL (1984) Minoxidil in patients with chronic left heart failure: contrasting hemodynamic and clinical effects in a controlled trial. Circulation 701:63–84

Franciosa JA, Weber KT, Levine TB et al (1982) Hydralazine in the long term treatment of chronic heart failure: lack of difference from placebo. Am Heart J 104:587–594

Franciosa JA, Nordstrom LA, Cohn JN (1978) Nitrate therapy for congestive heart failure. JAMA 240:443–446

Furberg CD, Yusuf S (1985) Effect of vasodilatators on survival in chronic congestive heart failure. Am J Cardiol 55:1110–1113

Kulick D, Roth A, Melutosh N, Rahimtoola SH, Elkayam U (1988) Resistance to isorbide dinitrate in patients with severe chronic heart failure: incidence and attempt at hemodynamic prediction. J Am Coll Cardiol 12:1023–1028

Leier CV, Patrick TJ, Hermiller J, Pacht KD, Huss P, Magonien RD, Unverferth DV (1984) Nifedipin in congestive heart failure: effects on resting and exercise haemodynamics and regional blood flow. Am Heart J 108:1461–1468

Packer M (1983) Vasodilators and inotropic therapy for severe chronic heart failure: passion and skepticism. J Am Coll Cardiol 2:841–852

Packer M, Meller J, Gorlin R, Herman RV (1978) Hemodynamic and clinical tachyphylaxis to prazosin – mediated after load reduction in severe chronic congestive heart failure. Circulation 59 3:531–539

Packer M, Kessler PD, Lee WH (1987 a) Calcium-channel blockade in the management of severe chronic congestive heart failure: a bridge to far. Circulation [Suppl IV] 75:56–64

Packer M, Lee WH, Kessler PD, Gottlieb SS, Bernstein JL, Kukin ML (1987 b) Role of neurohormonal mechanismus in determining survival in patients with severe chronic heart failure. Circulation 75:IV 80–92

Sharpe N, Coxon R, Webster M, Luke R (1987) Hemodynamic effects of intermittent transdermal nitroglycerin in chronic congestive heart failure. Am J Cardiol 59:895–899

The SOLVD Investigators (1991) Effect of enalapril on survival in patients with reduced left ventricular ejection fraction and congestive heart failure. N Engl J Med 325:293–302

Überblick für die Praxis

Nichtglykosidische positiv-inotrope Substanzen nutzen die inotrope Wirkung der Katecholamine, indem sie entweder direkt adrenerge Rezeptoren stimulieren oder indem sie mit den intrazellulären Signalübertragungswegen der Katecholamine interagieren.

Sympathomimetische Amine

Neben den endogenen Katecholaminen (Noradrenalin und Adrenalin) sind weitere intravenös applizierbare Sympathomimetika im klinischen Einsatz. Dopamin hat wegen zusätzlicher günstiger Wirkungen auf die Nierendurchblutung und Dobutamin wegen einer stärker inotropen als chronotropen Wirkung eine breite klinische Anwendung erreicht.

Katecholamine werden vorwiegend bei der Therapie der akuten Herzinsuffizienz eingesetzt. Eine rasche Toleranzentwicklung und Berichte über erhöhte Komplikations- und Todesraten haben die breite Anwendung sympathomimetischer Substanzen, insbesondere oral wirksamer Sympathomimetika, in der Langzeittherapie der chronischen Herzinsuffizienz verhindert.

Phosphodiesterasehemmer

Das Fehlen einer Toleranzentwicklung für die positiv-inotrope Wirkung der Phosphodiesterasehemmer hatte diese Substanzgruppe für die Therapie von Patienten mit chronischer Herzinsuffizienz interessant gemacht. Der anfängliche Optimismus legte sich, als berichtet wurde, daß diese Therapie einer Behandlung mit Digoxin nicht überlegen ist und daß die hämodynamischen und symptomatischen Verbesserungen der Patienten mit einer beschleunigten Progression der zugrundeliegenden Herzerkrankung erkauft werden.

Therapie –
Nichtglykosidische positiv-inotrope Substanzen

G. Richardt, A. Schömig

In der Vorstellung, daß die Reduktion der myokardialen Kontraktionskraft das Hauptproblem der Herzinsuffizienz ist, wurden verschiedene positiv-inotrope Pharmaka zur intravenösen und oralen Therapie der Herzinsuffizienz entwickelt. Auf der Suche nach positiv-inotropen Substanzen hat man sich daran orientiert, daß die Stimulation kardialer β_1-Rezeptoren die Kontraktilität des Myokards steigert und daß diese Wirkung intrazellulär durch "second messenger" wie zyklisches Adenosinmonophosphat (cAMP) und Kalzium vermittelt wird. Mittlerweile sind Substanzen verfügbar, die durch β-Stimulation, Hemmung des cAMP Abbaus oder Steigerung der Kalziumempfindlichkeit positiv-inotrope Wirkungen hervorrufen.

Unzweifelhaft ist der Vorteil verschiedener nichtglykosidischer positiv-inotrop wirksamer Substanzen in der Therapie der akuten Herzinsuffizienz. In den letzten Jahren ist aber das Konzept einer chronischen inotropen Stimulation zur Therapie der Herzinsuffizienz in Frage gestellt worden, denn es mehren sich die Hinweise, daß durch die inotrope Stimulation die Progression der zugrundeliegenden Herzschädigung beschleunigt wird (LeJemtel u. Sonnenblick 1984; Katz 1990).

Sympathomimetische Amine

Der therapeutische Einsatz von endogenen Katecholaminen (Adrenalin und Noradrenalin) hat sich in der Praxis nur kurzfristig und in bestimmten Ausnahmesituationen bewährt. Adrenalin eignet sich zur Behandlung eines akut aufgetretenen kardiogenen oder anaphylaktischen Schocks als überbrückende Maßnahme, bis eine kausale Therapie eingeleitet ist. Adrenalin eignet sich aber wegen einer oft unerwünschten Tachykardie und wegen seiner Stoffwechseleffekte (Glykogenolyse, Lipolyse) schlecht für eine längere Therapie. Die gleichen Probleme entstehen unter Isoprenalin, das außerdem noch zu einem teilweise gefährlichen Abfall des Blutdrucks führt. Auch der Einsatz von Noradrenalin in der Herzinsuffizienz kann nur in bestimmten Ausnahmesituationen, z. B. im septischen Schock, empfohlen werden, denn er ist von einem starken Anstieg des peripheren Widerstands und des arteriellen Blutdrucks begleitet.

Zur Zeit sind 2 weitere Sympathomimetika, Dopamin und Dobutamin, im klinischen Einsatz. Darüberhinaus befinden sich einige oral applizierbare sympathomimetisch aktive Amine in der klinischen Erprobung.

Dopamin

Dopamin, die direkte Vorstufe in der Biosynthese von Noradrenalin, zeigt außergewöhnliche kardiovaskuläre Wirkungen, die durch einen spezifischen vaskulären Dopaminrezeptor erklärt werden (Goldberg und Rajfer 1985; Rajfer u. Davis 1990). Bei niedriger Dosierung (bis 2 µg/kg KG · min) führt Dopamin durch die Stimulation dieser Rezeptoren in den Nierenarteriolen zu einem Anstieg des renalen Blutflusses, der begleitet ist von einer Zunahme der glomerulären Filtrationsrate und der renalen Salzausscheidung (McDonald et al. 1964). Auch an Koronar- und Mesenterialgefäßen sind Dopaminrezeptoren mit vasodilatatorischen Wirkungen beschrieben worden (Toda u. Goldberg 1975). In etwas höherer Dosierung (2–6 µg/kg KG · min) stimuliert Dopamin auch kardiale β_1-Rezeptoren und führt so zu einer Zunahme der Kontraktilität ohne stärkere Wirkung auf Herzfrequenz oder arteriellen Blutdruck. Bei einem weiteren Anstieg der Dosierung (über 6 µg/kg KG · min) überwiegen vasokonstriktorische Effekte mit Blutdruckanstieg durch α_1-sympathomimetische Wirkungen und durch Noradrenalinfreisetzung aus den sympathischen Nervenenden (Goldberg 1974).

Dopamin wurde in verschiedenen Studien an herzinsuffizienten Patienten untersucht, die sich als therapierefraktär gegenüber Digitalis und Diuretika gezeigt hatten. Die Untersuchungen ergaben eine signifikante Zunahme von Herzzeitvolumen, glomerulärer Filtrationsrate und renaler Salzausscheidung. Bei diesen Untersuchungen wurde mit großer Sorgfalt auf eine optimale Dosierung geachtet, um Tachykardie und periphere Vasokonstriktion zu vermeiden. Als unerwünschte Wirkungen traten ventrikuläre Rhythmusstörungen, Angina pectoris, Übelkeit und Erbrechen auf (Goldberg 1974).

Dopamin wird wegen eines sehr hohen "first pass effect" im Darmepithel und der Leber nach oraler Zufuhr nicht aktiv. Es permeiert nicht über die Blut-Hirn-Schranke und hat deshalb auch keine zentralen Wirkungen.

Dobutamin

Dobutamin ist das Ergebnis systematischer Modifikationen der chemischen Struktur des Isoprenalins in der Absicht, die chronotrope, arrhythmogene und peripher vaskuläre Wirkung von Isoprenalin zu reduzieren (Tuttle u. Mills 1975). Das synthetische Amin wirkt primär an adrenergen β_1-Rezeptoren, während die β_2-Rezeptoren und α-Rezeptoren in weit geringerem Maße stimuliert werden (Sonnenblick et al. 1979; Williams u. Bishop 1981). Im Gegensatz zu Dopamin hat Dobutamin keine indirekte sympathomimetische Wirkung durch eine Freisetzung von Noradrenalin und auch keine Wirkung an Dopaminrezeptoren. In tierexperimentellen Untersuchungen führte Dobutamin zu einem konzentrationsabhängigen Anstieg der myokardialen Kontraktilität mit Zunahme des Herzzeitvolumens und zum Abfall des diastolischen Füllungsdrucks. Bei einer leichten Abnahme des peripheren arteriellen einschließlich des koronaren Widerstands blieb der arterielle Blutdruck unter Dobutamin nahezu konstant (Vatner et al. 1974; Tuttle u. Mills 1975). Bis zu einer Dosis von 20 µg/kg KG · min kam es nur zu einem leichten

Anstieg der Herzfrequenz. Die Ursache für die stärker inotrope als chronotrope Wirkung von Dobutamin ist nicht vollkommen geklärt; aber es konnte gezeigt werden, daß Dobutamin am Sinusknoten geringere Effekte als am ventrikulären Myokard hervorruft (Tuttle et al. 1976).

Auch bei Patienten mit verschiedenen Schweregraden der Herzinsuffizienz führte Dobutamin zu einer dosisabhängigen Zunahme des Herzzeitvolumens. (Beregovich et al. 1975; Leier et al. 1977). Als Hinweis auf eine Abnahme der diastolischen Füllungsdrücke fand sich bei den Patienten ein Abfall des pulmonal-arteriellen Verschlußdrucks. Je ausgeprägter die Herzinsuffizienz war, um so deutlicher wurden die Wirkungen von Dobutamin (Beregovich et al. 1975). Die positiv-inotrope Wirkung von Dobutamin war unabhängig von der Genese der Herzinsuffizienz sowohl bei Patienten mit dilatativer Kardiomyopathie (Unverferth et al. 1980, 1983) als auch bei Patienten mit koronarer Herzkrankheit (Bendersky et al. 1981; Pozen et al. 1981) nachzuweisen. Bei Patienten mit akutem Herzinfarkt verbesserte Dobutamin die Hämodynamik, ohne die Infarktgröße oder die Inzidenz von Rhythmusstörungen zu beeinflussen (Gillespie et al. 1977).

Widersprüchlich sind die Berichte über die Effekte einer Langzeittherapie mit Dobutamin. Einerseits ergaben sich anhaltende hämodynamische und klinische Verbesserungen durch die Verwendung tragbarer Infusionspumpen bei Patienten mit schwerer Herzinsuffizienz (Applefeld et al. 1983), andererseits fanden sich Hinweise auf eine erhöhte Mortalität bei herzinsuffizienten Patienten, die auf eine Herztransplantation warteten und ebenfalls mit kontinuierlicher Dobutamingabe behandelt wurden (Hodgson et al. 1984).

Dobutamin unterliegt einem sehr starken "first pass effect" und kann daher nur i. v. appliziert werden. Es dringt nicht in das ZNS ein, und eine kurze Halbwerts-zeit von 2 min erklärt seine gute Steuerbarkeit.

Wie Dopamin kann auch Dobutamin eine Sinustachykardie und andere Rhythmusstörungen auslösen (David u. Zaks 1986), und bei Patienten mit koronarer Herzkrankheit sind unter beiden Substanzen myokardiale Ischämien beobachtet worden.

In verschiedenen vergleichenden Studien zeigte sich Dobutamin dem Dopamin in der Therapie der schweren Herzinsuffizienz überlegen (Loeb et al. 1977; Stoner et al. 1977; Leier et al. 1978). Dies galt insbesondere für Patienten mit einer Sinustachykardie ohne arterielle Hypotonie.

Oral aktive Sympathomimetika

Verschiedene oral aktive β-Rezeptoragonisten (Prenalterol, Pirbuterol, Salbutamol u. a.) sind in klinischen Studien untersucht worden. Bei einigen Präparaten fanden sich günstige Wirkungen auf die Hämodynamik bei herzinsuffizienten Patienten (Sharma et al. 1978; Awan et al. 1981; Rude et al. 1981). Diese Wirkungen konnten auf positiv-inotrope und vasodilatatorische Effekte zurückgeführt werden. Problematisch ist eine rasch eintretende Toleranz gegenüber den Wirkungen der β-Stimulatoren, die mit einer Reduktion der β-Rezeptorendichte einhergeht (Colucci et al. 1981). Eine weniger ausgeprägte Toleranzentwicklung versprach man sich vom Einsatz partieller β-Agonisten wie Xamoterol, die neben ihrer agonistischen Wirkung auch über eine antagonistische Wirkung an kardialen β-Rezeptoren verfügen. Xamoterol wurde in einer großen Studie bei Patienten mit leichter Herzinsuffizienz untersucht. Unter Xamoterol fand sich eine signifikant höhere körperliche Leistungsfähigkeit im Vergleich zu einer Placebogruppe und einer Gruppe, die mit Digoxin therapiert wurde (German and Austrian Xamoterol Study Group 1988). Der Optimismus wurde aber rasch wieder gedämpft, als eine große Studie an Patienten mit schwerer Herzinsuffizienz abgebrochen werden mußte, weil in der mit Xamoterol behandelten Gruppe die Mortalität über der der Kontrollpatienten lag (Packer 1990).

Prenalterol, ein anderer oral wirksamer β-Agonist, bewirkte hämodynamische Verbesserungen auf Kosten eines erhöhten O_2-Bedarfs des Herzens. Diese Wirkung war wahrscheinlich für die erhöhte Komplikationsrate in der therapierten Patientengruppe verantwortlich (Wahr et al. 1984). Keine der Substanzen hat bisher Eingang in die klinische Anwendung gefunden.

Eine besondere Rolle spielt möglicherweise der oral wirksame Dopaminagonist Ibopamin aufgrund seiner Wirkung auf renale und vaskuläre Dopaminrezeptoren. Klinische Untersuchungen zeigen, daß diese Substanz die kardiovaskulären und renalen Wirkungen von Dopamin auslösen kann (Sannia et al. 1986). Erste Langzeitersuchungen an herzinsuffizienten Patienten waren ermutigend (Dei Cas et al. 1986).

Phosphodiesterasehemmer

Die Substanzgruppe wurde aufgrund ihrer positiv-inotropen und vasodilatatorischen Wirkung in die Therapie der Herzinsuffizienz eingeführt (Benotti et al. 1978; Colucci et al. 1986). Diese nichtglykosidischen und nichtsympathomimetischen Pharmaka hemmen das Enzym Phosphodiesterase F-III, die cAMP-spezifische kardiale Phosphodiesterase. Obwohl die Substanzen große strukturelle Unterschiede aufweisen und auch andere kardiovaskuläre Wirkmechanismen diskutiert werden, besteht weitgehende Übereinstimmung, daß ihre Effekte weitgehend durch die Hemmung der Phosphodiesterase zu erklären sind (Colucci et al. 1986; Silver 1989). Am Herz scheint die Wirkung der Phosphodiesterasehemmer letztlich zu einem erhöhten Kalziumeinstrom in die Kardiomyozyten zu führen (Olson et al. 1987).

Amrinon ist der erste Vertreter der Gruppe, der intensiv in klinischen Studien untersucht wurde. Die intravenöse oder orale Applikation bei Patienten mit schwerer Herzinsuffizienz ergab einen deutlichen Anstieg des Herzzeitvolumens bei gleichzeitigem Abfall der Füllungsdrucke und des systemischen Gefäßwiderstands (Benotti et al. 1978). Der relative Anteil der positiv-inotropen und der vasodilatatorischen Wirkung an der verbesserten Hämodynamik wird unterschiedlich bewertet. Auch bei Patienten mit einer Herzinsuffizienz infolge einer koronaren Herzkrankheit war die Verbesserung der Hämodynamik von einer Reduktion des myokardialen O_2-Verbrauchs begleitet und blieb ohne Zeichen der Ischämie (Benotti et al. 1980). Ein anderer positiver Aspekt der Amrinontherapie ist das Fehlen einer Toleranzentwicklung, die bei längerer Behandlung die Wirkung der Sympathomimetika abschwächt (Colucci et al. 1986). Trotz dieser Reihe von günstigen Wirkungen wurden die Erwartungen an dieses Pharmakon in einer ersten multizentrischen, doppelblinden und placebokontrollierten Studie enttäuscht: Die körperliche Leistungsfähigkeit und die linksventrikuläre Ejektionsfraktion von Patienten, die über 12 Wochen Amrinon erhalten hatten, unterschied sich nicht von denen, die eine konventionelle Therapie mit Digitalis, Diuretika und teilweise auch ACE-Hemmern erhielten (Massie et al. 1985). Außerdem mußte bei einer großen Zahl der Patienten die Therapie wegen starker gastrointestinaler Nebenwirkungen abgebrochen werden (Massie et al. 1985). Im gleichen Zeitraum wurde auch von anderen Autoren darauf hingewiesen, daß die akuten hämodynamischen und symptomatischen Verbesserungen auf Kosten einer beschleunigten Progression der zugrundeliegenden Herzerkrankung geschehen (Maskin et al. 1982; Siegel et al. 1983; Packer et al. 1984).

Milrinon, ein anderes Bipyridinederivat, zeigte sich um einen Faktor von etwa 15 potenter als Amrinon. Die Therapie mit Milrinon ist von weniger Nebenwirkungen begleitet, ansonsten ist die Substanz in den hämodynamischen Wirkungen aber mit Amrinon vergleichbar (Timmis et al. 1985). Auch in Bezug auf diese Substanz hat sich der anfängliche Optimismus gelegt, als berichtet wurde, daß die Therapie mit Milrinon einer Behandlung mit Digoxin nicht überlegen ist (DiBianco et al. 1989). Im Gegenteil fand sich in der Milrinongruppe eine höhere Nebenwirkungsrate und eine höhere Inzidenz ventrikulärer Rhythmusstörungen (DiBianco et al. 1989). Eine jüngst veröffentlichte Studie bei Patienten mit fortgeschrittener Herzinsuffizienz zeigt eine erhöhte Mortalität unter chronischer oraler Therapie mit Milrinon (Packer et al. 1991).

Andere Substanzen, vornehmlich Imidazolonderivate, sind in ihren pharmakologischen und hämodynamischen Wirkungen dem Amrinon und Milrinon nahe verwandt und werden derzeit klinisch erprobt. Eine differenzierte Bewertung dieser Substanzen ist z. Z. aber noch nicht möglich (Cohn 1989).

Literatur

Applefeld MM, Newman KA, Grove WR, Sutton FJ, Roffman DS, Reed WP, Linberg SE (1983) Intermittent, continuous outpatient dobutamine infusion in the management of congestive heart failure. Am J Cardiol 51:455–458

Awan NA, Needham KE, Evenson MK, Mason DT (1981) Comparison of hemodynamic actions of pirbuterol and dobutamine on cardiac function in severe congestive heart failure. Am J Cardiol 47:665–669

Bendersky R, Chatterjee K, Parmley WW, Brundage BH, Ports TA (1981) Dobutamine in chronic ischemic heart failure: Alterations in left ventricular function and coronary hemodynamics. Am J Cardiol 48:554–558

Benotti JR, Grossman W, Braunwald E, Carabello BA (1980) Effects of amrinone on myocardial energy metabolism and hemodynamics in patients with severe congestive heart failure due to coronary artery disease. Circulation 62:28–34

Benotti JR, Grossman W, Braunwald E, Davolos DD, Alousi AA (1978) Hemodynamic assessment of amrinone. N Engl J Med 299:1373–1377

Beregovich J, Bianchi C, D'Angelo R, Diaz R, Rubler S (1975) Haemodynamic effects of a new inotropic agent (dobutamine) in chronic cardiac failure. Br Heart J 37:629–634

Cohn JN (1989) Inotropic therapy for heart failure. N Engl J Med 320:729–731

Colucci WS, Alexander RW, Williams GH et al. (1981) Decreased lymphocyte beta-adrenergic-receptor density in patients with heart failure and tolerance to the beta-adrenergic agonist pirbuterol. N Engl J Med 305:185–190

Colucci WS, Wright RF, Braunwald E (1986) New positive inotropic agents in the treatment of congestive heart failure. N Engl J Med 314:349–358

David D, Zaks JM (1986) Arrhythmias associated with intermittent outpatient dobutamine infusion. Angiology 37:86–91

Dei Cas L, Barilli AC, Metra M et al. (1986) Multicenter study on the clinical efficacy of chronic ibopamine administration. Arzneimittelforsch 36:383–385

DiBianco R, Shabetai R, Kostuk W, Moran J, Schlant RC, Wright R (1989) A comparison of oral milrinone, digoxin, and their combination in the treatment of patients with chronic heart failure. N Engl J Med 320:677–683

German and Austrian Xamoterol Study Group (1988) Double-blind placebo-controlled comparison of digoxin and xamoterol in chronic heart failure. Lancet 489–493

Gillespie TA, Ambos HD, Sobel BE, Roberts R (1977) Effects of dobutamine in patients with acute myocardial infarction. Am J Cardiol 39:584–588

Goldberg LI (1974) Dopamine – Clinical uses of an endogenous catecholamine. N Engl J Med 291:707–710

Goldberg LI, Rajfer SI (1985) Dopamine receptors: applications in clinical cardiology. Circulation 72:245–248

Hodgson SM, Aja M, Soulzin RP (1984) Intermittend ambulatory dobutamine infusions for patients awaiting cardiac transplantation. Am J Cardiol 53:775

Katz AM (1990) Cardiomyopathy of overload. A major determinant of prognosis in congestive heart failure. N Engl J Med 332:100–110

Leier CV, Webel J, Bush CA (1977) The cardiovascular effects of the continous infusion of dobutamine in patients with severe cardiac failure. Circulation 56:468–472

Leier CV, Heban PT, Huss P, Bush CA, Lewis RP (1978) Comparative systemic and regional hemodynamic effects of dopamine and dobutamine in patients with cardiomyopathic heart failure. Circulation 58:466–475

LeJemtel TH, Sonnenblick EH (1984) Should the failing heart be stimulated? N Engl J Med 310:1384–1385

Loeb HS, Bredakis J, Gunnar RM (1977) Superiority of dobutamine over dopamine for augmentation of cardiac output in patients with chronic low output cardiac failure. Circulation 55:375–381

Maskin C, Forman R, Klein A, Sonnenblick EH, LeJemtel TH (1982) Long-term amrinone therapy in patients with severe heart failure. Am J Med 72:113–118

Massie B, Bourassa M, DiBianco R, Hess M, Konstam M, Likoff M, Packer M (1985) Long-term oral administration of amrinone for congestive heart failure: Lack of efficacy in a multicenter controlled trial. Circulation 71:963–975

McDonald RH Jr, Goldberg LI, McNay JL (1964) Effects of dopamine in man: Augmentation of sodium excretion, glomerular filtration rate, and renal plasma flow. J Clin Invest 43:1116–1124

Olson EM, Kim D, Smith TW, Marsh JD (1987) Mechanism of the positive inotropic effect of milrinone in cultured embryonic chick ventricular cells. J Mol Cell Cardiol 19:95–104

Packer M (1990) Pathophysiological mechanism underlying the effects of β-adrenergic agonists and antagonists on functional capacity and survival in chronic heart failure. Circulation [Suppl I] 82:77–88

Packer M, Canner JR, Rodehoffen RG et al. (1991) Effect of oral milrinone on mortality in severe chronic heart failure. N Engl J Med 325:1468–1475

Packer M, Medina N, Yushak M (1984) Hemodynamic and clinical limitations of long-term inotropic therapy with amrinone in patients with severe chronic heart failure. Circulation 70:1038–1047

Pozen RG, DiBianco R, Katz RJ, Bortz R, Myerburg RJ, Fletcher RD (1981) Myocardial metabolic and hemodynamic effects of dobutamine in heart failure complicating coronary artery disease. Circulation 63:1279–1285

Rajfer SI, Davis FR (1990) Role of dopamine receptors and the utility of dopamine agonists in heart failure. Circulation [Suppl I] 82:97–102

Rude RE, Turi Z, Brown EJ et al. (1981) Acute effects of oral pirbuterol on myocardial oxygen metabolism and systemic hemodynamics in chronic congestive heart failure. Circulation 64:139–145

Sannia L, Ibba V, Castellaccio M, Dore L (1986) Comparison of the acute hemodynamic effects of ibopamine and dopamine in chronic congestive heart failure. Arzneimittelforsch 36:355–359

Sharma B, Goodwin JF (1978) Beneficial effect of salbutamol on cardiac function in severe congestive cardiomyopathy. Circulation 58:449–460

Siegel LA, LeJemtel TH, Strom J et al. (1983) Improvement in exercise capacity despite cardiac deterioration: Noninvasive assessment of long-term therapy with amrinone in severe heart failure. Am Heart J 106:1042–1047

Silver PJ (1989) Biochemical aspects of inhibition of cardiovascular low (K_m) cyclic adenosine monophosphate phosphodiesterase. Am J Cardiol 63:2A–8A

Sonnenblick EH, Frishman WH, Lejemtel TH (1979) Dobutamine: A new synthetic cardioactive sympathetic amine. N Engl J Med 300:17–22

Stoner JD, Bolen JL, Harrison DC (1977) Comparison of dobutamine and dopamine in treatment of severe heart failure. Br Heart J 39:536–539

Timmis AD, Smyth P, Jewitt DE (1985) Milrinone in heart failure. Br Heart J 54:42–47

Toda N, Goldberg LI (1975) Effects of dopamine on isolated canine coronary arteries. Cardiovasc Res 9:384–389

Tuttle RR, Hillmann CC, Toomey RE (1976) Differential β-adrenergic sensitivity of atrial and ventricular tissue assessed by chronotropic, inotropic, and cyclic AMP responses to isoprenaline and dobutamine. Cardiovasc Res 10:452–458

Tuttle RR, Mills J (1975) Dobutamine. Circ Res 36:185–196

Unverferth DV, Magorien RD, Lewis RP, Leier CV (1980) Long-term benefit of dobutamine in patients with congestive cardiomyopathy. Am Heart J 100:622–630

Unverferth DV, Magorien RD, Altschuld R, Kolibash AJ, Lewis RP, Leier CV (1983) The hemodynamic and metabolic advantages gained by a three-day infusion of dobutamine in patients with congestive cardiomyopathy. Am Heart J 106:29–34

Vatner SF, McRitchie RJ, Braunwald E (1974) Effects of dobutamine on left ventricular performance, coronary dynamics, and distribution of cardiac output in conscious dogs. J Clin Invest 53:1265–1273

Wahr DW, Swedberg K, Rabbino M, Hoyle MJ, Curran D, Parmley WW, Chatterjee K (1984) Intravenous and oral prenalterol in congestive heart failure. Am J Med 76:999–1005

Williams RS, Bishop T (1981) Selectivity of dobutamine for adrenergic receptor subtypes. J Clin Invest 67:1703–1711

Therapie – Behandlung früher und heute (Stufenplan)
Überblick für die Praxis

Die Stufentherapie bei Herzinsuffizienz ist einfacher geworden. Die Behandlung besteht in medikamentösen und Allgemeinmaßnahmen.

Stufentherapie bei Herzinsuffizienz

früher:	*heute:*
– Immobilisation	– bei leichteren Formen eher abgestuftes körperliches Training
– Kochsalzrestriktion	– da kaum realisierbar: eher Diuretika
– Digitalis	– bei tachykardem Vorhofflimmern
– Diuretika	– Basismedikation, besondere Beachtung von Kaliumhaushalt und Nierenfunktion
– Dilatatoren	– wegen Verträglichkeit und Lebenserwartung vor allem ACE-Hemmer (Beachtung von Blutdruck und Nierenfunktion)
– positiv-inotrope Medikamente	– allenfalls zur Akutintervention, nicht langfristig wegen höherer Mortalität
– Antiarrhythmika	– äußerste Zurückhaltung wegen negativ-inotroper und proarrhythmischer Wirkung

Während früher die zunehmende Immobilisation des herzinsuffizienten Patienten im Vordergrund stand, wird heute bei leichten und mittelschweren Formen eher ein gestuftes körperliches Training vorgezogen. Die diäteische Salzrestriktion dagegen ist nach wie vor ein angestrebtes Ziel, praktisch jedoch kaum erreichbar. Während Digitalis bis vor wenigen Jahren die Basis der medikamentösen Behandlung der Herzinsuffizienz darstellte, hat nun eine Umorientierung stattgefunden. Die Tendenz geht zu einem frühzeitigen Einsatz von ACE-Hemmern. Der Grund dafür liegt in der Verbesserung der Lebensqualität der Patienten sowie in dem Nachweis einer verbesserten Lebenserwartung. Kombinationspartner für die ACE-Hemmer sind Diuretika; die Wahl des Medikaments richtet sich hier nach der Einschränkung der Nierenfunktion und dem Kaliumhaushalt. Zu dem Einsatz nichtglykosidischer positiv-inotroper Medikamente für die Behandlung der chronischen Herzinsuffizienz kann heute nicht geraten werden, da unter diesen Substanzen gehäuft lebensbedrohliche Rhythmusstörungen auftreten und die Lebenserwartung verkürzt wird.

Therapie – Behandlung früher und heute (Stufenplan)

R. Dietz

Patienten mit schwerer Herzinsuffizienz leiden in erster Linie unter einer Einschränkung ihrer Lebensqualität infolge ihrer geringen Belastbarkeit und der peripheren Ödeme. Erstes Ziel bei der medikamentösen Behandlung der Herzinsuffizienz ist demnach die Verbesserung der Lebensqualität. Dabei kann im Einzelfall sowohl der Arzt als auch der betroffene Patient relativ leicht entscheiden, ob der eingeschlagene Weg der medikamentösen Behandlung erfolgreich ist. Schwieriger und im Einzelfall unmöglich ist es, zu entscheiden, ob es mit der medikamentösen Behandlung gelingt, auch die Lebenserwartung zu verbessern. Die Beantwortung dieser Frage ist nur mit Hilfe von großen randomisierten Studien möglich. Ein weiteres Ziel bei der Behandlung der Herzinsuffizienz sollte in Zukunft auch die frühzeitige Beeinflussung von Faktoren sein, die zu einer Progression der Herzinsuffizienz bereits in frühen Stadien führen, um so deletäre Folgen einer ungünstigen Entwicklung aufzuhalten.

Das bisher empfohlene Vorgehen bei der Herzinsuffizienz sah eine Stufentherapie vor (Braunwald 1988; Abb. 1). Diese Stufentherapie begann mit der Empfehlung der zunehmenden Einschränkung der körperlichen Aktivität als erste Maßnahme; die Gabe von Digitalis als medikamentöse Maßnahme in der nächsten Stufe; die zunehmende Einschränkung des Kochsalzverbrauchs als nichtpharmakologische Maßnahme in der 3. Stufe; die Verabreichung von Diuretika als Stufe 4 und schließlich in der 5. Stufe die Gabe von Vasodilatanzien. In der 6. Stufe waren positiv-inotrope Substanzen vorgesehen, die nicht mit dem Digitalis verwandt sind. Mit zunehmendem Schweregrad der Herzinsuffizienz wurde aus diesem Armamentarium der konservativen Behandlung eine Stufe auf die andere aufgebaut bis zu einem ausreichenden Therapieerfolg. Im folgenden soll kritisch beleuchtet werden, inwieweit die einzelnen Stufen heute bei der Behandlung der Herzinsuffizienz noch sinnvoll und praktikabel sind, oder inwieweit eine Umorientierung stattgefunden hat.

Die 1. Stufe in diesem Stufenschema sah eine körperliche Schonung bei Herzinsuffizienz vor. Diese Empfehlung gilt nach wie vor im akuten Krankheitsfall bei kardialer Dekompensation. Auch bei schwerster Herzinsuffizienz bei Patienten mit Dyspnoe bereits bei geringster Belastung ist die körperliche Schonung unumgänglich. Eine Umorientierung hat bei leichteren Formen der Herzinsuffizienz stattgefunden, denn neuere klinische Studien zeigen, daß unter einem angepaßten milden körperlichen Training Veränderungen stattfinden, die insgesamt alle wünschenswert für den Verlauf der Herzinsuffizienz erscheinen (Sullivan et al. 1988). Es kommt bei dosiertem körperlichem Training zu einer Reduktion der Nachlast, die wahrscheinlich zurückzuführen ist auf eine verminderte Freisetzung der Kate-

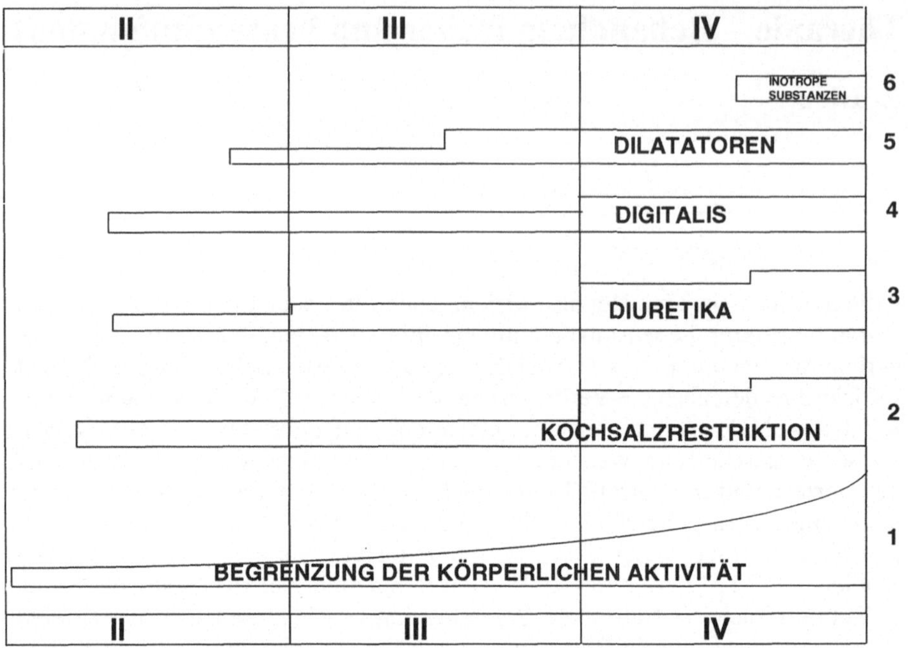

Abb. 1. Herkömmliches Stufenschema zur Behandlung der Herzinsuffizienz. (Mod. nach Braunwald 1988)

cholamine. Der Katecholaminanstieg unter Belastung ist ebenfalls nicht mehr so ausgeprägt wie ohne körperliches Training. Als direkte Folge dieser beiden Veränderungen nimmt die mögliche Belastungsdauer zu. Inwieweit auch für diesen Effekt die Zunahme des nutritiven Flusses für die Skelettmuskulatur mitverantwortlich ist, bleibt vorerst noch offen. Umgekehrt folgt jedoch aus den Studien, daß keinesfalls dem Patienten mit einer leichteren Form der Herzinsuffizienz eine mehr oder weniger starke Immobilisation empfohlen werden kann, da diese umgekehrt offensichtlich ungünstige Anpassungsvorgänge der Herzinsuffizienz eher beschleunigt.

In der 2. Stufe war die Gabe von Digitalis bei Herzinsuffizienz vorgesehen. Für diese Empfehlung spricht heute nach wie vor, daß mit keinem anderen Medikament eine ähnlich große Erfahrung bei so vielen Patienten vorliegt wie mit Digitalis. Hinzu kommt, daß mit diesem Medikament die Patienten mit geringen Tageskosten zu behandeln sind. Außerdem stellt dieses Medikament nach wie vor die erste Wahl dar bei Patienten mit tachyarrhythmischem Vorhofflimmern. Digitalis sollte allerdings dann nicht eingesetzt werden, wenn die Ursache der Herzinsuffizienz eine koronare Herzerkrankung ohne wesentliche Dilatation des linken Ventrikels ist. Der Effekt von Digitalis auf den Katecholaminstoffwechsel ist bei Patienten mit koronarer Herzerkrankung unerwünscht: so führt zentral die Gabe von Digitalis zu einer Zunahme der sympathischen Aktivität. Peripher fördert

Digitalis die Freisetzung von Noradrenalin aus den peripheren sympathischen Nervenendigungen und hemmt gleichzeitig seine neuronale Wiederaufnahme, so daß mehr von dem Neurotransmitter am Rezeptor zur Verfügung steht. Dieser ungünstige Effekt kann allerdings überdeckt sein bei Patienten mit sehr großem Herzen und bereits starker Stimulation des Sympathikus in Ruhe (Braunwald 1985). Hier kann durch die Verbesserung der Hämodynamik sogar eine Abnahme der sympathischen Aktivität registriert werden. Der vorhandene verstärkende Einfluß auf den Sympathikus ist aber auch mit die Ursache, weshalb Digitalis bei ventrikulären Rhythmusstörungen die malignen Arrhythmien verstärken kann und weshalb hier eher Zurückhaltung geboten ist. Insbesondere dann sollte das Medikament mit äußerster Zurückhaltung eingesetzt werden, wenn gleichzeitig, meistens infolge einer starken diuretischen Therapie, noch eine Hypokaliämie vorliegt. Von den zahlreichen klinischen Studien über die Wirksamkeit von Digitalis hat bisher keine sicher einen bleibenden Effekt bei Patienten mit Herzinsuffizienz im Sinusrhythmus nachweisen können (Fleg et al. 1982; Johnson u. McDevitt 1979; Yusuf et al. 1986). Diese Studien leiden alle an zu geringen Fallzahlen und an einer nur ungenügenden Objektivierung des therapeutischen Erfolges. Dennoch muß bis zum Ausbleiben von besser belegten klinischen Ergebnissen der Wirksamkeit von Digitalis davon ausgegangen werden, daß bei Patienten mit Herzinsuffizienz im Sinusrhythmus kein sicherer Effekt zu erwarten ist und daß bisher auch mit Digitalis keine Verlängerung der Lebenserwartung nachgewiesen werden konnte. Es wurde im Gegenteil darauf hingewiesen, daß bei Patienten mit einem durchgemachten Myokardinfarkt die gleichzeitige Einnahme von Digitalis die Prognose verschlechtert (Ryan et al. 1983; Bigger et al. 1985; Byington et al. 1985; Müller et al. 1986). Selbst nach Korrektur der Daten für das Vorliegen von Rhythmusstörungen und für das Vorliegen der Herzinsuffizienz schnitten die Patienten, die Digitalis erhalten hatten, immer noch ungünstiger ab als Patienten, die kein Digitalis erhalten hatten. Unser heutiger Standpunkt zum Digitalis ist sicher kritischer als noch vor 20 Jahren. In dieser Phase waren die meisten Patienten auf kardiologischen Stationen digitalisiert. Mit dem Vorliegen neuer Studien zu neuen Medikamenten in der Behandlung der Herzinsuffizienz, die neben einer Symptomverbesserung auch eine Verlängerung der Lebenserwartung nachweisen konnten, ist das Digitalis in der Wertschätzung bei der Behandlung der Herzinsuffizienz stark gesunken (Cohn et al. 1986; Consensus Trial Study Group 1987). Wahrscheinlich wird der Wert dieses Pharmakons heute unterschätzt Für eine Änderung der Einschätzung wären allerdings gute klinische Studien zur Beeinflussung der Mortalität bei Herzinsuffizienz notwendig. Aus den bisher vorliegenden klinischen Studien kann man folgende Schlüsse ziehen: Digitalis wurde bisher häufig verordnet, ohne daß eine ausreichende Diagnostik der Herzinsuffizienz vorlag. Digitalis kann bei einem großen Teil der Patienten abgesetzt werden, ohne daß es zu einer objektivierbaren Verschlechterung kommt (Gheorghiade u. Beller 1983). Digitalis ist in der Behandlung von Patienten mit Herzinsuffizienz nicht besser als Diuretika. Bei diuretisch vorbehandelten Patienten ist ein sicherer Effekt nicht mehr nachweisbar.

Die Stufe 3 sah die Einführung einer zunehmenden Kochsalzrestriktion als nichtmedikamentöse Maßnahme der Behandlung der Herzinsuffizienz vor. Für diese Empfehlung spricht auch heute noch alles. Insbesondere bei diuretisch behandelten Patienten ist die natriumarme Diät gleichzeitig ein wichtiger Schutz vor zunehmender Kaliumverarmung. Es sollte aber nicht vergessen werden, daß die Empfehlung an den Patienten, natriumarm zu leben, in der Regel in unserer heutigen Gesellschaft nicht mehr ausreichend bewerkstelligt werden kann. Die tägliche Aufnahme von Kochsalz liegt in der Regel über 10 g, und eine Reduktion unter 5 g ist kaum praktikabel. Hinzu kommt, daß diese Maßnahme allein zur Beherrschung des gestörten Salz-Wasser-Haushaltes nicht ausreichend ist.

In der 4. Stufe der Behandlung waren schließlich die Diuretika angesiedelt. Für den Einsatz der Diuretika bei Herzinsuffizienz spricht auch heute noch alles, sind sie doch die einzigen Medikamente, die zuverlässig die Symptome der Herzinsuffizienz, wie Lungenstauung und Ödeme, innerhalb kurzer Zeit beseitigen können. Zudem schaffen sie erst die Basis für den Einsatz von weiteren medikamentösen Strategien bei der Behandlung der Herzinsuffizienz. Es sollte jedoch auf der anderen Seite bei dem großzügigen Einsatz von Diuretika bei Herzinsuffizienz nicht vergessen werden, daß diese Medikamente auch gewisse Risiken tragen. So verstärken sie durch Kaliumverluste die Neigung zu malignen Rhythmusstörungen (Dargie et al. 1987). Werden sie als Monotherapie eingesetzt, so aktivieren sie weiter das Renin-Angiotensin-Aldosteron-System. Diese Zunahme der Aktivität führt zu einer Zunahme des vasopressorischen Tonus mit weiterer Erhöhung der Nachlast für das insuffiziente Herz. Langfristig kann diese Stimulation des Renin-Angiotensin-Systems zu unerwünschten Umbauvorgängen in einzelnen Organen führen. So ist Angiotensin II ein wichtiger "growth factor" für die Entwicklung einer myokardialen Hypertrophie und einer Proliferation des Bindegewebes. Aus diesen theoretischen Erwägungen heraus wird heute bereits von vielen Kardiologen empfohlen, das Diuretikum immer in Kombination mit einem ACE-Hemmer zu geben, um so nicht die unerwünschte Stimulation des Renin-Angiotensin-Systems noch weiter zu fördern.

Die Stufe 5 sah den Einsatz von vasodilatierenden Substanzen bei der Herzinsuffizienz vor (Colucci et al. 1981; Taylor et al. 1982; Packer 1983; Cohn 1984; Mulrow et al. 1988). Aus hämodynamischen Gründen ist diese Überlegung besonders wertvoll, wenn die Herzinsuffizienz vergesellschaftet ist mit einer Mitralinsuffizienz oder Aorteninsuffizienz. Bei der Mitralinsuffizienz kann durch den Einsatz einer vasodilatierenden Substanz die Nachlast in dem systemischen Kreislauf soweit gesenkt werden, daß es zu einer erneuten Umverteilung des Schlagvolumens kommt und jetzt weniger Blut aus dem linken Ventrikel in den linken Vorhof mit niedriger Impedanz ausgeworfen wird. Auch bei der Aorteninsuffizienz kann durch Verminderung des systemischen peripheren Widerstandes der Abfluß in die Peripherie gefördert werden und so das Regurgitationsvolumen verringert werden. Die bisherigen Empfehlungen sehen allerdings die Gabe von Vasodilatatoren nur dann bei der Herzinsuffizienz vor, wenn bisher ein ungenügender Erfolg von Digitalis und Diuretika vorzuweisen war. In der Gruppe der vasodilatierenden Medikamente kommen den ACE-Hemmern eine besondere Rolle zu. Für sie ist nachgewiesen, daß sie bei Patienten mit schwerer Herzinsuffizienz nicht nur die Lebensqualität, sondern auch die Lebenserwartung verbessern können; sie sollten deshalb aus prognostischen Gründen in jedem Fall eingesetzt werden (Packer et al. 1984a; Cody 1984; Bayliss et al. 1986; Consensus Trial Study Group 1987; Captopril-Digoxin Multicenter Research Group 1988).

Problematisch wird der Einsatz von ACE-Hemmern bei der Herzinsuffizienz, wenn gleichzeitig eine höhergradige Mitralstenose bzw. Aortenstenose vorliegt. Insbesondere die höhergradige Aortenstenose reagiert sensibel auf die hämodynamische Veränderung durch die Verminderung der Vorlast mittels eines ACE-Hemmers. Wird bei einem Patienten mit einer höhergradigen Aortenstenose gleichzeitig die Vorlast mit einem Diuretikum und einem ACE-Hemmer vermindert, so kann es sehr schnell zur Entwicklung eines kardiogenen Schocks kommen, da der hypertrophierte, schwer dehnbare linke Ventrikel bei der Aortenstenose auf eine ausreichende Vorlast kritisch angewiesen ist. Auch bei Patienten mit restriktiven Formen der Kardiomyopathie führt die Gabe von Vasodilatatoren in aller Regel nur zu unerwünschten Blutdruckabfällen, nicht jedoch zu dem erwünschten Anstieg des Herzzeitvolumens. Vasodilatierende Substanzen, wie Nitrate, Prazosin, Hydralazin oder Minoxidil, sollten in keinem Fall bei der Herzinsuffizienz als Monotherapie eingesetzt werden. All diese gefäßerweiternden Substanzen führen zu einer Aktivierung von Gegenregulationsmechanismen, die entweder weiter die vasopressorischen Systeme stimulieren oder aber die Natrium- und Flüssigkeitsretention fördern und somit schnell den eigentlich erwünschten Effekt zunichtemachen (Packer 1979; Franciosa et al. 1982, 1984; Packer u. LeJemtel 1982; Packer et al. 1984a). Aus diesem Grunde sind die ACE-Hemmer in der Gruppe der Vasodilatatoren als besondere Medikamente einzustufen, da sie nicht nur Vor- und Nachlast reduzieren, sondern gleichzeitig die neurohumorale Aktivität supprimieren.

In der letzten Stufe der medikamentösen Behandlung der Herzinsuffizienz wurden positiv-inotrope Pharmaka, die nicht mit Digitalis verwandt sind, empfohlen. Zu diesen Medikamenten wird man heute auch im Notfall noch greifen, wenn alle anderen Maßnahmen eine nicht mehr ausreichende Wirkung aufweisen. Man wird allerdings den Einsatz koppeln an einen entsprechenden Nachweis einer hämodynamischen Besserung. In der langfristigen Behandlung der chronischen Herzinsuffizienz haben bisher die positiv-inotropen Pharmaka die an sie gestellten Erwartungen nicht erfüllt. Für all diese Medikamente liegen keine Studien vor, die einen günstigen Einfluß auf die Lebenserwartung zeigen. Im Gegenteil: unter Dobutamin bzw. Milrinon war in der Patientengruppe, die das positiv-inotrope Pharmakon erhielt, die Mortalität sogar höher als in der Placebogruppe. Wahrscheinlich ist dieser ungünstige Effekt bedingt durch die Verstärkung ventrikulärer Arrhythmien (Packer et al. 1984b; Massie et al. 1985; Katz 1986; Krell et al. 1986).

Weitere spezielle Maßnahmen bei der Herzinsuffizienz wären die Implantation von automatischen Defibrillatoren, wenn neue Episoden der Herzinsuffizienz immer wieder getriggert sind durch das Auftreten ventrikulärer Rhythmusstörungen, sowie, beim Versagen der medikamentösen Therapie, die Erwägung einer Herztransplantation bzw. eine Latissimusdorsi-Plastik.

Die heutige medikamentöse Stufentherapie der Herzinsuffizienz stellt sich insgesamt relativ einfach dar (Abb. 2). In der 1. Stufe kann mit einem Diuretikum begonnen werden. Entscheidet man sich für eine Monotherapie mit Diuretika, so

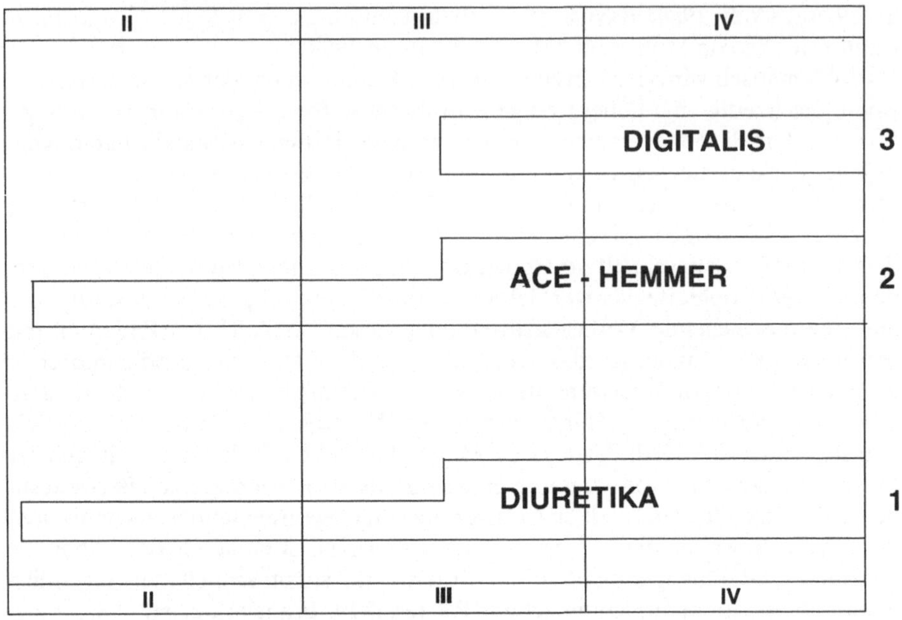

Abb. 2. Vereinfachtes Stufenschema zur Behandlung der Herzinsuffizienz

sollte auf eine Homöostase des Kaliumhaushalts geachtet werden. Das bedeutet, daß in der Regel ein Thiazid mit einem kaliumsparenden Diuretikum kombiniert werden soll. Entscheidet man sich in der 1. Stufe bereits für die Kombination von Diuretika mit einem ACE-Hemmer, so hängt die Wahl des Diuretikums zum einen von der Nierenfunktion und zum anderen vom Kaliumspiegel ab. Bei nichteingeschränkter Nierenfunktion kann der ACE-Hemmer mit einem Thiazid kombiniert werden. Liegt eine Einschränkung der Nierenfunktion mit Kreatininwerten über 1,8 mg% vor, sollte das Basisdiuretikum ein Schleifendiuretikum sein. Obwohl als generelle Empfehlung nicht die Kombination des ACE-Hemmers mit einem kaliumsparenden Diuretikum empfohlen werden kann (bzw. mit einer Kombination von Thiazid und kaliumsparenden Medikamenten), wird dies doch im Einzelfall bei schwerkranken kardiologischen Patienten unter stationärer Kontrolle vollzogen. Der Grund hierfür ist, daß häufig neben einer höhergradigen Einschränkung der Pumpfunktion auch maligne ventrikuläre Rhythmusstörungen vorliegen. In dieser Situation führt der Einsatz von Antiarrhythmika häufig dazu, daß gerade rekompensierte Patienten mit Herzinsuffizienz aufgrund der negativen Inotropie dieser Substanzen erneut dekompensieren. Hinzu kommt, daß alle Antiarrhythmika bei Patienten mit hochgradig eingeschränkter Pumpfunktion nur einen sehr geringen antiarrhythmischen Effekt aufweisen, wohingegen ihr proarrhythmischer Effekt immer ausgeprägter in Erscheinung tritt. In dieser Situation ist es häufig angezeigt, allein durch ausreichende Anhebung des Kaliumspiegels in

Tabelle 1. Dosierung von ACE-Hemmer in der Einstellungs- und Erhaltungsphase bei Patienten mit schwerer Herzinsuffizienz

	ACE-Hemmer	Einstellung (Tag 0–5)	Erhaltung (ab Tag 5)
Patienten ohne erhöhtes Risiko	– kurzwirksam	z. B. *Captopril:* beginnen mit 6,25 mg an Tag 1, erhöhen auf 2mal 6,25 mg an Tag 2, erhöhen auf 2mal 12,5 mg ab Tag 3	Tagesdosen zwischen 25 mg/Tag bis maximal 100 mg/Tag, aufgeteilt auf wenigstens 2 Einzelgaben
	– langwirksam	z. B. *Enalapril* oder *Lisinopril:* beginnen mit 2,5 mg an Tag 1, erhöhen auf 5 mg an Tag 2, auf 10 mg an Tag 3	Tagesdosen zwischen 10 und 20 mg/Tag, Einmaldosierung
Patienten mit erhöhtem Risiko (d. h. mit einem oder mehreren folgender Risikofaktoren: Hyponatriämie, Diabetes mellitus, kompensierte Retention)	– kurzwirksam	z. B. *Captopril:* unter RR-Kontrolle 6,25 mg/Tag für 3 Tage, erhöhen auf 2mal 6,25 mg/Tag, falls kein signifikanter Kreatininanstieg	Tagesdosen zwischen 6,25 und 50 mg/Tag, aufgeteilt auf wenigstens 2 Einzelgaben
	– langwirksam		Tagesdosen zwischen 2,5 und 10 mg/Tag

der Behandlung der Herzinsuffizienz auf Werte über 4,5 mmol/l einen gewissen antiarrhythmischen Schutz anzustreben.

In der Stufe 2 sind heute die ACE-Hemmer als Partner zu den Diuretika zu nennen. Bei schwerster Herzinsuffizienz sollte die Einstellung stationär erfolgen, um so das Risiko für Patienten mit schwerer Herzinsuffizienz und bestehender Hyponatriämie bzw. Hypotonie möglichst gering zu halten. Die Dosierungsempfehlungen sind in Tabelle 1 angegeben.

Die Indikation zum Einsatz von Digitalis bei der Herzinsuffizienz ist dann klar, wenn tachykardes Vorhofflimmern vorliegt und wenn eine deutliche Dilatation des linken Ventrikels vorhanden ist. Bei Sinusrhythmus und kleinem Herz müssen die Nachteile von Digitalis gegen den ungewissen Nutzen der Substanz abgewogen werden.

Literatur

Bayliss J, Canepa-Anson R, Norell MS, Poole-Wilson P, Sutton G (1986) Vasodilatation with captopril and prazosin in chronic heart failure: Double blind study at rest and on exercise. Br Heart J 55:265–273

Bigger JT, Fleiss JL, Rolnitzky LM, Merab JP, Ferrick KJ (1985) Effect of digital treatment on survival after acute myocardial infarction. Am J Cardiol 55:623–630

Braunwald E (1985) Effects of digitalis on the normal and the failing heart. J Am Coll Cardiol 5:51 A–59 A

Braunwald E (1988) Heart disease. A textbook of cardiovascular medicine, Saunders, Philadelphia

Byington R, Goldstein S, For The BHAT Research Group (1985) Association of digitalis therapy with mortality in survivors of acute myocardial infarction: Observations in the beta-blocker heart attac trial. J Am Coll Cardiol 6:976–982

Captopril Multicenter Research Group (1988) Comparative effects of therapy with captopril and digoxin in patients with mild to moderate heart failure. JAMA 259:539–544

Cody RJ (1984) Angiotensin II-mediated vasoconstriction in chronic congestive heart failure, and response to converting enzyme inhibition. Am J Med 772 A:71–77

Cohn JN (1984) Unloading the heart in congestive heart failure. Am J Med 77 [Suppl 2 A]:67–70

Cohn JN, Archibald DG, Ziesche S et al. Effect of vasodilator therapy on mortality in chronic congestive heart failure. N Engl J med 314:1547–1552

Colucci WS, Williams GH, Alexander RW, Braunwald E (1981) Mechanisms and implications of vasodilator tolerance in the treatment of congestive heart failure. Am J Med 71:89–99

Consensus Trial Study Group (1987) Effects of enalapril on mortality in severe congestive heart failure. N Engl J Med 316:1429–1435

Dargie HJ, Cleland JGF, Leckie BJ (1987) Relations of arrhythmias and electrolyte in patients with severe chronic heart failure. Circulation 75:98–107

Fleg JL, Gottlieb SH, Lakatta EG (1982) Is digoxin really important in treatment of compensated heart failure? Am J Med 73:244–250

Franciosa JA, Jordan RA, Wilen MM, Leddy CL (1984) Minoxidil in patients with chronic left heart failure: Contrasting hemodynamic and clinical effects in a controlled trial. Circulation 70:63–68

Franciosa JA, Weber KT, Levine TB et al. (1982) Hydralazine in the long-term treatment of chronic heart failure: Lack of difference from placebo. Am Heart J 104:587–594

Gheorghiade M, Beller GA (1983) Effects of discontinuing maintenance dogoxin therapy in patients with ischemic heart disease and congestive heart failure in sinus rhythm. Am J Cardiol 51:1243–1250

Johnston GD, McDevitt DG (1979) Is maintenance digoxin necessary in patients with sinus rhythm? Lancet 8116:567–570

Katz AM (1986) Potential Deleterious effects of inotropic agents in the therapy of chronic heart failure. Circulation 73:184–190

Krell MJ, Kline EM, Bates ER et al. (1986) Intermittent, ambulatory dobutamine infusions in patients with severe congestive heart failure. Am Heart J 112:787–791

Massie B, Bourassa M, DiBianco R, Hess M, Konstam M, Likoff M, Packer M and for the Amrinone Multicenter Trial Group (1985) Long-term oral administration of amrinone for congestive heart failure: Lack of efficacy in a multicenter controlled trial. Circulation 71:963–971

Mulrow CD, Mulrow JP, Linn WD, Aguilar C, Ramirez G (1988) Relative Efficacy of vasodilator therapy in chronic congestive heart failure. JAMA 259:3422–3426

Müller JE, Turi ZG, Stone PH et al. and the MILIS Study. Group (1986) Digoxin therapy and mortality after myocardial infarction; Experience in the MILIS Study. N Engl J Med 314:265–271

Packer M (1983) Vasodilator and inotropic therapy for severe chronic heart failure: Passion and skepicism. J Am Coll Cardiol 2:841–852

Packer M (1984) Conceptual dilemmas in the classification of vasodilator drugs for severe chronic heart failure. Am J Med [Suppl. 6 A]:3–13

Packer M, LeJemtel TH (1982) Physiologic and pharmacologic determinants of vasodilator response: A conceptual framework for rational drug therapy for chronic heart failure. Prog Cardiovasc Dis 24:275–293

Packer M, Medina N, Yushak M (1984a) Correction of dilutional hyponatremia in severe chronic heart failure by converting-enzyme inhibition. Ann Intern Med 100:782–789

Packer M, Medina N, Yushak M (1984b) Hemodynamic and clinical limitations of long-term inotropic therapy with amrinone in patients with severe chronic heart failure. Circulation 70:1038–1047

Packer M, Meller J, Gorlin R, Herman MV (1979) Hemodynamic and clinical tachyphylaxis to prazosin-mediated afterload reduction in severe chronic congestive heart failure. Circulation 59:531–539

Ryan TJ, Bailey KR, McCabe CH, Luk S, Fisher LD, Mock MB, Killip T (1983) The effects of digitalis on survival in high-risk patients with coronary artery disease; the Coronary Artery Surgery Study (CASS). Circulation 67:735–742

Sullivan MJ, Higginbotham MB, Cobb FR (1988) Exercise training in patients with severe left ventricular dysfunction. Hemodynamic and metabolic effects. Circulation 78:506–518

Taylor SH, Silke B, Nelson GJC (1982) Principles of treatment of left ventricular failure. Eur Heart J 3:19–43

Yusuf S, Wittes J, Bailey K, Furberg C (1986) Digitalis a new controversy regarding an old drug. Circulation 73:14–18

Therapie – Behandlung der akuten Herzinsuffizienz
Überblick für die Praxis

Grundregeln

Unterscheide die normo- bzw. hypertensive Herzinsuffizienz ("backward failure") von der hypotensiven Herzinsuffizienz ("forward failure").

Suche und *behebe* korrigierbare Ursachen der Herzinsuffizienz wie Herzrhythmusstörungen, Perikarderguß, Überwässerung und Klappenfehler.

Entlaste das Herz und *sichere* eine ausreichende Perfusion von Gehirn, Koronarkreislauf und Nieren.

Therapeutische Maßnahmen

Durch *Lagerung* kann dem Thoraxraum Blut entzogen werden und umgekehrt eine Autotransfusion erreicht werden.

Eine ausreichende *Sedierung* senkt den O_2-Bedarf. Morphin hat darüberhinaus beim Lungenödem günstige hämodynamische Wirkungen.

Die Therapie mit *Vasodilatanzien* und *Diuretika* entlastet das Herz und beseitigt eine Lungenstauung.

Positiv-inotrope Substanzen werden bei der hypotonen Herzinsuffizienz eingesetzt. Bevorzugt werden intravenös applizierbare Katecholamine. Nur bei der Herzinsuffizienz mit Vorhofflimmern haben Digitalisglykoside noch eine Bedeutung.

Die Gabe von O_2 ist fast immer angezeigt. In bedrohlichen Situationen sollte die Indikation zur *Beatmung* großzügig gestellt werden.

Therapie – Behandlung der akuten Herzinsuffizienz

G. Richardt, A. Schömig

Lagerung

Die Lagerung ist eine wichtige Erstmaßnahme der Therapie akut herzinsuffizienter Patienten. Beim Übergang vom Liegen zum Sitzen oder Stehen werden dem Thoraxraum etwa 500 ml Blut entzogen und kehren bei Flachlagerung dahin zurück. Durch aufrechte Lagerung verschafft man daher dem Patienten mit Lungenstauung eine deutliche Erleichterung, und es ist ein häufig zu beobachtender Fehler, diese Patienten für den Transport oder zur bequemeren Durchführung therapeutischer Maßnahmen flach zu lagern. Umgekehrt kann bei Patienten mit hypotensiver Herzinsuffizienz ohne klinische Zeichen der Lungenstauung durch Hochlagerung der Beine eine Autotransfusion erfolgen, die als überbrückende Maßnahme bis zur intravenösen Volumentherapie eine Stabilisierung des Kreislaufs bewirkt.

Sedierung

Eine ausreichende Sedierung der Patienten ist besonders bei der normo- bzw. hypertensiven Herzinsuffizienz mit Lungenstauung von zentraler Bedeutung. Die Atemnot der Patienten führt zu Unruhe und Angst, beides verstärkt die ohnehin erhöhte sympathische Aktivierung des Herz-Kreislauf-Systems und erhöht den O_2-Bedarf des Herzens. Unter diesen Bedingungen ist die Entlastung des Lungenkreislaufs und die Senkung des Lungenvenendrucks vordringliches Ziel der Behandlung. Häufig kann allein die Sedierung mit 5 mg Morphin i. v. die Lungenstauung bzw. das Lungenödem beseitigen. Morphin sediert und erweitert die venösen Kapazitätsgefäße, außerdem senkt es den arteriellen und pulmonalarteriellen Druck (Vismara et al. 1976). Andere Sedativa und Tranquilizer haben diese erwünschten Kreislaufwirkungen nicht. Morphin ist daher das Medikament der Wahl bei der massiven Lungenstauung.

Vasodilatation

Vasodilatanzien haben einen bedeutenden Stellenwert in der Behandlung der akuten Herzinsuffizienz. Steht die Lungenstauung im Vordergrund, so wird Nitroglyzerin sublingual oder als Infusion verwendet (Sorkin et al. 1984). Es kann hiermit eine wirksame Entlastung der Lungen erreicht werden. Nitroglyzerin senkt auch den arteriellen Druck und damit die Nachlast. Gleichzeitig wird die Koronardurchblutung durch Nitroglyzerin günstig beeinflußt. Bei längerdauernder Anwendung (über 24 h) ist jedoch mit einem Wirkungsverlust zu rechnen. In solchen Fällen muß das Nitrat intermittierend appliziert werden oder das therapeutische Prinzip der Entlastung durch Vasodilatation und Senkung des arteriellen Drucks mit anderen Substanzen fortgesetzt werden. An dieser Stelle haben die Inhibitoren des Angiotensinkonversionsenzyms (ACE-Hemmer), Captopril und Enalapril, eine herausragende Bedeutung. Die Therapie mit diesen Substanzen sollte einschleichend mit niedrigen Dosen begonnen werden. Der Blutdruck sollte durch Vasodilatanzien nicht unter den kritischen renalen Perfusionsdruck gesenkt werden, um eine ausreichende Natrium- und Wasserausscheidung zu gewährleisten.

Diurese

Diuretika werden bevorzugt bei der akuten Herzinsuffizienz mit Lungenstauung verwendet. Lediglich bei Vorliegen einer schweren Niereninsuffizienz ist eine diuretische Wirkung nicht mehr zu erzielen. In diesen Fällen sollte die Hämodialyse oder Hämofiltration eingesetzt werden. Als Diuretika empfehlen sich in erster Linie Schleifendiuretika wie Furosemid oder Piretanid. Sie senken den Füllungsdruck des Herzens nicht nur durch Flüssigkeitselimination, sondern auch durch einen relaxierenden Effekt auf die Kapazitätsgefäße wie Nitroglyzerin (Dikshit et al. 1973). Eine endgültige Besserung einer Lungenstauung setzt allerdings erst mit der Diurese ein. Ein Blasenkatheter ist unabdingbar, um die Diurese in Verbindung mit dem gesteckten Bilanzziel genau zu überwachen. Die Wirksamkeit wird gesteigert, wenn unmittelbar vor Injektion des Diuretikums versucht wird, die Nierendurchblutung zu verbessern, z. B. durch Aminophyllin oder Dopamin. Liegt eine ausgeprägte Hyponatriämie vor, so sind Diuretika nicht mehr wirksam (Greger u. Schlatter 1983), und eine Wasserelimination kann über Hämofiltration versucht werden. Aderlässe sind daher heute in dieser Situation nur noch in Ausnahmefällen notwendig.

Positiv-inotrope Therapie

Positiv-inotrope Substanzen werden überwiegend bei hypotoner Herzinsuffizienz eingesetzt und spielen bei der Behandlung des Lungenödems eine nachgeordnete Rolle. Vor allem bei Patienten mit niedrigem Blutdruck werden Noradrenalin und Dopamin verwendet. Als besonderer Vorzug des Dopamins wird dessen renal vasodilatierende Wirkung angesehen (Goldberg 1974), weshalb die Substanz auch bei normotensiver Herzinsuffizienz gelegentlich Verwendung findet. In der Regel liegt auch bei der hypotensiven Herzinsuffizienz bereits eine körpereigene Vasokonstriktion vor, so daß vasodilatierende inotrope Pharmaka wie Dobutamin bevorzugt werden (Tuttle u. Mills 1975). Bei schweren Formen der Herzinsuffizienz und längerer Anwendung kann das Ansprechen auf Dobutamin durch eine

Verminderung der zahladrenerger Rezeptoren am Herz und an den Gefäßen herabgesetzt sein. In solchen Fällen sollen Phosphodiesterasehemmstoffe wie Amrinon noch eine inotrope Wirkung entfalten können (Benotti et al. 1978). Auch Theophyllin wirkt positiv-inotrop (Ogilvie et al. 1977) und wird häufig eingesetzt, wenn bei einer Lungenstauung zu den feuchten noch trockene Rasselgeräusche auskultierbar sind, d. h. wenn neben der Lungenstauung noch eine bronchiale Obstruktion besteht.

Digitalisglykoside sind in der Therapie der akuten Herzinsuffizienz heute nicht mehr von großer Bedeutung. Es gibt allerdings immer noch eine klare Indikation speziell für Digoxin: die Herzinsuffizienz mit Vorhofflimmern und absoluter Arrhythmie. Hier sind die inotrope Wirkung und der die Kammerfrequenz senkende vagomimetische Effekt erwünscht (Levitt 1985).

O_2 und Beatmung

Die Hypoxämie nimmt mit dem Schweregrad der Herzinsuffizienz zu. Mit zunehmender Lungenstauung werden mehr und mehr Alveolen durchblutet, die nicht belüftet sind. In der Blutgasanalytik findet man daher regelmäßig eine Hypoxämie mit zunächst wegen der Hyperventilation erniedrigten CO_2-Drücken und reduziertem Bikarbonat. Hypoventilation und respiratorische Azidose werden im fortgeschrittenen Krankheitstadium gesehen.

Die O_2-Zufuhr ist immer angezeigt und soll, anders als beim chronischen Cor pulmonale, hochkonzentriert erfolgen, d. h. 4–8 l/min. In bedrohlichen Situationen (Somnolenz, Schnappatmung, Reanimation) muß der Patienten intubiert und kontrolliert beatmet werden. Durch höhere inspiratorische O_2-Konzentration und ausreichende alveolare Ventilation gelingt es fast immer, den pulmonalen Gasaustausch zu bessern. Der positive inspiratorische und intraalveolare Druck hat zusätzliche günstige hämodynamische Wirkung: er vermindert den venösen Rückstrom zum Thorax und damit die Füllungsdrücke des rechten und linken Ventrikels (Rizk u. Murray 1982). Trotz dieser erwünschten Wirkungen der Beatmung, die außerdem über eine Entlastung der Atemarbeit den O_2-Verbrauch des Patienten reduziert, darf wegen der Risiken einer notfallmäßigen Beatmung (Aspiration, Trachealverletzung usw.) diese Methode erst am Ende der therapeutischen Bemühungen stehen.

Literatur

Benotti JR, Grossman W, Braunwald E, Davolos D, Alousi AA (1978) Hemodynamic assessment of amirinone. N Engl J Med 299:1373–1377
Dikshit K, Vyden JK, Forrester JS, Chatterjee K, Prakash R, Swan HJC (1973) Renal and extrarenal hemodynamic effects of furosemide in congestive heart failure after acute myocardial infarction. N Engl J Med 288:1087–1090
Goldberg LI (1974) Dopamine – Clinical uses of an endogenous catecholamine. N Engl J Med 291:707–710

Greger R, Schlatter E (1983) Cellular mechanism of the action of loop diuretics on the thick ascending limbs of Henle's loop. Klin Wochenschr 61:1019–1029
Levitt B (1985) Clinical use of digitalis materials. J Clin Pharmacol 25:507–513
Ogilvie RI, Fernandez PG, Winsberg F (1977) Cardiovascular response to increasing theophylline concentrations. Eur J Clin Pharmacol 12:409–414
Rizk NW, Murray JF (1982) PEEP and pulmonary edema. Am J Med 72:381–383
Sorkin EM, Brogden RN, Romankievicz JA (1984) Intravenous glyceryltrinitrate (Nitroglycerin): a review of its pharmocological properties and therapeutic efficacy. Drugs 27:45–80
Tuttle RR, Mills J (1975) Dobutamine – Development of a new catecholamine to selectively increase cardiac contractility. Circ Res 36:185–196
Vismara LA, Leaman DM, Zelis R (1976) The effects of morphine on venous tone in patients with acute pulmonary edema. Circulation 54:335–337

Therapie – Chirurgische Behandlungsmöglichkeiten
Überblick für die Praxis

Die chirurgische Therapie der Herzinsuffizienz hat sich an der Pathogenese und an den pathophysiologischen Folgemechanismen der Erkrankung zu orientieren. Grundsätzlich beruht die Herzinsuffizienz auf einer *Einschränkung der Pump- und/oder Muskelfunktion des Herzens*, jedoch kann zwischen einer *reversiblen* und einer *irreversiblen* Beeinträchtigung unterschieden werden.

1. „Konventionelle" chirurgische Maßnahmen

Bei *reversibler Beeinträchtigung der Pump- und/oder Muskelfunktion* besteht die chirurgische Therapie in sog. konventionellen Maßnahmen:
- *bei Druck- oder Volumenbelastung des Herzens* infolge eines Herzklappenfehlers oder eines Shuntvitiums in einer *Korrektur der abnormen Hämodynamik,* d.h. in einer Herzklappenoperation bzw. in einem Verschluß der Shuntverbindung;
  bei Ischämie des Myokards in einer *Revaskularisation des Koronargefäßsystems.*

Liegt eine *irreversible Myokardschädigung,* wie beim Ventrikelaneurysma, vor, so ist diese *regional* begrenzt und kann durch *Resektion und Rekonstruktion der Ventrikelwand* korrigiert werden.

2. Herztransplantation

Liegen hingegen *irreversible Schäden am Myokard* vor, wie sie im Endstadium jeder Herzerkrankung vorkommen, und führen diese zu einer *globalen Herzinsuffizienz,* so daß sie weder medikamentös noch mit konventionellen chirurgischen Mitteln behandelt werden können, so bleibt als "Ultima ratio" die *Herztransplantation.*
Hat sich bereits ein erhöhter fixierter Lungengefäßwiderstand ausgebildet, so ist die *Herz-Lungen-Transplantation* indiziert.

3. Besondere und in Einzelfällen anwendbare chirurgische Verfahren

Sonderfälle der chirurgischen Behandlungsmöglichkeiten der Herzinsuffizienz sind die biomechanische Unterstützung der Herzfunktion durch körpereigene

Skelettmuskulatur (sog. *dynamische Kardiomyoplastik* durch synchrone Stimulation des um das Herz angelegten M. latissimus dorsi), die jedoch noch weiterer Evaluierung bedarf, sowie der Einsatz von mechanischen Pumpsystemen zur Unterstützung oder zum Ersatz der Herzfunktion, z. B. durch die *intraaortale Ballonpumpe*, durch den *univentrikulären Herzersatz* ("left ventricular assist device") oder das *biventrikuläre Kunstherz.*

Jedoch sind die letztgenannten Methoden mit mechanischen Systemen nur für den temporären Einsatz am Menschen geeignet und können als Überbrückungsmaßnahmen (sog. "bridging") für die weitergehende chirurgische Therapie wie die Herztransplantation eingesetzt werden.

Therapie – Chirurgische Behandlungsmöglichkeiten

E. Gams, S. Hagl

Einleitung und Definition

Jede Art von medizinischer Behandlung, v. a. die chirurgische Therapie, kann nur wirksam sein, wenn sie sich an der Pathophysiologie der jeweiligen Erkrankung orientiert. Da die Herzinsuffizienz ein klinisches Syndrom beschreibt, ist es notwendig, im Hinblick auf die chirurgischen Therapiemöglichkeiten Ursache und Pathogenese der Herzinsuffizienz zu eruieren.

Unter Herzinsuffizienz versteht man eine Einschränkung der Pump- und/oder Muskelfunktion des Herzens, die mit entsprechenden hämodynamischen, z. T. auch mit renalen, humoralen und neuralen Folgeerscheinungen einhergeht (Rudolph 1990). Die gebräuchliche Definition der Herzinsuffizienz besagt, daß das Herz nicht in der Lage ist, bei ausreichendem venösem Rückstrom die den Bedürfnissen des Körpers adäquate Blutmenge auszuwerfen. Im weitesten Sinne führt bei intakter Muskelfunktion auch eine unzureichende Füllung des Herzens zu einer Insuffizienz seiner Pumpfunktion. Die für die chirurgische Therapie wesentlichen pathophysiologischen Ursachen, die zu einer Einschränkung der Pump- und/oder Muskelfunktion des Herzens führen, können bedingt sein durch
– Behinderung der Ventrikelfüllung,
– Behinderung des Blutausstroms aus den Herzkammern mit entsprechender Druck- und/oder Volumenbelastung des Herzens,
– reversible oder irreversible Myokardschädigung.

Auf die Herzinsuffizienz infolge pulmonaler Erkrankungen soll hier nicht eingegangen werden. Auch die bei Rhythmusstörungen des Herzens auftretende Herzinsuffizienz soll hier nicht im einzelnen besprochen werden.

Die Unterscheidung zwischen einer hämodynamisch bedingten (z. B. durch Füllungsbehinderung oder durch Druck- und/oder Volumenbelastung des Herzens verursachten) und einer myokardial bedingten (z. B. bei Kontraktilitätsverlust oder -einschränkung vorhandenen) Herzinsuffizienz kann nicht immer genau getroffen werden, da beide Formen gleichzeitig, wenn auch in unterschiedlicher Ausprägung, vorliegen können. Als Folge davon besteht nicht nur eine eingeschränkte Pumpfunktion oder eine eingeschränkte Muskelfunktion des Herzens, es können vielmehr beide Formen gleichzeitig vorhanden sein. Dieser Aspekt spielt für die chirurgische Behandlung der Herzinsuffizienz eine wichtige Rolle, weil in diesen Fällen durch eine alleinige chirurgische Maßnahme die Herzinsuffizienz insgesamt nicht beseitigt werden kann. So wird z. B. beim Kerzklappenersatz eine gleichzeitig vorhandene irreversible Herzmuskelschädigung nicht korrigiert.

Das bedeutet, daß der Erfolg der chirurgischen Therapie ganz wesentlich von den pathophysiologischen Gegebenheiten der Herzinsuffizienz bestimmt wird.

Einteilung der Herzinsuffizienz

Störungen der Ventrikelfüllung

Wenn der Bluteinstrom zum Herz behindert ist, kommt es zu einer eingeschränkten Pumpfunktion des Herzens. Die verminderte Ventrikelfüllung führt zu einer Abnahme des Schlagvolumens ohne Reduktion der Auswurffraktion. Die Gründe für die Einschränkung der Pumpfunktion unter strömungsmechanischen Gesichtspunkten können sein:

Störung der Ventrikelfüllung im rechten Ventrikel:

1. Konstriktion des Perikards,

2. Obstruktion im Bereich der zuführenden Gefäße und des rechten Vorhofs:
   - externe Kompression der Hohlvenen (Tumor),
   - interne Obstruktion der Hohlvenen (Thrombus, Tumor),
   - intraatriale Obstruktion (Thrombus, Tumor: Myxom, Malignom);

3. Obstruktion in der Klappenebene – Trikuspidalklappe:
   - Trikuspidalatresie/Trikuspidalklappenstenose,
   - Tumor (ausgehend vom Klappengewebe),
   - Hyperplasie/Dysplasie des subvalvulären Apparates;

4. Restriktion:
   - Hypoplasie des rechten Ventrikels;

5. restriktive Veränderungen (Veränderungen der physikalischen Eigenschaften des Myokards):
   - Hypertrophie,
   - Endomyokardfibrose;

6. Funktionelle Störungen mit Druck-/Volumenbelastung:
   - Trikuspidalklappeninsuffizienz,
   - Morbus Ebstein,
   - Pulmonalklappeninsuffizienz,
   - Links-rechts-Shunt (auf Ventrikel- und Vorhofebene),
   - rechtsventrikuläre Ausflußbahnobstruktion,
   - Links-rechts-Shunt (auf Ventrikelebene),
   - Rhythmusstörungen (vom Vorhof oder Ventrikel ausgehend);

Störung der Ventrikelfüllung im linken Ventrikel:

1. Konstriktion des Perikards;

2. Obstruktion im Bereich der Lungenvenen und des linken Vorhofs:
   – Lungenvenenstenosen,
   – Lungenvenenfehlmündung (partiell/total),
   – Cor triatriatum,
   – supravalvuläre Membran;

3. obstruktive Klappenebenen:
   – Mitralatresie,
   – Mitralstenose,
   – Dysplasie des subvalvulären Mitralklappenapparates;

4. Restriktion:
   – Hypoplasie des linken Ventrikels;

5. restriktive Veränderungen (Veränderungen der physikalischen Eigenschaften
   des linksventrikulären Myokards):
   – Hypertrophie (obstruktive, restriktive Kardiomyopathie),
   – Endomyokardfibrose;

6. Funktionelle Störungen mit Druck-/Volumenbelastung:
   – Mitralklappeninsuffizienz,
   – Aortenklappeninsuffizienz,
   – Rechts-links-Shunt (auf Ventrikel- und Vorhofebene),
   – linksventrikuläre Ausflußtraktobstruktion,
   – Rechts-links-Shunt (auf Ventrikelebene),
   – Rhythmusstörungen (vom Vorhof oder Ventrikel ausgehend).

Diese Füllungsbehinderung des Herzens im Bereich des rechten und des linken
Ventrikels kann z. T. von gleicher physiologischer Genese sein: als 1. Beispiel
wäre die Pericarditis constrictiva zu nennen, bei der die verminderte Füllung des
Herzens durch das konstringierende Perikard bedingt ist. Ein weiteres Beispiel
stellen durch Tumoren oder Thromben bedingte Obstruktionen im Bereich der
Hohlvenen und des rechten Vorhofs dar, was die Funktion des rechten Ventrikels
betrifft, sowie die kongenitalen Obstruktionen im Bereich der Lungenvenen und
des linken Vorhofs bezüglich der Funktion des linken Ventrikels. Hindernisse
können aber auch auf Atrioventrikularklappenebene vohanden sein, wie bei
Atresien, Stenosen oder Dysplasien der Trikuspidal- und Mitralklappen. Die
Ventrikelfüllung ist auch behindert bei restriktiven Veränderungen, bei Hypoplasie der Ventrikel, bei Muskelhypertrophien oder Endomyokardfibrosen. Funktionell bedingte Störungen der Ventrikelfüllung liegen vor bei Insuffizienz der Herzklappen, bei Shuntverbindungen auf Vorhof- oder Ventrikelebene sowie bei
Ausflußtraktobstruktionen und bei Rhythmusstörungen.

**Behinderung des Blutausstroms aus den Herzkammern
(mit Druck- und/oder Volumenbelastung des Herzens)**

Die strömungsmechanisch bedingte Herzinsuffizienz kann nicht nur durch eine
gestörte Füllung, sondern auch durch eine behinderte Entleerung des Herzens
verursacht sein. Sie kann sowohl den rechten als auch den linken Ventrikel
betreffen:

Behinderung des rechtsventrikulären Ausstroms:

1. Obstruktion: intrakardial:
   - "double chambered right ventricle",
   - infundibuläre Stenose;

2. Obstruktion: Klappenebene:

   - Pulmonalklappenstenose,
   - hypoplastischer Pulmonalklappenring (Pulmonalatresie);

3. Obstruktion: supravalvulär:
   - supravalvuläre Pulmonalstenose,
   - periphere Pulmonalstenose;

4. reduzierter Pulmonalgefäßquerschnitt:
   - hypoplastisches Pulmonalarteriensystem,
   - sekundäre pulmonale Hypertonie,
   - primäre pulmonale Hypertonie,
   - Pulmonalembolie;

5. funktionelle Störungen:
   - Rhythmusstörungen (ventrikuläre Tachykardien);

Behinderung des linksventrikulären Ausstroms:

1. Obstruktion: intraventrikulär:
   - hypertrophe obstruktive kardiomyopathie (HOCM),
   - restriktive Kardiomyopathie,
   - subvalvuläre Aortenstenose (membranös/muskulär);

2. Obstruktion: Klappenebene:
   - Aortenklappenstenose,
   - hypoplastischer Aortenklappenring (Aortenatresie);

3. Obstruktion: supravalvulär:
   - supravalvuläre Aortenstenose,
   - hypoplastische Aorta,
   - Aortenbogenanomalien (unterbrochener Aortenbogen, doppelter Aorten-
     bogen, Aortenisthmusstenose);

4. funktionelle Störungen (Druckbelastung):
   - Widerstandserhöhung (generalisierte Arteriosklerose),

– Mitralinsuffizienz,
– Links-rechts-Shunt,
– Rhythmusstörungen (ventrikuläre Tachykardien).

Es kommt zu einer Druck- und/oder Volumenbelastung des Herzens, die zu einer erhöhten Wandspannung mit eingeschränkter systolischer Ventrikelfunktion führt.

Obstruktionen, die den Blutausstrom aus den Herzkammern behindern, können im Ventrikel lokalisiert sein, wie bei der hypertrophen obstruktiven Kardiomyopathie (HOCM) und der subvalvulären Aortenstenose im linken Ventrikel oder beim sog. "double chambered right ventricle" mit verdickten intraventrikulären Muskelbündeln und bei Infundibulumstenose im rechten Ventrikel. Obstruktionen auf Klappenebene sind die Aorten- oder Pulmonalklappenstenose. Supravalvuläre Obstruktionen des linken Ventrikels beziehen sich auf die supravalvuläre Aortenstenose, die hypoplastische Aorta, die Aortenbogenanomalie. Für den rechten Ventrikel relevante supravalvuläre Obstruktionen liegen vor bei hypoplastischem Pulmonalarteriensystem, bei pulmonaler Hypertonie und bei Lungenembolie. Funktionell bedingte Behinderungen des ventrikulären Ausstroms treten bei tachykarden Rhythmusstörungen auf. Speziell für den linken Ventrikel sind periphere Widerstandserhöhungen im arteriellen Gefäßsystem sowie die Mitralinsuffizienz und ein Links-rechts-Shunt als mögliche funktionelle Behinderungen des Blutausstroms zu erwähnen.

Störungen der Herzmuskelfunktion

Bei der Entstehung der Herzinsuffizienz kommt der Schädigung des Myokards mit Abnahme bzw. Verlust der Kontraktilität des Herzmuskels die wichtigste Bedeutung zu. Die Gründe für die Störungen der Muskelfunktion als Ursache der Herzinsuffizienz können sein:

1. Funktionelle Einschränkung der Myokardfunktion, d.h. Einschränkung der Kontraktilität bzw. des „kontraktilen Zustandes" (reversibel):
   – vermindertes O_2-Angebot bei kritischer flußlimitierender Koronarstenose,
   – Druck- und/oder Volumenbelastung;

2. degenerative Myokardschäden (irreversibel):
   – ischämischer Myokardschaden (ausgedehnter Myokardinfarkt),
   – ischämischer Myokardschaden (Aneurysma),
   – postmyokarditischer Myokardschaden,
   – metabolische Myokardschädigung (Amyloidose),
   – toxischer Myokardschaden (z.B. alkoholisch);

3. dilatative Kardiomyopathie (idiopathisch, irreversibel);

4. bakterielle Myokarditis, Virusmyokarditis;

5. Texturstörungen der Ventrikelwand (rechtsventrikulär, kongenital), z.B. Uhl-Erkrankung.

Die Myokardschädigung kann reversibel sein, wenn sie ischämisch bedingt ist, wie bei der koronaren Herzerkrankung oder bei temporärer Druck- und/oder Volumenbelastung des Herzmuskels.

Die irreversible Myokardschädigung kann regional begrenzt oder aber global bedingt sein.

Im Rahmen eines transmuralen Myokardinfarktes kann der regional begrenzte Verlust der kontraktilen Muskelmasse zu einer Beeinträchtigung der Pumpfunktion des Herzens führen. Wenn ein großes Myokardareal zugrunde geht, steht die verbleibende Muskulatur unter erhöhter Spannung. Dies gilt v. a. für Ventrikel, die nach dem Myokardinfarkt ein Aneurysma entwickeln. Zwar ist die Reduktion der Muskelfunktion nur in einem begrenzten Areal irreversibel, jedoch wird abhängig vom Ausmaß dieser regionalen Funktionseinschränkung auch die globale Pumpfunktion betroffen sein. Hood (1970) konnte zeigen, daß ein Ausfall von mehr als 30% der kontraktilen Muskelmasse zur globalen Funktionseinschränkung des Herzens führt.

Eine globale Funktionseinschränkung des Herzens, die irreversibel ist, tritt auch bei anderen degenerativen Myokardschädigungen z.B. infolge infektiöser, metabolischer sowie toxischer Ursachen auf. Auch die dilatative idiopathische Kardiomyopathie stellt eine irreversible globale Herzmuskelschädigung dar. Die bakteriell oder viral bedingte Myokarditis sowie Texturstörungen der Ventrikelmuskulatur wie bei der Uhl-Erkrankung gehören ebenfalls zur Muskelfunktionsstörung als mögliche Ursache der Herzinsuffizienz.

Chirurgische Therapie

Der operative Eingriff ist bei Herzinsuffizienz nur dann indiziert, wenn dadurch eine Verbesserung der Pump- und Muskelfunktion des Herzens erreicht werden kann. Jedoch wird der Erfolg der chirurgischen Therapie von der Pathogenese der Erkrankung abhängig seien. Dementsprechend stehen verschiedene chirurgische Behandlungsmöglichkeiten zur Verfügung:

1. bei Störung der Ventrikelfüllung:
   - Perikardektomie,
   - Rekonstruktion des Einflußtraktes;
     a) Tumorexstirpation,
     b) Thrombektomie,
     c) Valvuloplastie,
     d) Klappenersatz,
   - Shuntverschluß (Beseitigung der Druck- und/oder Volumenbelastung),
   - Schrittmachertherapie;

2. bei Behinderung des Blutausstroms aus dem Herzen mit Druck- und/oder Volumenbelastung:
   - Rekonstruktion der Ausflußbahn:
     a) intraventrikuläre Myotomie/Membranresektion,
     b) Klappenplastik/Klappenersatz,

   c) Erweiterung der Ausflußbahn mit Patch,
   d) Rekonstruktion mit klappentragendem Conduit,
   e) Rekonstruktion der peripheren Stenosen,
  – Rhythmuschirurgie:
   a) antitachykarde Schrittmachertherapie,
   b) Defibrillatorimplantation;

3. bei Störungen der Herzmuskelfunktion:
  – bei reversibler Einschränkung der Muskelfunktion:
   koronarchirurgische Maßnahmen (Normalisierung der Druck-Fluß-Beziehung im Koronarsystem mit Ausgleich der O_2-Bilanz),
  – bei irreversibler Einschränkung der Muskelfunktion:
   Resektion des Ventrikelaneurysmas und Rekonstruktion des Ventrikels,
  – Beseitigung der Druck- und/oder Volumenbelastung des Herzens,
  – Transplantation des Herzens bzw. von Herz und/oder Lungen,
  – Skelettmuskelplastik (Kardiomyoplastie),
  – uni- bzw. biventrikulärer mechanischer "assist device" bzw. Implantation eines biventrikulären künstlichen Herzens.

Als Beispiele seien hier detailliert aufgeführt:
– Perikardektomie,
– Unterbrechung einer Shuntverbindung,
– Herzklappenoperation,
– Myokardrevaskularisation,
– Operation des Linksventrikelaneurysmas,
– Herztransplantation,
und als spezielle Maßnahmen
– Unterstützung der Herzfunktion durch körpereigene Skelettmuskulatur,
– Einsatz mechanischer Pumpsysteme zur Unterstützung der Herzfunktion.

Perikardektomie

Die chirurgische Therapie bei Behinderung des Bluteinstromes zum Herzen ist u. U. nur begrenzt möglich, z. B. bei externer oder interner Obstruktion infolge Tumorwachstums. Sehr wirksam kann sie bei Pericarditis constrictiva sein. Durch Resektion bzw. Teilresektion des Perikards kann die Behinderung der diastolischen Entfaltung des Ventrikels beseitigt werden. Liegt eine Pericarditis calcarea vor, müssen beim operativen Eingriff Kalkspangen bzw. -schalen abgetragen und entfernt werden, um dem Herz eine ausreichende Füllung und Vordehnung zu ermöglichen.

Die postoperative Frühletalität nach Perikardektomie beträgt zwischen 5 und 15% (McCaughan et al. 1985). Die häufigste Todesursache ist das akute bzw. subakute Herzversagen, das bei ca. 75% der frühpostoperativ verstorbenen Patienten festgestellt wird. Als größter Risikofaktor für die frühpostoperative Sterblichkeit gilt der präoperative Funktionszustand. So haben Patienten in der

"New-York-Heart-Association-Klasse" (NYHA-Klasse) III ein Frühletalitätsrisiko von 10%, Patienten in NYHA-Klasse IV ein Risiko von 46% (McCaughan et al. 1985).

Die postoperativen Langzeitergebnisse hängen ebenfalls vom präoperativen Funktionszustand ab. Nach 10 Jahren leben noch 70% der Patienten der präoperativen NYHA-Klassifizierung III und IV, während noch 85% der Patienten der präoperativen NYHA-Klasse I und II am Leben sind (McCaughan et al. 1985). Im weiteren Verlauf nähern sich die Überlebenskurven dieser beiden Patientengruppen, was entweder auf ein Perikarditisrezidiv zurückzuführen ist oder auf eine dauerhafte Schädigung des Myokards schließen läßt, die zusätzlich zur Füllungsbehinderung des Herzens die Pumpfunktion beeinträchtigt.

Unterbrechung einer Shuntverbindung

Bei Vorliegen einer Shuntverbindung zwischen der linken und der rechten Herzkammer ist mit chirurgischen Mitteln eine Korrektur der abnormen Hämodynamik möglich.

Handelt es sich um einen Links-rechts-Shunt auf Ventrikel- (Ventrikelseptumdefekt) oder Vorhofebene (Vorhofseptumdefekt), so wird durch den Verschluß des Septumdefekts die Shuntverbindung unterbrochen. In den meisten Fällen werden derartige Septumdefekte v. a. im Ventrikelseptum durch Implantation eines Kunststoffflickens verschlossen, in seltenen Fällen und eher beim Vorhofseptumdefekt wird ein Verschluß durch direkte Nähte möglich sein. Liegt eine Shuntverbindung zwischen den großen Arterien vor, wie beim Ductus arteriosus Botalli, so besteht die Operation in einer Durchtrennung oder Ligatur der Querverbindung der großen Arterien.

War die Herzinsuffizienz durch die Druck- oder Volumenbelastung verursacht, so ist die Unterbrechung der Shuntverbindung eine sehr effektive Therapie. Jedoch ist nur bei druck- oder volumenbedingter Herzinsuffizienz ohne fixierte Erhöhung des Lungengefäßwiderstandes der Shuntverschluß indiziert (Schuhmacher u. Bühlmeyer 1989).

Das Risiko des Vorhofseptumdefektverschlusses ist gering. Die postoperative Frühletalität beträgt weniger als 1% bei Patienten in allen Altersgruppen von 2–80 Jahren. Die Indikation zur Operation ist mit Diagnosestellung gegeben und sollte wegen der volumenbedingten Rechtsherzbelastung und relativer Minderbelastung des linken Ventrikels möglichst im Vorschulalter durchgeführt werden. Auch das Risiko des operativen Verschlusses des isolierten Ductus arteriosus Botalli ist über alle Altersgruppen hinweg bei 0% und beträgt nur bei den frühgeborenen Kindern, die neben der erheblichen respiratorischen Insuffizienz z. T. an schwerer Herzinsuffizienz leiden, zwischen 10 und 30% (Kirklin et al. 1986).

Die Operation des Ventrikelseptumdefekts durch Patchverschluß wird heute ebenfalls als sog. primäre Frühkorrektur durchgeführt, während man früher das 2zeitige Vorgehen bevorzugte: zunächst wurde beim Säugling die Pulmonalarterie mit einem Bändchen gedrosselt, um eine fixierte pulmonale Hypertonie zu verhindern, und dann, meist im Schulalter, der Defekt bei gleichzeitiger Entfernung des

Pulmonalisbändchens verschlossen. Die Ergebnisse der primären Frühkorrektur des isolierten Ventrikelseptumdefekts beim Säugling konnten in den vergangenen Jahren erheblich verbessert werden: die frühpostoperative Mortalität liegt zwischen 1 und 3%, auch die früher oft gefürchtete Komplikation des totalen atrioventrikulären Blocks (AV-Blocks) beträgt weniger als 1% (Kirklin et al. 1986).

Herzklappenoperation

Die Herzklappenoperation stellt die klassische herzchirurgische Behandlungsmöglichkeit bei hämodynamisch bedingter Herzinsuffizienz dar. Seit 1960 die ersten künstlichen Herzklappen eingesetzt wurden (Harken et al. 1960; Starr u. Edwards 1961), sind zahlreiche Modifikationen der Klappenprothesen vorgenommen worden. Statt der anfänglich verwendeten Kugelprothesen werden Kippdeckelprothesen als künstliche Ventile eingesetzt (Björk 1978). Seit ca. 2 Jahrzehnten stehen auch im Handel erhältliche biologische Herzklappen zur Verfügung (Carpentier et al. 1974).

Trotz erheblicher Verbesserung der Herzklappenimplantate ist der ideale Ersatz für die menschliche Herzklappe noch nicht gefunden worden, so daß rekonstruierende und klappenerhaltende Maßnahmen während der vergangenen Jahre eine Renaissance erlebt haben (Carpentier et al. 1980; Duran et al. 1980). Vor allem in der Chirurgie der Atrioventrikulärklappen (Mitral- und Trikuspidalklappe) gibt es Hinweise, daß durch Erhaltung des subvalvulären Klappenapparates eine Verbesserung der Ventrikelfunktion während des postoperativen Verlaufes erreicht werden kann, während beim Herzklappenersatz mit Resektion der gesamten Herzklappe inklusive Sehnenfäden und Papillarmuskeln die Funktion der Herzkammer beeinträchtigt werden kann (David u. Ho 1986; Kay et al. 1986).

Plastische Maßnahmen in der Herzklappenchirurgie sind v. a. an der Mitralklappe möglich. Abgesehen von der schon in den Anfangszeiten der Herzklappenchirurgie (damals ohne extrakorporale Zirkulation und ohne Herz-Lungen-Maschine) durchgeführten Mitralklappenkommissurotomie erstreckt sich das Spektrum der plastischen Mitralklappenchirurgie von der Teilexision des Mitralsegels über die Sehnenfadennaht und die Kommissurenraffung bis zur Mitralringverkürzung (Meisner et al. 1981).

Sind rekonstruierende Maßnahmen nicht möglich, so muß ein Klappenersatz vorgenommen werden. Es stehen dazu künstliche bzw. mechanische oder in ausgewählten Fällen biologische, d.h. aus tierischen Herzklappen hergestellte Prothesen zur Verfügung. Die heute am meisten implantierten Kunststoffprothesen sind die Doppelflügelklappen von St. Jude Medical bzw. Carbomedics und die Kippdeckelprothesen der Firma Shiley bzw. Medtronic in den USA.

Von biologischen Herzklappenprothesen werden die Hancock- oder Carpentier-Edwards-Bioprothesen am häufigsten verwendet. Die Indikation zur biologischen Herzklappe sehen wir in besonders ausgewählten Fällen, bei denen eine Kontraindikation gegen eine Dauerantikoagulation besteht. Dazu gehören auch ältere Patienten über 70 Jahre mit zu erwartenden Problemen bei Marcumarisierung sowie Frauen im gebärfähigem Alter mit ausdrücklichem Kinderwunsch.

Durch die korrigierende Klappenoperation, ob durch Ersatz oder Plastik, ist eine Druck- bzw. Volumenentlastung des Herzens zu erwarten. Sieht man jedoch die postoperativen Ergebnisse nach Herzklappenersatz, so erkennt man, daß trotz Druck- und Volumenentlastung des Herzens die weitere Prognose wesentlich vom präoperativen Funktionszustand abhängt:

Nach Aortenklappenersatz – hier mit mechanischen Kippdeckelprothesen (Björk-Shiley-Prothesen) – zeigt sich eine Korrelation zwischen frühpostoperativer Letalität und präoperativem Zustand der Patienten. Selbst unter der Annahme, daß nicht alle Todesfälle auf eine eingeschränkte Linksventrikelfunktion zurückzuführen sind, steigt bei Patienten, die präoperativ in der NYHA-Klassifizierung höher als Grad III eingestuft waren, das Risiko auf das 3fache (Kirklin et al. 1986, s. Tabelle 1).

Tabelle 1. Frühpostoperative Ergebnisse nach Herzklappenersatz: Abhängigkeit der 30-Tage-Letalität vom präoperativen Funktionszustand (NYHA-Klassifizierung). (Nach Kirklin et al. 1986)

NYHA-Klassifizierung	Aortenklappen-ersatz [%]	Mitralklappen-ersatz [%]	Aorten- und Mitral-klappenersatz [%]
I	0	0	0
II	0,8	0	3,1
III	2,5	2,7	6,5
IV	7,0	12	10,2
V[a]	29	60	50

[a] NYHA-Klasse V beinhaltet Notoperationen bei Schockzustand.

Auch im spätpostoperativen Verlauf über 5 Jahre haben Patienten, die vor der Operation in einem Funktionszustand Grad IV entsprechend der NYHA-Klassifizierung waren, eine höhere Sterberate als die übrigen Patienten. Sie liegt etwa doppelt so hoch im Vergleich zu Patienten in der NYHA-Klasse II und III (Kirklin et al. 1986) (Abb. 1).

Ähnliche Verhältnisse liegen beim Mitralklappenersatz vor. Auch hier sind die frühpostoperativen Ergebnisse in Beziehung zum präoperativen Funktionszustand zu sehen. Die Frühletalität, also die sog. 30-Tage-Letalität, steigt bei den Patienten mit NYHA-Klasse IV sprunghaft an von 2,7% aus 12% (Kirklin et al. 1986, Tabelle 1). Die Spätresultate über 5 Jahre nach Mitralklappenersatz sind ähnlich denen nach Aortenklappenersatz. Auch hier hat sich gezeigt, daß Patienten der NYHA-Klasse IV mit offensichtlich irreversibel geschädigtem Myokard von der Mitralklappenoperation nicht so profitieren wie die Patienten, die präoperativ in die NYHA-Klasse II und III eingestuft worden waren (Kirklin et al. 1986).

Gleiches kann man für den kombinierten Aorten- und Mitralklappenersatz anführen:

Kommen die Patienten erst in einem fortgeschrittenen Stadium der Erkrankung (NYHA-Klasse IV) zur Operation, so liegt die postoperative Frühletalität fast

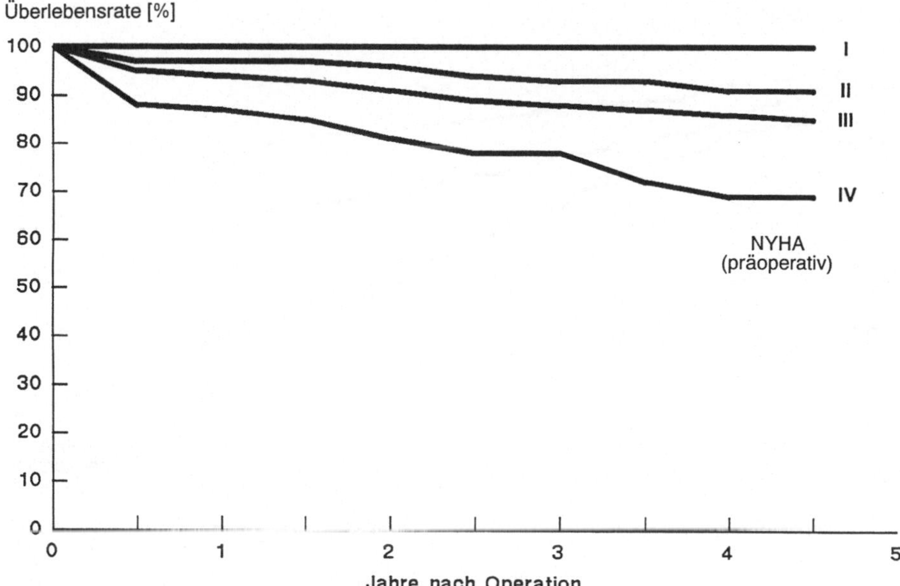

Abb. 1. Spätpostoperative Ergebnisse nach Aortenklappenersatz: Aktuarüberlebensrate bis zu 5 Jahren nach Operation in Abhängigkeit vom präoperativen Funktionszustand entsprechend NYHA-Klassifizierung I–IV (ohne Berücksichtigung der postoperativen Frühletalität). (Nach Kirklin et al. 1986)

doppelt so hoch wie bei Patienten, die vor der Operation in einem Funktionszustand Grad III entsprechend der NYHA-Klassifizierung waren (Kirklin et al., s. Tabelle 1).

Auch die Fünfjahresüberlebensrate nach Doppelklappenersatz in Aorten- und Mitralposition liegt in diesem Bereich: für Patienten mit präoperativer NYHA-Klasse II bei 85%, mit Klasse III bei 70% und mit Klasse IV bei 54% (Kirklin et al. 1986, Abb. 2).

Zusammenfassend läßt sich für den Herzklappenersatz feststellen, daß die Korrektur der Ventilfunktion allein nicht ausreicht, um eine Verbesserung des Funktionszustandes des Patienten zu erreichen. Das Vorliegen einer bereits präoperativ irreversiblen Schädigung des Herzmuskels bestimmt entscheidend den postoperativen Verlauf.

Myokardrevaskularisation

Die chirurgischen Therapiemöglichkeiten bei Störungen der Myokardfunktion sind unterschiedlich bei myokardialer Ischämie mit reversibler Myokardschädigung, bei irreversibler regionaler und bei irreversibler globaler Myokardschädigung. Bei myokardialer Ischämie, die eine reversible Myokardschädigung dar-

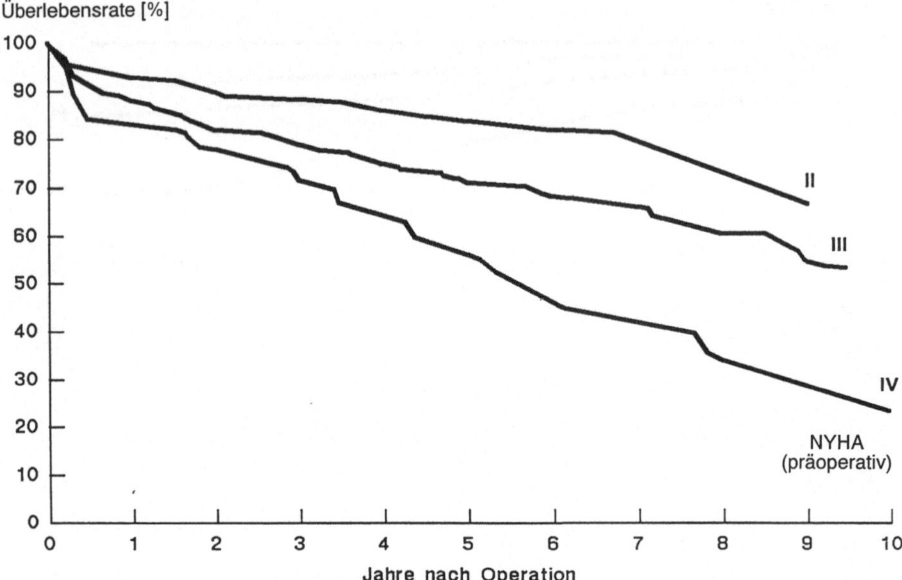

Abb. 2. Spätpostoperative Ergebnisse nach kombiniertem Aorten- und Mitralklappenersatz: Aktuarüberlebensrate bis zu 10 Jahren nach Operation in Abhängigkeit vom präoperativen Funktionszustand entsprechend NYHA-Klassifizierung II–IV (ohne Berücksichtigung der postoperativen Frühletalität). (Nach Kirklin et al. 1986)

stellt, besteht die chirurgische Behandlung in einer Revaskularisation des Myokards. Die Revaskularisation beinhaltet nicht nur den aortokoronaren Venenbypaß (ACVB), sondern auch den sog. mammariakoronaren Bypaß (MCB). Für den Venenbypaß werden idealerweise Unterschenkelvenen verwendet, da sie von ihrer Größe und Haltbarkeit her am besten geeignet sind. Dazu wird die V. saphena magna, in Reserve die V. saphena parva, beginnend vom Knöchel bis in Kniehöhe ersatzlos entfernt. Ist die V. saphena magna im Oberschenkel nicht zu dicklumig oder phlebosklerotisch verändert, so dient sie ebenfalls als aortokoronares Interponat. Obwohl die A. mammaria interna bzw. thoracica interna schon in den Anfängen der Koronarchirurgie zur Myokardrevaskularisation verwendet worden war (Green et al. 1968), wurde erst während der vergangenen Jahre klar gezeigt, daß Patienten mit Arteria-mammaria-Bypaß nicht nur die besseren Ergebnisse bezüglich der Offenrate des Bypasses (Barner et al. 1982; Singh et al. 1983), sondern auch bezüglich der postoperativen Überlebensrate haben (Grondin et al. 1984; Okies et al. 1984; Loop et al. 1986). Wegen der hohen Frühverschlußraten sind Armvenen (Stoney et al. 1984) oder andere Interponate nicht geeignet zur aortokoronaren Bypaßchirurgie (Scheld et al. 1986).

Die Endarteriektomie, d. h. eine Ausschälung der stenosierten oder verschlossenen Koronararterie als chirurgische Maßnahme bei koronarer Herzerkrankung, ist wegen des erhöhten postoperativen Infarktrisikos infolge Frühverschlusses umstritten (Yeh et al. 1979). In einigen Fällen, v. a. im Bereich der rechten Koronararterie, ist die Endarteriektomie durchaus anwendbar, sollte aber immer in Verbindung mit einem Veneninterponat durchgeführt werden, um einen ausreichenden Blutfluß in die Peripherie der Koronararterien zu gewährleisten.

Was die Langzeitergebnisse nach Koronarrevaskularisation betrifft, zeigen mehrere Untersuchungen, daß – ähnlich wie nach Herzklappenersatz – die präoperative Ventrikelfunktion eine wichtige Rolle spielt:

Sowohl die global als auch die regional eingeschränkte Linksventrikelfunktion waren signifikante Determinanten in der Langzeitüberlebensrate nach aortokoronarer Bypaßoperation (Loop et al. 1979; Hoffmann et al. 1980; Hacker et al. 1981; Lawrie et al. 1982). Die Fünfjahresüberlebensraten betrugen bei normaler Ventrikelfunktion 92%, bei mäßig eingeschänkter Linksventrikelfunktion 89% und bei schwer eingeschränkter Linksventrikelfunktion nur 69% (Hoffmann et al. 1980). Trotzdem haben Langzeitvergleiche mit der medikamentös-konservativen Therapie gezeigt, daß die aortokoronare Bypaßoperation nicht nur für Patienten mit präoperativ eingeschränkter Linksventrikelfunktion (Alderman et al. 1983) das bessere Behandlungsverfahren ist (Abb. 3); auch Patienten mit normaler linksventrikulärer Funktion, bei denen eine Mehrgefäßerkrankung mit relevanter Stenose des R. interventricularis anterior vorliegt (European Coronary Surgery Study Group 1982), haben nach 7–8 Jahren bessere Überlebensraten als medikamentös behandelte Patienten (Abb. 4).

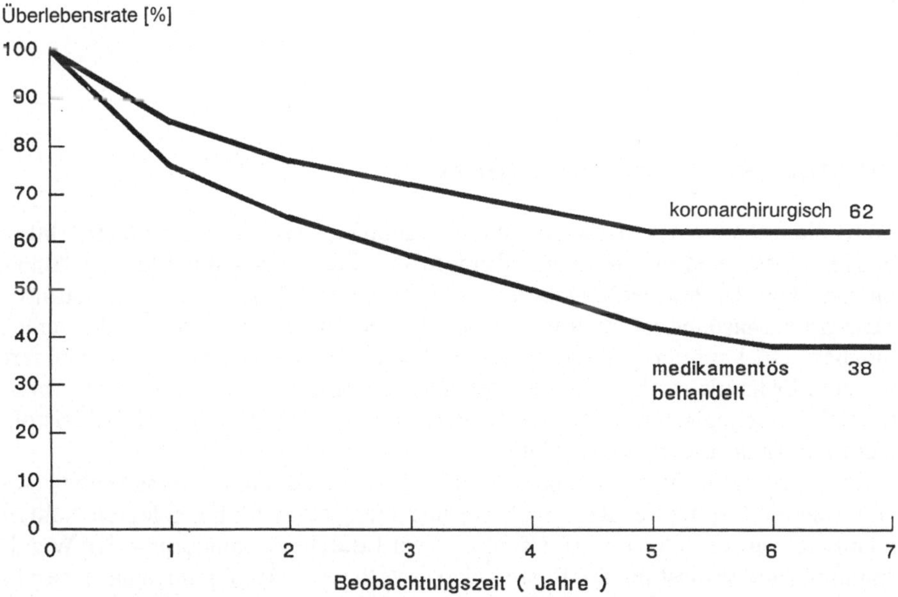

Abb. 3. Überlebensrate von Patienten mit erheblich eingeschränkter linksventrikulärer Funktion (Ejektionsfraktion < 25%): Vergleich von koronaroperierten Patienten (*oben*) mit Patienten, die anfänglich medikamentös-konservativ (*unten*) behandelt wurden, über 7 Jahre. (Nach Alderman et al. 1983)

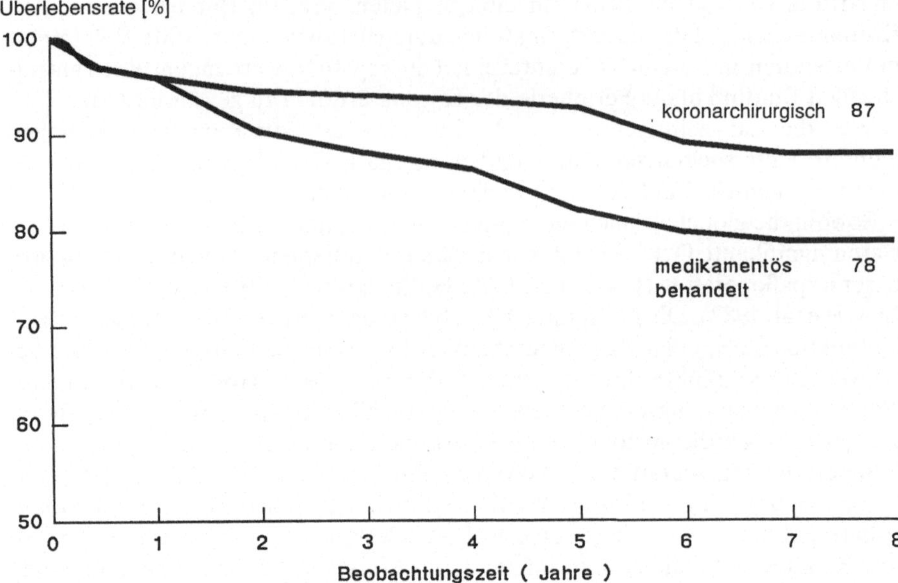

Abb. 4. Überlebensrate von Patienten mit normaler linksventrikulärer Funktion, die bei Mehr-koronargefäßerkrankung gleichzeitig eine relevante Stenose des R. interventricularis anterior hatten: Vergleich von koronaroperierten Patienten *(oben)* mit Patienten, die anfänglich medika-mentös-konservativ *(unten)* behandelt wurden, über 8 Jahre. (Nach European Coronary Surgery Study Group 1982)

Resektion des Linksventrikelaneurysmas

Führt die Ischämie des Myokards zu einem Infarkt, so kommt es zur Vernarbung im Herzmuskel und zu einer regional eingeschränkten irreversiblen Myokardschä-digung. Die Unterscheidung zwischen Linksventrikelaneurysma und diffuser Myokardvernarbung ist im Rahmen der präoperativen Diagnostik nicht immer möglich. Oft kann das linksventrikuläre Aneurysma erst intraoperativ definiert werden: Es handelt sich um einen abgrenzbaren, transmuralen, fibrösen Narben-bereich, ohne jeglichen Restmuskel mit meist dünner Wand, die sich bei Systole nicht kontrahiert, evtl. sogar dilatiert.

Das chirurgische Vorgehen bestand früher darin, daß das Narbengewebe rese-ziert und die Ränder des Restmyokards mit über Teflonstreifen gelegten Nähten adaptiert wurden. Die Ventrikelfunktion wird durch Verminderung der Wand-spannung und Entlastung des Restmyokards verbessert. Wird jedoch nach Resek-tion des Aneurysmas der linke Ventrikel insgesamt so sehr verkleinert und in seiner Architektur verändert, daß das enddiastolische Volumen vermindert und das Schlagvolumen reduziert werden, sind postoperativ nachteilige Auswirkungen zu erwarten. Deshalb wurde in jüngerer Zeit von Jatene (1985) und Dor et al.

(1989) vorgeschlagen, die Geometrie der linken Herzkammer nach Resektion der narbigen Anteile der linksventrikulären Wand zu rekonstruieren. Durch Implantation eines Kunststoffflickens wird die diastolische Größe der linksventrikulären Wand und das enddiastolische Volumen des linken Ventrikels wiederhergestellt. Dadurch kann auch die systolische Funktion des linken Ventrikels verbessert werden, da auf diese Weise das restliche Myokard sowohl im Kontraktionsablauf als auch in seiner Kontraktionskraft nicht beeinträchtigt wird.

Die postoperativen Ergebnisse nach Resektion des Linksventrikelaneurysmas sind widersprüchlich, nicht nur bedingt durch die unterschiedliche Definition des chirurgisch behandelten Aneurysmas, sondern auch durch das unterschiedliche operative Vorgehen. Trotzdem geht aus einer zusammenfassenden Darstellung mit über 5000 Patienten hervor, daß im Gegensatz zum konservativen Vorgehen die chirurgische Behandlung 5 Jahre nach Operation von einer verbesserten Überlebensrate von 70% gegenüber 40% gefolgt ist (Tebbe u. Kreuzer 1988).

Herztransplantation

Liegt eine irreversible globale Myokardschädigung vor, so bleibt als letzte chirurgisch-therapeutische Möglichkeit die Herztransplantation. Allerdings sollte diese Behandlung nur bei therapierefraktärer Herzinsuffizienz nach Ausschöpfen aller medikamentösen Therapiemöglichkeiten angewandt werden und nur dann zum Einsatz kommen, wenn keine anderen sog. konventionellen chirurgischen Behandlungsformen wie die aortokoronare Bypaßoperation oder der Herzklappenersatz mehr möglich sind (Stinson et al. 1968; Shumway 1971; Lower et al. 1979).

Kontraindikationen stellen Infektionen oder maligne Erkrankungen dar, da postoperativ eine dauerhafte Immunsuppression erforderlich ist. Liegt eine pulmonale Hypertonie von mehr als 7–8 Wood-Einheiten vor, so ist ebenfalls eine Herztransplantation ausgeschlossen, vielmehr sollte dann eine kombinierte Herz-Lungen-Transplantation erwogen werden (Reitz et al. 1980).

Zur Herztransplantation werden ABO-kompatible Spenderherzen verwendet. Heute wird überwiegend folgende Transplantationstechnik praktiziert:

Das erkrankte Herz des Empfängers wird an den beiden Vorhöfen nahe der Atrioventrikulargrenze abgesetzt und nach Durchtrennung von Aorta und Pulmonalarterie entfernt. Das Spenderherz, das nach Explantation sofort auf + 4°C gekühlt und transportiert wird, wird dann anstelle des erkrankten Herzens eingesetzt. Die Implantation beginnt mit der Anastomosierung an den Vorhöfen, zunächst an der lateralen Wand des linken Vorhofes, dann am Vorhofseptum. Schließlich wird der rechte Vorhof anastomosiert. Als letztes werden die beiden Hauptschlagadern, zunächst die A. pulmonalis, dann die Aorta in einer End-zu-End-Anastomose miteinander verbunden. Danach wird die Koronarzirkulation freigegeben. Nach einer von der Dauer der Ischämiezeit abhängigen ausreichenden Reperfusionszeit kann der extrakorporale Kreislauf beendet werden.

Nachdem schon 1967 die erste Herztransplantation beim Menschen durchgeführt worden war (Barnard 1967), wurde die klinische Herztransplantation nur in wenigen Zentren weitergeführt (Stinson et al. 1972, Jamieson et al. 1979). Erst mit der Einführung des Cyclosporins in die immunsuppressive Therapie Anfang der 80er Jahre setzten hohe Steigerungsraten in der klinischen Herztransplantation ein. Während vor 1980 weniger als 100 Herztransplantationen pro Jahr durchgeführt worden waren, wurden allein im Jahr 1988 weltweit 2654 Herzen transplantiert (Kriett u. Kaye 1990). Die von der "International Society for Heart Transplantation" gesammelten Daten zeigen, daß in 52% der Fälle die Indikation zur Herztransplantation die Kardiomyopathie war, in 40% die koronare Herzerkrankung, in 4% das Endstadium bei valvulären Herzerkrankungen, in 3% ein angeborenes Herzvitium und in 1% eine Myokarditis (Heck et al. 1989).

Selbstverständlich hängen die Ergebnisse der Herztransplantation im Gegensatz zu den sog. konventionellen chirurgischen Behandlungsmaßnahmen wie der Herzklappenoperation oder der aortokoronaren Bypaßoperation nicht vom präoperativen Funktionszustand des Herzens ab. Für den Ausgang der Herztransplantation spielt vielmehr der Funktionszustand des Spenderherzens eine entscheidende Rolle. Es zeigte sich, daß für die Funktionsfähigkeit des transplantierten Herzens die Dauer der Ischämiezeit von entscheidender Bedeutung ist (Heck et al. 1989; Tabelle 2). Nach Herztransplantation liegt die postoperative Frühletalität bei einer kalten Ischämiezeit des Spenderherzens von 1–2 h bei 10%, während sie bei einer Ischämiedauer von 4–5 h 18% beträgt.

Tabelle 2. Postoperative Frühletalität nach orthotoper Herztransplantation in Abhängigkeit von der Ischämiezeit des Spenderherzens. (Nach Heck et al. 1989)

Ischämiezeit [h]	Postoperative Frühletalität [%]
1–2	10
2–3	11
3–4	14
4–5	18

Zwei Faktoren sind für den Langzeitverlauf von herztransplantierten Patienten entscheidend, zum einen die Organabstoßung, zum anderen die Infektionsgefahr unter immunsuppressiver Therapie.

Beides wird beeinflußt von der notwendigen Immunsuppression, die so hoch dosiert wie für die Therapie der Abstoßung nötig, und so niedrig wie zur Vermeidung von Infektionen möglich, erfolgen soll. Faßt man die Todesursachen der herztransplantierten Patienten zusammen, so ist die Frühletalität zu 24% infektionsbedingt, zu 28% durch Abstoßung hervorgerufen und zu 48% durch ein Herzversagen bedingt, z. B. postischämisch oder rechtsventrikulär bei pulmonaler Gefäßwiderstandserhöhung (Tabelle 3).

Im spätpostoperativen Verlauf ist die Letalität zu 42% von Infektionen verursacht, zu 38% von Abstoßungen und zu 12% von kardialen Ursachen bestimmt, weitere 8% gehen auf zerebrale Ereignisse, maligne Erkrankungen usw. zurück (Tabelle 3).

Tabelle 3. Postoperative Früh- und Spätletalität nach orthotoper Herztransplantation. (Nach Heck et al. 1989)

Todesursachen	Frühpostoperativ (< 30 Tage) [%]	Spätpostoperativ (> 30 Tage) [%]
Infektion	24	42
Abstoßung	28	38
Herzversagen	48	12
Andere	–	8

Um Abstoßungen des transplantierten Herzens zu verhindern, werden v. a. während der ersten postoperativen Monate transvenöse Myokardbiopsien durchgeführt (Caves et al. 1973). Abhängig vom histologischen Untersuchungsergebnis mit entsprechender Graduierung der Abstoßung kann die immunsuppressive Therapie angepaßt werden. Seit das Cyclosporin als Immunsuppressivum in die Klinik Eingang gefunden hat (Calne 1979), wird von den meisten Transplantationszentren die sog. "Triple-Therapie" (Dreifachtherapie) aus Cyclosporin, Kortison und Azathioprin angewandt. Die Langzeitergebnisse zeigen auch entsprechend der Immunsuppression unterschiedliche Fünfjahresüberlebensraten: während die Fünfjahresüberlebensrate bei der Dreifachimmunsuppressionsbehandlung immerhin bei 76% liegt, beträgt bei den anderen Patienten mit unterschiedlicher Art von Immunsuppression die Fünfjahresüberlebensrate nur 67% (Kriett u. Kaye 1990, Abb. 5).

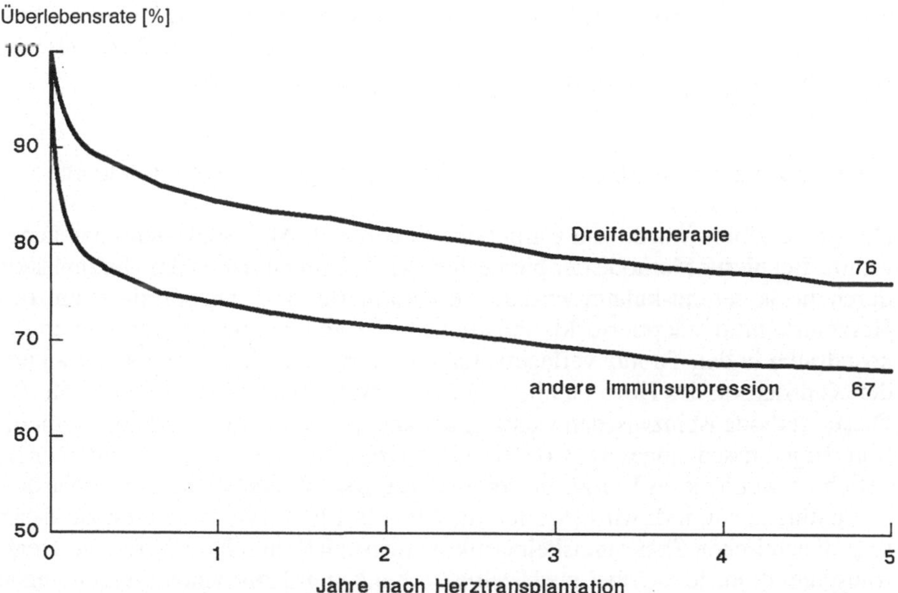

Abb. 5. Langzeitergebnisse über 5 Jahre nach orthotoper Herztransplantation: Abhängigkeit der Aktuarüberlebensrate von der immunsuppressiven Therapie (Dreifachtherapie: Cyclosporin, Azathioprin, Kortison). (Nach Kriett u. Kaye 1990)

Die Aktuarüberlebenskurve von 9139 Patienten, die von der "International Society for Heart Transplantation" registriert wurden, zeigt eine Zehnjahresüberlebensrate von ca. 70%. Damit wird erkennbar, daß die Überlebenschancen der herztransplantierten Patienten nach Ablauf des 1. Jahres nur noch gering abnehmen. Die Wahrscheinlichkeit eines letalen Ausgangs nach Ablauf des 1. postoperativen Jahres ist mit ca. 1–2% pro Jahr als relativ gering einzustufen, im Vergleich zur Sterberate von ca. 15% innerhalb der ersten 12 Monate nach Transplantation.

Eine besondere Art der Herztransplantation stellt die heterotope Herzverpflanzung dar. Dabei wird dem Patienten zusätzlich zum eigenen Herzen ein Spenderherz in die rechte Thoraxhälfte eingesetzt. Die Verbindung wird zwischen den entsprechenden Herzteilen hergestellt, also linker Vorhof zu linkem Vorhof, rechter Vorhof zu rechtem Vorhof, Aorta zu Aorta und Pulmonalarterie zu Pulmonalarterie, so daß sowohl linker als auch rechter Ventrikel durch das Spenderherz unterstützt werden. Dieses chirurgische Verfahren wurde ebenfalls von Barnard zum ersten Mal eingesetzt (Barnard u. Losmon 1975; Barnard u. Wolpowitz 1979) und ist bis heute sehr umstritten. Indikationen für diese Methode werden nur gesehen, wenn eine pulmonale Hypertonie vorliegt, die eine orthotope Herztransplantation verbietet, und gleichzeitig Kontraindikationen für eine Herz-Lungen-Transplantation vorliegen, oder wenn das Spenderherz bezüglich des Körpergewichts des Empfängers ein sog. "mismatch" von mehr als 25% hat (d.h. das Körpergewicht des Empfängers 25% über dem des Spenders liegt) und somit bei orthotoper Implantation die Gefahrt des globalen Herzversagens besteht (Desruennes et al. 1989; Nakatani et al. 1989).

Zwei Sonderformen der chirurgischen Therapie bei globaler irreversibler Herzinsuffizienz sollten noch erwähnt sein: die Unterstützung der Herzfunktion durch die körpereigene Skelettmuskulatur und der Einsatz mechanischer Pumpsysteme zur Unterstützung des Herzens.

Unterstützung der Herzfunktion durch die körpereigene Skelettmuskulautur

Dieses Verfahren wurde von Carpentier 1985 zum 1. Mal beim Menschen angewandt. Bei dieser Methode der biomechanischen Unterstützung des Herzmuskels durch die Skelettmuskulatur wird der konditionierte, d.h. transformierte und der Herzmuskulatur adaptierte M. latissimus dorsi vom Rücken durch den Interkostalraum in den Thorax verlagert, um das Herz geschlungen und simultan mit der Kontraktion des Herzens über ein Schrittmachersystem stimuliert (Abb. 6). Diese Methode ist inzwischen weltweit bei knapp 100 Patienten mit unterschiedichen Ergebnissen eingesetzt worden. Gute Erfolge werden v.a. aus Südamerika berichtet, wenn dieses Verfahren der Skelettmuskelplastik bei dilatativer Kardiomyopathie angewandt wird (Molteni u. Almada 1988). Die Indikation zu dieser sog. dynamischen Skelettmuskelplastik ist prinzipiell dieselbe wie für die Herztransplantation, jedoch bei gleichzeitig vorhandenen Kontraindikationen gegen dauerhafte, immunsuppressive Behandlung z.B. bei chronischen Infekten, Malignomen, schwerwiegender insulinpflichtiger Stoffwechsellage usw. Auch gravierende psychosoziale Kontraindikationen gegen die Herztransplantation würden

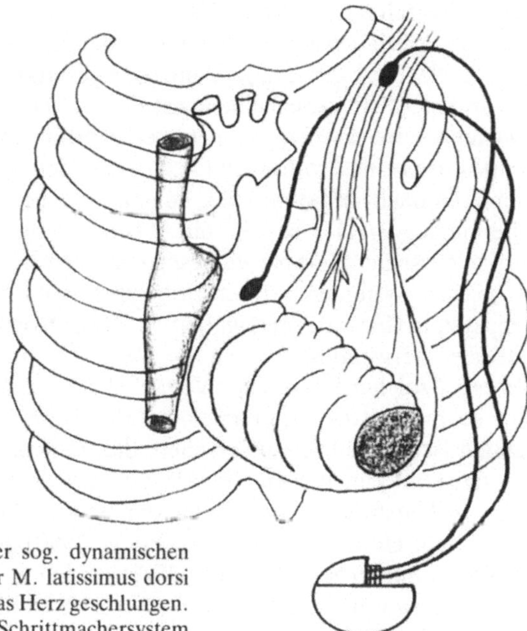

Abb. 6. Schematische Darstellung der sog. dynamischen Skelettmuskelplastik des Herzens: der M. latissimus dorsi wird in den Thorax verlagert und um das Herz geschlungen. Zur synchronen Stimulation wird ein Schrittmachersystem benutzt

eine Indikation zur dynamischen Skelettmuskelplastik darstellen, v. a. bei Patienten aus Ländern der Dritten Welt, wo eine Herztransplantation z. T. aus finanziell-wirtschaftlichen Gründen nicht möglich ist.

Experimentelle Untersuchungen über Verwendung der autologen Muskulatur des Zwerchfells zur Unterstützung der Herzfunktion wurden bereits 1959 von Kantrowitz vorgenommen. Derzeit wird Skelettmuskulatur experimentell auch zur Bildung von sog. Neoventrikeln, z. B. zur Korrektur kongenitaler Herzfehler, verwendet (Acker et al. 1986; Mannion et al. 1986; Stephenson et al. 1986).

Einsatz mechanischer Pumpsysteme zur Unterstützung der Herzfunktion

Die Methoden der mechanischen Unterstützung bzw. des künstlichen Ersatzes des Herzens bestehen im einfachsten Fall in einer sog. diastolischen Augmentation wie bei der intraaortalen Ballonpumpe (Kantrowitz et al. 1968), im weiteren Sinne aber auch in einem sog. univentrikulären "assist device" (DeBakey 1971; Norman 1979; Litwak et al. 1985; Rose et al. 1985) und im weitesten Sinn in einem biventrikulären künstlichen Totalersatz des Herzens (Akutsu et al. 1960; DeVries 1988; Joyce et al. 1988; Copeland et al. 1989).

Die wohl schonendste Methode der Kreislaufassistenz ist die intraaortale Ballongegenpulsation. Hierbei wird dem Patienten über die Femoralarterie ein Ballonkatheter eingeführt und in der Aorta descendens distal der linken A. subclavia plaziert. Durch EKG-synchronisiertes Füllen dieses Ballons wird der diastolische Druck im arteriellen System und damit der Koronarperfusionsdruck erhöht, während die Nachlast des linken Ventrikels gesenkt wird.

Beim sog. "left ventricular assist device" (LVAD) mit Entlastung des linken Ventrikels wird das Blut vom linken Vorhof abgesaugt und über eine externe Pumpe durch eine Prothese in die Aorta gepumpt. Neben diesem sog. "Thoratec-(Pierce-Donachy-)System" gibt es den "Novacor-ventricular assist device", den "Thermedics-VAD" sowie die "Biomedicus"-zentrifugalpumpe, die ohne Antikoagulanzientherapie eingesetzt werden kann (Magovern u. Pierce, 1990). Von diesen Systemen wurden bis jetzt sowohl das Thoratec-(Pierce-Donachy-)Pumpsystem (Farrar et al. 1989) als auch das Novacor-Pumpsystem (Hill 1989) am häufigsten verwendet.

Wenn 2 solcher künstlicher Ventrikel zur Verfügung stehen und implantierbar sind, so handelt es sich um ein totales Kunstherz. Es ist meist mit externen pneumatischen Antrieben versehen; die Ventrikel bestehen aus Polyurethan und sind meist mit künstlichen Herzklappen ausgestattet. An biventrikulären implantierbaren Kunstherzen stehen das sog. Jarvik-Herz (DeVries 1988) und das sog. "Penn-State-Herz" (Magovern u. Pierce 1990) zur Verfügung. Unabhängig von den Forschungsarbeiten in den USA wurden in Europa (Berlin, Wien, Brünn, Moskau) sowie in Japan (Tokio, Osaka) künstliche Herzen entwickelt und im klinischen Einsatz erprobt.

Alle diese mechanischen Pumpsysteme dienen nur temporär zur Unterstützung bzw. zum Ersatz der Herzfunktion. Auch das biventrikuläre Kunstherz ist heute nur zur Überbrückung, zum sog. "bridging" bis zur Herztransplantation im Einsatz (Copeland et al. 1989; Oaks et al. 1989; Pennington et al. 1989).

Die Indikation zum Einsatz mechanischer Unterstützungssysteme wie dem linksventrikulären Unterstützungssystem und dem biventrikulären Kunstherzen bei therapierefraktärer Herzinsuffizienz zum sog. "bridging" bis zur Herztransplantation ist nur gegeben, wenn Pharmaka (Katecholamine, Nachlastsenker) und die intraaortale Ballonpumpe versagt haben. Nach Magovern u. Pierce (1990) muß außerdem noch der linke Vorhofdruck höher als 25 mm/Hg sein, der systolische arterielle Druck weniger als 90 mm/Hg betragen und der Herzindex unter 1,8 l/min · m² Körperoberfläche liegen. Da die bisher vorliegenden Ergebnisse eine nicht unerhebliche Komplikationsrate von Thrombembolien, Blutungen infolge Antikoagulation sowie Infektionen erkennen lassen (Pae 1989), außerdem erste Berichte über höhere Abstoßungsraten nach nachfolgender Herztransplantation (Hetzer et al. 1990) vorliegen, ist das "bridging" erst zu rechtfertigen, wenn die Ergebnisse im Früh- und Langzeitverlauf mit denen vergleichbar sind, die bei Patienten erzielt werden, die keine mechanische Kreislaufunterstützung vor der Herztransplantation benötigen (Magovern u. Pierce 1990).

Zusammenfassung

Die chirurgische Therapie der Herzinsuffizienz hat sich an der Pathogenese und an den pathophysiologischen Folgemechanismen der Erkrankung zu orientieren. Für die Behandlung der eingeschränkten Pump- und Muskelfunktion des Herzens steht uns eine Reihe von chirurgischen Möglichkeiten zur Verfügung:

Bei primär reversibler Myokardschädigung besteht die chirurgische Therapie in sog. konventionellen Maßnahmen, z. B. bei Druck- und/oder Volumenbelastung in einer Herzklappenoperation, bei einem Shuntvitium in einer Korrektur der abnormen Hämodynamik und bei Ischämie des Myokards in einer Revaskularisation des Koronargefäßsystems.

Liegt eine irreversible Myokardschädigung vor, kann sie, wenn sie nur regional begrenzt ist, z. B. beim Ventrikelaneurysma, durch Resektion des Aneurysmas und Rekonstruktion der Ventrikelwand korrigiert werden.

Liegen hingegen irreversible Schäden am Myokard vor, die zu einer globalen Herzinsuffizienz geführt haben, die medikamentös therapierefraktär ist und mit gängigen chirurgischen Maßnahmen nicht behoben werden kann, so bleibt als Ultima ratio die Herztransplantation.

Sonderfälle der chirurgischen Behandlungsmöglichkeiten der Herzinsuffizienz sind die biomechanische Unterstützung der Herzfunktion durch körpereigene Skelettmuskulatur (sog. dynamische Kardiomyoplastik), die jedoch noch weiterer Evaluierung bedarf, sowie der Einsatz von mechanischen Pumpsystemen zur Unterstützung oder zum Ersatz der Herzfunktion, z. B. durch die intraaortale Ballonpumpe, durch den univentrikulären Herzersatz ("left ventricular assist device") oder das biventrikuläre Kunstherz. Jedoch sind die letztgenannten Methoden nur für den temporären Einsatz am Menschen geeignet und können als Überbrückungsmaßnahmen (sog. "bridging") für die weitergehende chirurgische Therapie eingesetzt werden.

Literatur

Acker MA, Hammond RL, Mannion JD, Salmons S, Stephenson LW (1986) An autologous biologic pump motor. J Thorac Cardiovasc Surg 92:733

Akutsu T, Houston CS, Kolff WJ (1960) Artificial hearts inside the chest, using small electric motors. Trans Am Soc Artif Intern Organs 6:299

Alderman EL, Fisher LD, Litwin P et al. (1983) Results of coronary artery surgery in patients with poor left ventricular function (CASS). Circulation 68:785

Barnard CN (1967) The operation. A human cardiac transplantation: An interim report of the successful operation performed at Groote Schuur Hospital, Cape Town. S Afr Med J 41:1271

Barnard CN, Losman JG (1975) Left ventricular bypass. S Afr Med J 49:303

Barnard CN, Wolpowitz A (1979) Heterotopic vs. orthotopic heart transplantation. Transplant Proc 11:309

Barner HB, Swartz MT, Mudd JG, Tyras DH (1982) Late patency of the internal mammary artery as a coronary bypass conduit. Ann Thorac Surg 34:408

Björk VO (1978) The improved Björk-Shiley tilting disc valve prothesis. Scand J Thorac Cardiovasc Surg 12:81

Calne RY (1979) Immunosuppression for organ grafting – Observations on cyclosporin A. Immunol Rev 46:113

Carpentier A, Deloche A, Relland J et al. (1974) Six-year follow-up of glutaraldehyde preserved heterografts. J Thorac Cardiovasc Surg 68:771

Carpentier A, Chauvaud S, Fabiani JN et al. (1980) Reconstructive surgery of mitral valve incompetence. J Thorac Cardiovasc Surg 79:338

Carpentier A, Chachques JC (1985) Myocardial substitution with a stimulated skeletal muscle: 1st successful clinical case. Lancet 8440:1267

Caves PK, Stinson EB, Billingham ME, Rider AK, Shumway NE (1973) Diagnosis of human cardiac allograft rejection by serial cardiac biopsy. J Thorac Cardiovasc Surg 66:461

Copeland JG, Smith R, Icenogle T, Vasu A, Rhenman B, Williams R, Cleavinger M (1989) Orthotopic total artificial heart bridge to transplantation: Preliminary results. J Heart Transplant 8:124

David TE, Ho WC (1986) The effect of preservation of chordae tendineae on mitral valve replacement for postinfarction mitral regurgitation. Circulation [Suppl I] 74:116

DeBakey ME (1971) Left ventricular bypass pump for cardiac assistance. Clinical experience. Am J Cardiol 27:3

Desruennes M, Muneretto C, Gandjbakhch I et al. (1989) Heterotopic heart transplantation: Current status in 1988. J Heart Transplant 8:479

DeVries WC (1988) The permanent artificial heart: four case reports. JAMA 259:849

Dor V, Saab M, Coste P, Kornaszewska M, Montiglio F (1989) Left ventricular aneurysm: A new surgical approach. Thorac Cardiovasc Surg 37:11

Duran CG, Pomar JL, Revuelta JM, Gallo I, Poveda J, Ochoteco A, Ubago JL (1980) Conservative operation for mitral insufficiency. J Thorac Cardiovasc Surg 79:326

European Coronary Surgery Study Group (1982) Long-term results of prospective randomized study of coronary artery bypass surgery in stable angina pectoris. Lancet II: 1173

Farrar DJ, Lawson JH, Litwak P, Cederwall G (1989) The thoracic VAD system as a bridge to transplantation. J Heart Transplant 8:86

Green GE, Stertzer SH, Reppert EH (1986) Coronary arterial bypass grafts. Ann Thorac Surg 5:443

Grondin CM, Campeau L, Lespérance J, Enjalbert M, Bourassa MG (1984) Comparison of late changes in internal mammary artery and saphenous vein grafts in two consecutive series of 10 years after operation. Circulation [Suppl I] 70:208

Hacker RW, Torka M, Emde J von der (1981) Life expectancy after coronary artery bypass surgery. Thorac Cardiovasc Surgeon 29:212

Harken DE, Soroff HS, Taylor WJ, Lefemine AA, Gupta SK, Lunzer S (1960) Partial and complete prostheses in aortic insufficiency. J Thorac Cardiovasc Surg 40:744

Heck CF, Shumway SJ, Kaye MP (1989) The registry of the International Society for Heart Transplantation: 6th official report – 1989. J Heart Transplant 8:271

Hetzer R, Warnecke H, Schüler S, Süthoff U, Schönfelder-Mahdjour E, Müller J (1990) Präoperative Risikofaktoren für Herztransplantation und Überbrückung. Thorac Cardiovasc Surgeon [Suppl I] 38:15

Hill JD (1989) Bridging to cardiac transplantation. Ann Thorac Surg 47:167

Hoffmann RG, Blumlein SL, Anderson AJ, Barboriak JJ, Walker JA, Rimm AA (1980) The probability of surviving coronary bypass surgery: 5-year results from 1718 patients. JAMA 243:1341

Hood WB (1970) Experimental myocardial infarction. III. Recovery of left ventricular function in the healing phase: contribution of increased fiber shortening in noninfarcted myocardium. Am Heart J 79:531

Jamieson SW, Stinson EB, Shumway NE (1979) Cardiac transplantation in 150 patients at Standford University. Br Med J 1:93

Jatene AD (1985) Left ventricular aneurysmectomy. Resection or reconstruction. J Thorac Cardiovasc Surg 89:321

Joyce LD, Cabrol C, Griffith B, Copeland JG, DeVries WC, Keon WJ (1988) Nine-year experience with the clinical use of total artificial hearts as cardiac support devices. ASAIO Trans 34:703

Kantrowitz A, Tjonneland S, Freed PS, Phillips SJ, Butner AN, Sherman JL (1968) Initial clinical experience with intraaortic balloon pumping in cardiogenic shock. JAMA 203:135

Kantrowitz A (1990) Autologous muscle to assist the failing heart: 1st experiments. J Heart Transplant 9:146

Kay GL, Kay JH, Zubiate P, Yokoyama T, Mendez M (1986) Mitral valve repair for mitral regurgitation secondary to coronary artery disease. Circulation [Suppl I] 74:88

Kirklin JW, Barratt-Boyes BG (1986) Cardiac surgery: Morphology, diagnostic criteria, natural history, techniques, results, and indications. John Wiley & Sons, New York

Kriett JM, Kaye MP (1990) The registry of the International Society for Heart Transplantation: 7th official report – 1990. J Heart Transplant 9:323

Lawrie GM, Morris GC Jr, Calhoon JH et al. (1982) Clinical results of coronary bypass in 500 patients at least 10 years after operation. Circulation [Suppl I] 66:1

Litwak RS, Koffsky RM, Jurado RA et al. (1985) A decade of experience with a left heart assist device in patients undergoing open intracardiac operation. World J Surg 9:18

Loop FD, Lytle BW, Cosgrove DM et al. (1986) Influence of the internal mammary graft on postoperative cardiac events and 10-year survival. N Engl J Med 314:1

Loop FD, Cosgrove DM, Lytle BW, Thureer RL, Simpfendorfer C, Taylor PC, Proudfit WL (1979) An 11-year evolution of coronary artery surgery (1967–1978). Ann Surg 190:444

Lower RR, Szentpetery S, Quinn J, Thomas FT (1979) Selection of patients for cardiac transplantation. Transplant Proc 11:293

Magovern JA, Pierce WS (1990) Mechanical circulatory assistance before heart transplantation. In: Baumgartner WA, Reitz BA, Achuff SC (eds) Heart and heart-lung transplantation. Saunders, Philadelphia, p 73

McCaughan BC, Schaff HV, Piehler JM et al. (1985) Early and late results of pericardiectomy for constrictive pericarditis. J Thorac Cardiovasc Surg 89:340

Mannion JD, Hammond R, Stephenson LW (1986) Hydraulic pouches of canine latissimus dorsi. Potential for left ventricular assistance. J Thorac Cardiovasc Surg 91:534

Meisner H, Mayr N, Schmidt-Habelmann P, Struck E, Sebening F (1981) Die Chirurgie der erworbenen Herzklappenfehler. Perimed, Erlangen (Beiträge zur Kardiologie, Bd 19)

Molteni L, Almada H (1988) Clinical cardiac assist with synchronously stimulated skeletal muscle. J Thorac Cardiovasc Surg 95:940

Nakatani T, Frazier OH, Lammermeier DE, Macris MP, Radovancevic B (1989) Heterotopic heart transplantation: A reliable option for a select group of high-risk patients. J Heart Transplant 8:40

Norman JC (1979) ALVAD: 1979. Precedence, potentials, prospects and problems. Proc Int Soc Artif Intern Organs 2:407

Oaks TE, Wisman CB, Pae WE, Pennock JL, Burg J, Pierce WS (1989) Results of mechanical circulatory assistance before heart transplantation. J Heart Transplant 8:113

Okies JE, Page US, Bigelow JC, Krause AH, Salomon NW (1984) The left internal mammary artery: The graft of choice. Circulation [Suppl I] 70:213

Pae WE Jr, Miller CA, Pierce WS (1989) Combined registry for the clinical use of mechanical ventricular assist pumps and the total artificial heart: 3rd official report – 1988. J Heart Transplant 8:277

Pennington DG, McBride LR, Kanter KR et al. (1989) Bridging to heart transplantation with circulatory support devices. J Heart Transplant 8:116

Reitz BA, Burton NA, Jamieson SW, Bieber CP, Pennock JL, Stinson EB, Shumway NE (1980) Heart and lung transplantation. J Thorac Cardiovasc Surg 80:360

Rose DM, Laschinger J, Grossi E, Krieger KH, Cunningham JN Jr, Spencer FC (1985) Experimental and clinical results with a simplified left heart assist device for treatment of profound left ventricular dysfunction. Wourld J Surg 9:11

Rudolph W (1990) Neue Aspekte in der Therapie der Herzinsuffizienz. Herz 15:147

Scheld HH, Goerlach G, Mulch J, Loskot F, Stein HJ (1986) Are PTFE Grafts suitable for revascularization of the right coronary artery? Thorac Cardiovasc Surgeon [Special Issue I] 34:70

Schumacher G, Bühlmeyer K (1989) Diagnostik angeborener Herzfehler, 2. Aufl. Perimed, Erlangen (Beiträge zur Kardiologie, Bd 13)

Shumway NE (1971) Present status of heart transplantation in man. Proc Am Philos Soc 115:267

Singh RN, Sosa JA, Green GE (1983) Long-term fate of the internal mammary artery and saphenous vein grafts. J Thorac Cardiovasc Surg 86:359

Starr A, Edwards ML (1961) Mitral replacement: clinical experience with a ballvalve prosthesis. Ann Surg 154:726

Stephenson LW, Macoviak JA, Armenti F, Bitto T, Mannion JD, Acker MA (1986) Skeletal muscle for potential correction of congenital heart defects. In: Chiu RCJ (ed) Biomechanical cardiac assist: Cardiomyoplasty and muscle-powered devices. Futura, Mount Kisco New York, p 129

Stinson EB, Dong E, Schroeder JS, Harrison DC, Shumway NE (1968) Initial clinical experience with heart transplantation. Am J Cardiol 22:791

Stinson EB, Griepp RB, Schroeder JS, Dong E, Shumway NE (1972) Hemodynamic observations one and two years after cardiac transplantation in man. Circulation 45:1183

Stoney WS, Alford WC, Burrus GR, Glassford DM Jr, Petracek MR, Thomas CS (1984) The fate of arm veins used for aortacoronary bypass grafts. J Thorac Cardiovasc Surg 88:522

Tebbe U, Kreuzer H (1988) Pros and cons of surgery of the left ventricular aneurysm – A review. Thorac Cardiovasc Surgeon 37:3

Yeh TJ, Heidary D, Shelton L (1979) Y-grafts and sequential grafts in coronary bypass surgery: A critical evaluation of patency rates. Ann Thorac Surg 27:409

Therapie – Rhythmusstörungen
Überblick für die Praxis

Der plötzliche Herztod – Risikofaktor Herzinsuffizienz

Der wichtigste prognostische Indikator für die Gefahr eines plötzlichen Herztodes infolge maligner Herzrhythmusstörungen ist die linksventrikuläre Funktion. Höhergradige ventrikuläre Arrhythmien in Form von salvenartigen Rhythmusstörungen sind ein häufiger Befund bei Patienten mit Herzinsuffizienz und weisen bei Auftreten von anhaltenden ventrikulären Tachyarrhythmien auf eine besondere Gefährdung hin.

Diagnostische Hilfsmittel:

– Langzeit-EKG,
– Belastungs-EKG,
– programmierte elektrische Stimulation,
– Aufzeichnung von Spätpotentialen.

Therapieindikation

Anhaltende ventrikuläre Tachykardien bei Patienten mit Herzinsuffizienz sowie Kammerflimmern außerhalb eines akuten Infarktgeschehens sind eine absolute Indikation zur antiarrhythmische Therapie. Ob die Suppression salvenartiger (nicht anhaltender) ventrikulärer Rhythmusstörungen durch Antiarrhythmika die Prognose von Patienten mit Herzinsuffizienz verbessert, kann zur Zeit noch nicht sicher beantwortet werden.

Therapeutische Probleme:

– negative Inotropie von Antiarrhythmika,
– mögliche proarrhythmische Wirkungen.

Fast ausnahmslos alle Antiarrhythmika haben negativ-inotrope Wirkungen, wobei Amiodaron und Sotalol (insbesondere das rechtsdrehende Isomer D-Sotalol [noch nicht im Handel]) nur relativ geringe negativ-inotrope Eigenschaften aufweisen.

Die Gefahr der Aggravation einer Rhythmusstörung unter Antiarrhythmika ist bei Patienten mit Herzinsuffizienz besonders groß; mögliche *Alternativen zur medikamentösen Therapie* sind:

- operative Verfahren:
  - Aneurysmektomie,
  - subendokardiale Resektion;
- Katheterablationsverfahren,
- Implantation eines internen Defibrillators.

Operative Verfahren weisen eine relativ hohe Mortalität auf ($> 10\%$). Katheterablationsverfahren auf Ventrikelebene haben momentan noch experimentellen Charakter. Große Fortschritte in der Therapie lebensbedrohlicher Tachyarrhythmien wurden in den letzten Jahren durch die Implantation kombinierter Schrittmacher-Defibrillator-Systeme erzielt, die zu einer entscheidenden Verbesserung der Therapie medikamentös therapierefraktärer maligner Tachyarrhythmien geführt haben.

Die neue transvenöse/subkutane Implantationstechnik dieser Geräte vermindert die Größe des operativen Eingriffs, und eine bisher notwendige Thorakotomie ist dadurch vermeidbar.

Therapie – Rhythmusstörungen

C. Schmitt

Nr. 3. W., 22 J alt, Schankkellner und Metzger in München; gibt seit langer Zeit reichliches Potatorium zu (12 Liter Bier und mehr am Tag); auf die medicinische Klinik zu München im Zustand höchster Dyspnoe aufgenommen. Herzdämpfung nach rechts und links verbreitet, reine Töne beschleunigter, äußerst schwacher arrhythmischer Puls. Tod am nächsten Tag.
Section. Dilatation und Hypertrophie beider Ventrikel. Klappen normal. Endocard stellenweise etwas getrübt. Keine Arteriosclerose (aus Krehl [19]).

Ludolf Krehl, einer der Erstbeschreiber der dilatativen Kardiomyopathien, wies schon 1891 in seinem „Beitrag zur Kenntniss der idiopathischen Herzmuskelerkrankungen" [19] auf den Zusammenhang zwischen Herzinsuffizienz und plötzlichem Herztod hin. Auch knapp 100 Jahre später sind Herzrhythmusstörungen bei Herzinsuffizienz ein unverändert aktuelles Thema: 30–50% der Patienten mit Herzinsuffizienz versterben plötzlich infolge maligner Herzrhythmusstörungen [42] (Abb. 1). Zwar haben große Studien [9], etwa die Consensus-Studie 1987 [10], bei Patienten mit Herzinsuffizienz nach Therapie mit „Angiotensin-converting-enzyme-Hemmern" (ACE-Hemmern) eine deutliche Reduktion der Gesamtmortalität ergeben, die Häufigkeit des Auftretens des plötzlichen Herztodes konnte dadurch jedoch nicht reduziert werden und dies, obwohl ACE-Hemmer, wie in einigen Publikationen [7, 26] nachgewiesen, zu einer Verminderung ventrikulärer Arrhythmien führen. So haben auch wir an einer kleinen Gruppe von Patienten mit dilatativer Kardiomyopathie eine Reduktion ventrikulärer Arrhythmien in einer jeweils 48 h dauernden Langzeit(LZ)-EKG-Registrierung vor und nach Neueinstellung mit ACE-Hemmern gesehen (Tabelle 1), die jedoch aufgrund der hohen Spontanvariabilität [32] von Arrhythmien im Langzeit-EKG als nicht signifikant gewertet werden muß. Auch die elektrophysiologische Untersuchung des neuen ACE-Hemmers Cilazapril ergab keine Wirkung auf Aktionspotentialdauer, Anstiegssteilheit, Ruhemembranpotential oder Refraktärzeit intrazellulärer Aktionspotentiale von Ventrikelfasern im Tiermodell (Tabelle 2), ein Ergebnis, das bestätigt, daß die „antiarrhythmische" Wirkung von ACE-

Tabelle 1. Langzeit-(48-h-)EKG-Registrierung vor und nach Neueinstellung auf ACE-Hemmer (Captopril) bei 14 Patienten mit dilatativer Kardiomyopathie, Lown IVb, Ejektionsfraktion < 40%

Arrhythmieform	Reduktion [%]
VES	51
Couplets	64
Salven	83

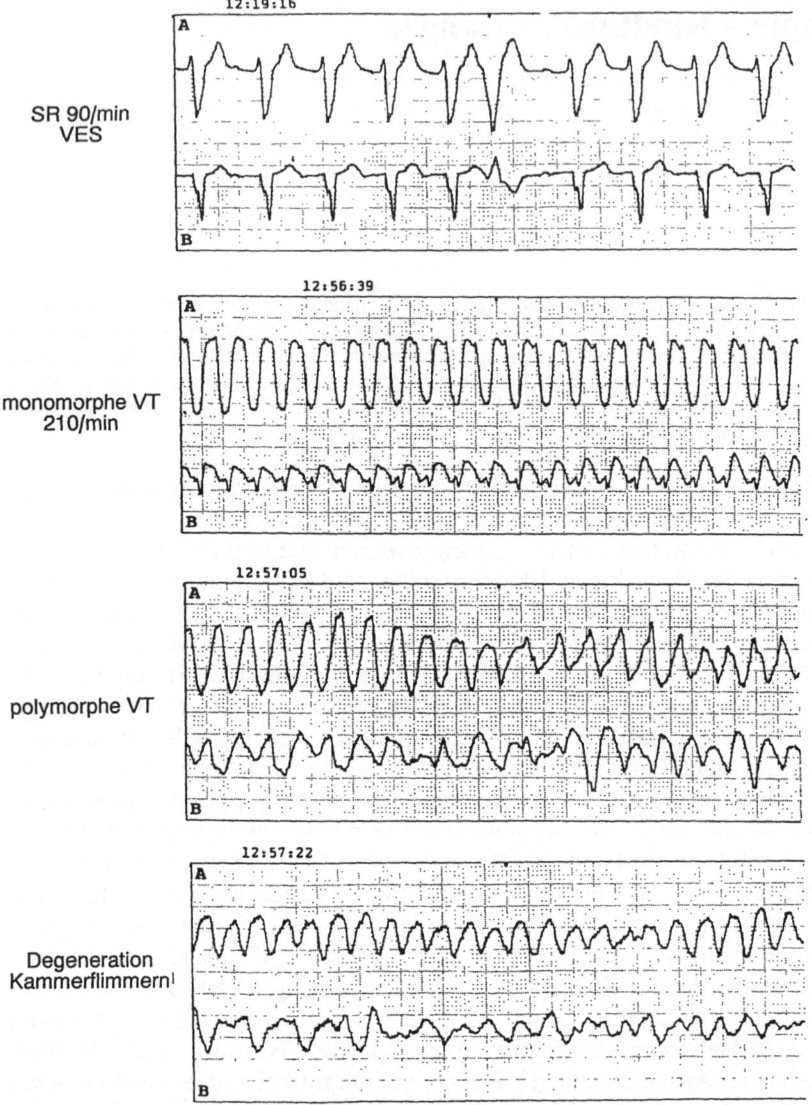

Abb. 1. Dokumentation eines plötzlichen Herztodes infolge maligner Arrhythmien im Langzeit-EKG bei einer 58jährigen Patientin mit ischämischer Kardiomyopathie; *oben* 12.19 Uhr Sinus-rhythmus *(SR)* mit einigen ventrikulären Extrasystolen *(VES)*, gegen 13.00 Uhr Auftreten einer monomorphen ventrikulären Tachykardie *(VT)*, die sehr schnell in eine polymorphe VT bzw. Kammerflimmern degeneriert *(s. untere Bildhälfte);* Papiergeschwindigkeit 25 mm/s *(A, B* Lang-zeit-EKG-Kanal A und B)

Tabelle 2. Wirkungen des ACE-Hemmers Cilazapril *(CIL)* auf intrazellulär abgeleitete Aktionspotentiale (*ADP* Aktionspotentialdauer, V_{max} maximale Aufstrichgeschwindigkeit, *RMP* Ruhemembranpotential, *ERP* effektive Refraktärperiode)

	ADP_{95} [ms]	ADP_{50} [ms]	V_{max} [V/s]	RMP [mV]	ERP [ms]
Con	140 ± 11	118 ± 7	215 ± 10	-82 ± 3	134 ± 9
CIL	149 127 12	120 ± 9	219 ± 11	−80 127 2	139 ± 11

Hemmern auf einem indirekten Mechanismus beruht, beispielsweise auf einer Anhebung des Serumkaliumspiegels bzw. einer Verbesserung der linksventrikulären Funktion.

Plötzlicher Herztod. Wer ist gefährdet?

Der zweifellos wichtigste prognostische Indikator für die Gefahr eines plötzlichen Herztodes [1, 17, 24, 25] ist die linksventrikuläre Pumpfunktion; bei einer Ejektionsfraktion (EF) von unter 40% ist das Risiko des plötzlichen Herztodes deutlich erhöht. Ein schwächerer, jedoch unabhängiger Parameter sind höhergradige ventrikuläre Arrhythmien in Form von salvenartigen Rhythmusstörungen, insbesondere bei Vorliegen von anhaltenden ventrikulären Tachykardien oder Kammerflimmern außerhalb eines Infarktgeschehens.

Therapeutisches Dilemma – negative Inotropie von Antiarrhythmika und mögliche proarrhythmische Wirkungen

In der Therapie maligner Herzrhythmusstörungen bei Patienten mit Herzinsuffizienz steht man vor einem doppelten Dilemma: einmal haben fast alle Antiarrhythmika negativ-inotrope Eigenschaften [28, 31], zum anderen ist mit möglichen proarrhythmischen Wirkungen [23, 38] von Antiarrhythmika zu rechnen. Tabelle 3 zeigt, daß mit Ausnahme von Lidocain, Amiodaron und D-Sotalol (noch nicht im Handel) alle Antiarrhythmika mittelgradige bis ausgeprägte negativ-

Tabelle 3. Negativ-inotrope Wirkung von Antiarrhythmika

Ausgeprägt	Mittelgradig	Gering
β-Rezeptorenblocker	Chinidin	Lidocain
Procainamid	Propafenon	Amiodaron
Disopyramid	Mexitil	D-Sotalol
	Tocainid	
	Aprindin	
	Verapamil	
	Dilzem	
	Flecainid	

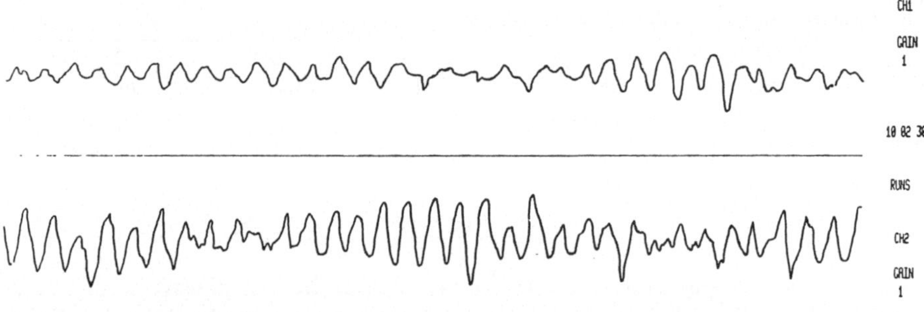

Abb. 2. Langzeit-EKG-Registrierung mit Auftreten einer polymorphen ventrikulären Tachykardie (VT) nach Chinidingabe bei einem 58jährigen Patienten

inotrope Effekte aufweisen, womit deren Einsatz bei Patienten mit Herzinsuffizienz deutlich limitiert ist. Fatalerweise sind mögliche proarrhythmische Wirkungen (Abb. 2) bei Patienten mit eingeschränkter LV-Funktion und dokumentierten anhaltenden ventrikulären Tachyarrhythmien am häufigsten [27], der Patientengruppe also, die am stärksten der Gefahr des plötzlichen Herztodes ausgesetzt ist. Eine empirische, auch durch Langzeit-EKG-Kriterien überprüfte antiarrhythmische Therapie, etwa bei Patienten mit Rhythmusstörungen nach Herzinfarkt, scheint keinen therapeutischen Nutzen für den Patienten zu erbringen [14]. Im Gegenteil, die Cast-Studie [5] ("**C**ardiac **A**rrhythmia **S**uppression **T**rial") hat ergeben, daß die mit Flecainid behandelte Patientengruppe eine höhere Gesamtmortalität und auch eine höhere Inzidenz des plötzlichen Herztodes aufwies im Vergleich zur Placebogruppe, so daß proarrhythmische Effekte zu diskutieren sind. Allerdings bleibt kritisch anzumerken, daß Postmyokardinfarktpatienten mit malignen Arrhythmien (Salven über 15 Schläge) sowie (zumindest in der Flecainidgruppe) mit einer EF < 30% von der Studie ausgeschlossen blieben, d. h. die eigentlichen Hochrisikopatienten bezüglich des plötzlichen Herztodes wurden ausgeklammert. Mit großer Wahrscheinlichkeit hätte die Patientenpopulation der Cast-Studie von einer chronischen β-Blockade am meisten profitiert [30]; die Ergebnisse dieser Studie sind bei Patienten mit Herzinsuffizienz bezüglich einer Antiarrhythmikatherapie nur mit großem Vorbehalt zu werten.

Wann Antiarrhythmika einsetzen?

Die Frage, in welcher Situation Antiarrhythmika den Patienten mit Herzinsuffizienz schützen und wann sie ihn gefährden, ist sehr schwierig zu beantworten. Zu ihrer Beantwortung ist eine Risikoabschätzung des plötzlichen Herztodes bei ventrikulären Arrhythmien und Herzinsuffizienz von großer Wichtigkeit [39]. Folgende Methoden könnten eine therapeutische Entscheidung erleichtern:

Langzeit-EKG-Registrierung

Die Aufzeichnung komplexer Arrhythmien im Langzeit-EKG zeigt eine Gefährdung des Patienten mit Herzinsuffizienz an und ist damit von prognostischer
Aussagekraft. Die Frage, ob eine Suppression spontaner Arrhythmien durch
Antiarrhythmika im Langzeit-EKG bei dieser Patientengruppe zu einer Reduktion der Häufigkeit des plötzlichen Herztodes führt, läßt sich, obwohl theoretisch
einleuchtend, z. Z. nicht sicher beantworten [6], erscheint jedoch eher zweifelhaft
[16].

Programmierte elektrische Stimulation

Dies ist eine invasive Methode zur Provokation von ventrikulären Arrhythmien
durch Abgabe von vorzeitigen Extrastimuli mittels passagerer Schrittmachersonden. Damit können zu einem hohen Prozentsatz bei Patienten mit koronarer
Herzerkrankung dokumentierte anhaltende Tachyarrhythmien reproduziert werden. Auslösbare, anhaltende Tachykardien zeigen eine Gefährdung des Patienten
an und sind von prognostischer Bedeutung. Zur Optimierung der antiarrhythmischen Therapie kann mit dieser Methode mittels serieller elektrophysiologischer
Testung von Antiarrhythmika die Wirksamkeit der Medikamente unmittelbar
überprüft werden [3, 13, 15, 40, 41]. Leider ist diese Methode bei Patienten mit
dilatativer Kardiomyopathie nicht ausreichend sensitiv und spezifisch [35, 36] und
dennoch gegenwärtig die aussagekräftigste Methode zur Überprüfung einer
Therapieindikation bzw. -überwachung.

Signalgemitteltes EKG ("signal averaging")

Diese Methode analysiert das Ende des QRS-Komplexes zur Erfassung von Spätpotentialen [34], d. h. Zonen langsamer Leitung, etwa in einem Infarktgebiet.
Dem Nachweis dieser Spätpotentiale erscheint ebenfalls prognostische Bedeutung
zuzukommen, obwohl die Methode eine relativ geringe Spezifität aufweist (Nachweis von Spätpotentialen bei ca. 30% aller Infarktpatienten!) [36].

Belastungs-EKG

Bedeutung kommt auch dem Belastungs-EKG [2] zu, insbesondere dann, wenn
bei Auftreten von Angina pectoris und ST-Senkungen ventrikuläre Ektopien
vorkommen, was auf eine ischämische Pathogenese hinweist.
    Zusammenfassend bleibt festzustellen, daß der Gesamtheit aller Methoden die
größte Bedeutung zur Risikoabschätzung ventrikulärer Rhythmusstörungen beizumessen ist, wenn auch große prospektive, randomisierte Studien fehlen!

Welche Antiarrhythmika einsetzen?

Der Einsatz antiarrhythmischer Substanzen bei Patienten mit deutlich eingeschränkter Pumpfunktion ist begrenzt. Eine gewisse Sonderstellung kommt dem
Klasse-III-Antiarrthythmikum Amiodaron zu, das nur sehr geringe negativ-inotrope Wirkungen aufweist. Es gibt Hinweise, daß die Gabe von Amiodaron die
Prognose bei Patienten mit Herzinsuffizienz und ventrikulären Rhythmusstörungen verbessert [8]. Unseres Erachtens sollte jedoch die Wirkung von Amiodaron
mittels programmierter ventrikulärer Stimulation überprüft werden, da Daten
vorliegen [33], die bestätigen, daß die Prognose bei denjenigen Patienten ernst ist,
die unter Amiodaron weiterhin auslösbare ventrikuläre Tachyarrhythmien haben,
insbesondere wenn die Rhythmusstörungen hämodynamisch schlecht toleriert
werden. Zudem verbietet die gravierende Zahl von Nebenwirkungen unter Amiodaron dessen unkritischen Einsatz. Chinidin scheint unter den üblicherweise eingesetzten therapeutischen Dosierungen vergleichsweise wenig negativ-inotrope
Wirkungen aufzuweisen, wobei eine dosisabhängige periphere Vasodilatation bei
Patienten mit Herzinsuffizienz günstig erscheint. Neben Unverträglichkeitser-
scheinungen sind bekannte proarrhythmische Wirkungen limitierende Faktoren.

Eine besondere Bedeutung mag in der Zukunft dem rechtsdrehenden Isomer
des razemischen Sotalols, D-Sotalol [37] zukommen, das unverändert Klasse-III-
Eigenschaften aufweist, jedoch nur noch verschwindend geringe β-blockierende
Wirkungen hat. Die Verlängerung des Aktionspotentials durch eine verzögerte
Repolarisation scheint an sich eine positiv-inotrope Wirkung zur Folge zu haben,
wodurch Klasse-III-Antiarrhythmika nach Vaughan-Williams bei Patienten mit
Herzinsuffizienz besonderes Interesse beizumessen ist.

Alternativen zur medikamentösen Therapie
maligner Herzrhythmusstörungen

Mögliche Alternativen medikamentöser antiarrhythmischer Therapie stellen dar:
1. *operative Verfahren:*
    – Aneurysmektomie,
    – subendokardiale Resektion;
2. *Katheterablationsverfahren;*
    – *Implantation eines internen Defibrillators.*

Bei Patienten mit Ventrikelaneurysma mit hämodynamischer Bedeutung und
malignen Arrhythmien kann durch ein Aneurysmektomie die Auswurffraktion
gesteigert werden und nach intraoperativem "mapping" anhaltender ventrikulärer
Tachyarrhythmien zur Lokalisation des Ursprungsortes in 60–80% das Arrhythmiesubstrat beseitigt werden. Dieses Verfahren hat jedoch, ebenso wie die subendokardiale Resektion, eine hohe Mortalität (10–15%) [21]. Katheterablationsverfahren (DC-Koagulation, Radiofrequenzablation) haben z. Z. noch experimentellen Charakter [12].

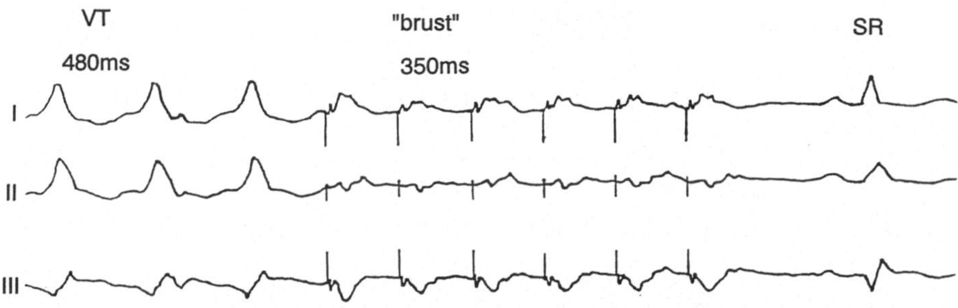

Abb. 3. Beispiel für antitachykardes "pacing" eines kombinierten Schrittmacherdefibrillatorsystems: *links* ventrikuläre Tachykardie *(VT)*, Frequenz 125/min (Zykluslänge 480 ms), gefolgt von antitachykarder Stimulation eines *"burst"* mit einer Frequenz von 170/min (Zykluslänge 350 ms, *Mitte*), danach Auftreten von Sinusrhythmus *(SR, rechts)*

Die Implantation eines internen Defibrillators (Erstimplantation 1980 durch Mirowski [22]) führt bei Patienten mit „Zustand nach Reanimation" infolge Arrhythmien zu einer eindeutigen Senkung der Gefahr des plötzlichen Herztodes [4, 11, 18, 20, 43].

Wesentliche Fortschritte wurden in jüngster Zeit durch multiprogrammierbare Systeme mit Wahl der Defibrillationsenergie bzw. Programmierbarkeit der Erkennungsfrequenz erzielt. Die neueste Generation dieser Geräte verfügt über ein integriertes Schrittmacherdefibrillatorsystem mit:
– antibradykarden Funktionen,
– antitachykarden Funktionen,
– Defibrillatorfunktionen.

Damit kann zunächst versucht werden, durch antitachykarde Stimulation ventrikuläre Tachykardien zu terminieren, was in der Regel bis zu Frequenzen von 200/min möglich ist (Abb. 3). Bei Akzelerationen unter antitachykarder Stimulation (Abb. 4) bzw. bei primären Tachykardiefrequenzen über 200/min erfolgt eine interne Defibrillation; nachfolgend auftretende bradykarde Phasen können durch ventrikelgesteuerte Stimulation (VVI-Stimulation) überbrückt werden.

Der Nachteil dieser technisch zweifellos faszinierenden Geräte liegt darin, daß das Arrhythmiesubstrat nicht beseitigt wird, d.h. maligne Herzrhythmusstörungen treten weiterhin auf.

Eine progrediente Herzinsuffizienz wird dadurch nicht beeinflußt, alternativ ist in diesem Falle nach Ausschluß von Kontraindikationen eine Herztransplantation zu erwägen. Das enorme Kostenproblem für die Krankenkassen sollte nicht unerwähnt bleiben. Schließlich sind die psychologischen Folgen der Implantation solcher Geräte zu beachten.

Auch eine Thorakotomie zur Plazierung der epikardialen Elektroden ist bei Patienten mit stark eingeschränkter Ventrikelfunktion nicht unproblematisch; allerdings ist es kürzlich gelungen, transvenöse Implantationen vorzunehmen. Bei

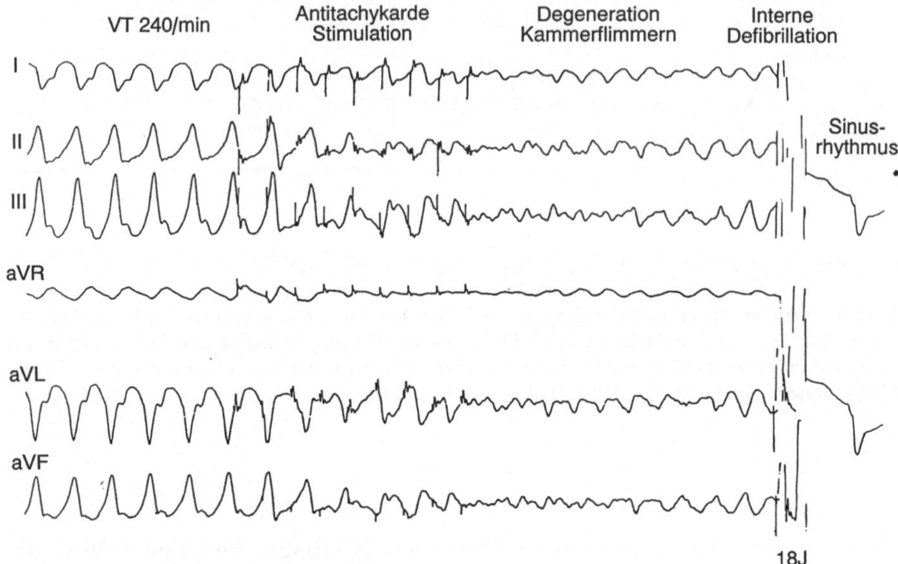

Abb. 4. Beispiel für die Funktion eines kombinierten Schrittmacherdefibrillatorsystems. Ventrikuläre Tachykardie *(VT)* mit schneller Frequenz 240/min, bei dem Versuch einer antitachykarden Stimulation Degeneration in Kammerflimmern, gefolgt von interner Defibrillation *(18J)*, danach Sinusrhythmus. Bei Frequenzen über 200/min ist eine Kardioversion dem Versuch einer antitachykarden Stimulation aus Sicherheitsgründen vorzuziehen.

der in der nächsten Zukunft erfolgenden Verkleinerung des Generatorgehäuses wird diese Implantationstechnik noch weitere Bedeutung gewinnen [29].

Schlußfolgerungen

Kritischer Einsatz von Antiarrhythmika bei Patienten mit Herzinsuffizienz:
- nur bei prognostischer Indikation, d. h. salvenartigen ventrikulären Rhythmusstörungen, besonders bei Dokumentation anhaltender (> 30 s) ventrikulärer Tachyarrhythmien,
- Entscheidung zur antiarrhythmischen Therapie bzw. Therapieüberwachung höhergradiger Arrhythmien möglichst durch programmierte ventrikuläre Stimulation,
- wegen negativer Inotropie der meisten Antiarrhythmika sollte man den Einsatz von Amiodaron bzw. nach Abschluß laufender klinischer Studien von D-Sotalol erwägen; Überprüfung der Wirksamkeit durch programmierte Stimulation.

Alternative bei medikamentös therapierefraktären Arrhythmien:
- Einsatz chirurgischer Maßnahmen, insbesondere Implantation kombinierter Schrittmacherdefibrillatorsysteme.

Literatur

1. Abelmann WH, Lorell BH (1989) The challenge of cardiomyopathy. J Am Coll Cardiol 13:1219–39
2. Allen BJ, Casey TP, Brodsky MA, Luckett CR, Henry WL (1988) Exercise testing in patients with life-threatening ventricular tachyarrhythmias: Results and correlation with clinical and arrhythmia factors. Am Heart J 116:997
3. Anderson JL, Mason JW (1986) Criteria for selection of patients for programmed electrical stimulation. Circulation [Suppl II] 73
4. Borbola J, Denes P, Ezri MD, Hauser RG, Serry C, Goldin MD (1988) The automatic implantable cardioverter-defibrillator. Arch Intern Med 142:70–76
5. Cardiac Arrhythmia Suppression Trail (Cast) Investigators (1989) Preliminary report: Effect of encainide and flecainide on mortality in a randomized trial of arrhythmia suppression after myocardial infarction. N Engl J Med 321:406
6. Chakko CS, Gheorghiade M (1985) Ventricular arrhythmias in severe heart failure: Incidence, significance, and effectiveness of antiarrhythmic therapy. Am Heart J 109:497
7. Cleland JGF, Dargie HJ, Hodsman GP et al. (1984) Captopril in heart failure. A double blind control trial. Br Heart J 52:530–535
8. Cleland JG, Dargie HJ, Ford I (1987) Mortality in heart failure: clinical variables of prognostic value. Br Heart J 58:572–582
9. Cohn JN, Archibald DG, Ziesche S et al. (1986) Effect of vasodilator therapy on mortality in chronic congestive heart failure. N Engl J Med 314:1547–1552
10. Consensus Trial Study Group (1987) Effects of enalapril on mortality in severe congestive heart failure. N Engl J Med 316:1429–1435
11. Echt DS, Armstrong K, Schmidt P, Oyer PE, Stinson EB, Winkle RA (1985) Clinical experience, complications, and survival in 70 patients with the automatic implantable cardioverter/defibrillator. Circulation 71/2:289–296
12. Evans GT Jr, Scheinmann MM (1986) Executive committee of percutaneus cardiac mapping and ablation registry. Catheter ablation for control of ventricular tachycardia: a report of the percutaneous cardiac mapping and ablation registry. Pace 9:1391–1395
13. Friedmann L, Yusup S (1986) Does therapy directed by programmed electrical stimulation provide a satisfactory clinical response? Circulation 73/II
14. Furberg CD (1983) Effect of antiarrhythmic drugs on mortality after myocardial infarction. Am J Cardiol 52:32C–36C
15. Gomes JAC, Hariman RI, Kang PS, El-Sherif N. Chowdhry I, Lyons J (1984) Programmed electrical stimulation in patients with high-grade ventricular ectopy: electrophysiologic findings and prognosis for survival. Circulation 70/1:43–51
16. Gottlieb SS (1989) The use of antiarrhythmic agents in heart failure: Implications of cast. Am Heart J 118/5, 1
17. Hofmann T, Meinerts T, Kasper W et al. (1988) Mode of death in idiopathic dilated cardiomyopathy: A multivariate analysis of prognostic determinants. Am Heart J 116:1455
18. Kelly PA, Cannom DS, Garan H et al. (1988) The automatic implantable cardioverter-defibrillator: Efficacy, complications and survival in patients with malignant ventricular arrhythmias. J Am Coll Cardiol 11:1278–1286
19. Krehl L (1891) Beitrag zur Kenntniss der idiopathischen Herzmuskelerkrankung. Dtsch Arch Klin Med 48
20. Manolis AS, Tan-DeGuzman W, Lee MA, Rastegar H, Haffajee CI, Huang SKS, Estes NAM (1989) Clinical experience in seventy-seven patients with the automatic implantable cardioverter-defibrillator. Am Heart J 118:445
21. Miller F, Kienzle M, Harken A, Josephson ME (1984) Subendocardial resection for ventricular tachycardia: predictors of surgical success. Circulation 70:624–631
22. Mirowski M (1985) The automatic implantable cardioverter-defibrillator: An overview. J Am Coll Cardiol 6:461–466
23. Morganroth J (1987) Risk factors for the development of proarrhythmic effects. Am J Cardiol 59:32 E

24. Olshausen K von, Schäfer A, Mehmel HC, Schwarz F, Senges J, Kübler W (1984) Ventricular arrhythmias in idiopathic dilated cardiomyopathy. Br Heart J 51:195–201
25. Olshausen K von, Stienen U, Schwarz F, Kübler W, Meyer J (1988) Long-term prognostic significance of ventricular arrhythmias in idiopathic dilated cardiomyopathy. Am J Cardiol 61:146–151
26. Pinaud D, Gueret P, Virot P, Vergnoux H, Bontemps T, Blanc P, Bensaid J (1988) Rest and exercise beneficial effect of captopril on ventricular arrhythmias in idiopathic dilated cardiomyopathy. Circulation IV–443 (abstr)
27. Pratt CM, Eaton T, Francis M, Woolbert S, Mahmarian J, Roberts R, Young JB (1989) The inverse relationship between baseline left ventricular ejection fraction and outcome of antiarrhythmic therapy: A dangerous imbalance in the risk-benefit ratio. Am Heart J 118/3
28. Ravid S, Podrid PJ, Lampert S, Lown B (1989) Congestive heart failure inducted by six of the newer antiarrhythmic drugs. J Am Coll Cardiol 14:1326–1330
29. Saksena S, Tullo NG, Krol RB, Mauro AM (1989) Initial clinical experience with endocardial defibrillation using an implantable cardioverter/defibrillator with a triple-electrode system. Arch Intern Med 149:2333–2339
30. Salim Y, Peto R, Lewis J, Collins R, Sleight P (1985) Beta-blockade during and after myocardial infarction. An overview of the randimized trials. Prog Cardiovasc Dis 27/5:335–371
31. Schmidt G (1989) Antiarrhythmische Therapie kardiodepressive Nebenwirkungen. Thieme, Stuttgart New York
32. Schmidt G, Ulm K, Barthel P, Goedel-Meinen L, Jahns G, Baedeker W (1988) Spontaneous variability of simple and complex ventricular premature contractions during long time in tervals in patients with severe organic heart disease. Circulation 78:296–301
33. Schmitt C, Brachmann J, Waldecker B, Rizos I, Senges J, Kübler W (1987) Amiodarone in patients with recurrent sustained ventricular arrhythmias: Results of programmed electrical stimulation and long-term clinical outcome in chronic treatment. Am Heart J 114:279
34. Simson MB (1981) Use of signals in the terminal QRS complex to identify patients with ventricular tachycardia after myocardial infarction. Circulation 64/2
35. Stamato NJ, O'Connell JB, Murdock DK, Moran JF, Loeb HS, Scanlon PJ (1986) The response of patients with complex ventricular arrhythmias secondary to dilated cardiomyopathy to programmed electrical stimulation. Am Heart J 112/3:505–508
36. Stevenson WG, Stevenson LW, Weiss J, Tillisch JH (1988) Inducible ventricular arrhythmias and sudden death during vasodilator therapy of severe heart failure. Am Heart J 116:1447
37. Taggart P, Sutton P, Donaldson R (1985) d-Sotalol: a new potent class III antiarrhythmic agent. Clin Sci 669:613–636
38. Velebit V, Podrid D, Lown B, Cohen BH, Graboys TB (1982) Aggravation and provocation of ventricular arrhythmias by antiarrhythmic drugs. Circulation 65:886
39. Wellens HJJ, Brugada P (1989) Treatment of cardiac arrhythmias: when, how and where? J Am Coll Cardiol 14:1417–1428
40. Wellens HJJ, Brugada P, Stevenson WG (1986) Programmed electrical stimulation: Its role in the management of ventricular arrhythmias in coronary heart disease. Prog Cardiovasc Dis 29/3:165–180
41. Wilber DJ, Olshansky B, Moran JF, Scanlon PJ (1990) Electrophysiological testing and nonsustained ventricular tachycardia. Circulation 82:350–358
42. Wilson JR (1987) Use of antiarrhythmic drugs in patients with heart failure: clinical efficacy, hemodynamic results, and relation to survival. Circulation [Suppl IV] 75:IV–64
43. Winkle RA, Mead H, Ruder MA et al. (1989) Long-term outcome with the automatic implantable cardioverter-defibrillator. J Am Coll Cardiol 13:1353–1361

Sachverzeichnis